Friedman

Multiple Sklerose –
Alternative Therapien aus
der Naturmedizin

Dr. Michaël Friedman ist Arzt für Naturheilkunde und hat den Berufsverband »Association for the Advancement of Restorative Medicine« und das *Journal of Restorative Medicine* ins Leben gerufen. Als medizinischer Autor hat Dr. Friedman an Lehrbüchern und Zeitschriftenbeiträgen für Fachjournale mitgearbeitet. Er behandelt Patienten mit Erkrankungen von Lymphom bis Leberkrebs und erzielt dabei bemerkenswerte Ergebnisse. Er entwickelt Nahrungsergänzungsmittel mit speziellen Kräuter- und Nährstoffkombinationen, die er über das von ihm mitgegründete Unternehmen »Restorative Formulations« vertreibt. Dr. Friedman lebt mit seiner Familie in Montpelier, Vermont, USA.

Dr. Michaël Friedman

Multiple Sklerose – Alternative Therapien aus der Naturmedizin

Der Leitfaden eines mit MS lebenden Arztes

Aus dem Englischen übersetzt von Imke Brodersen

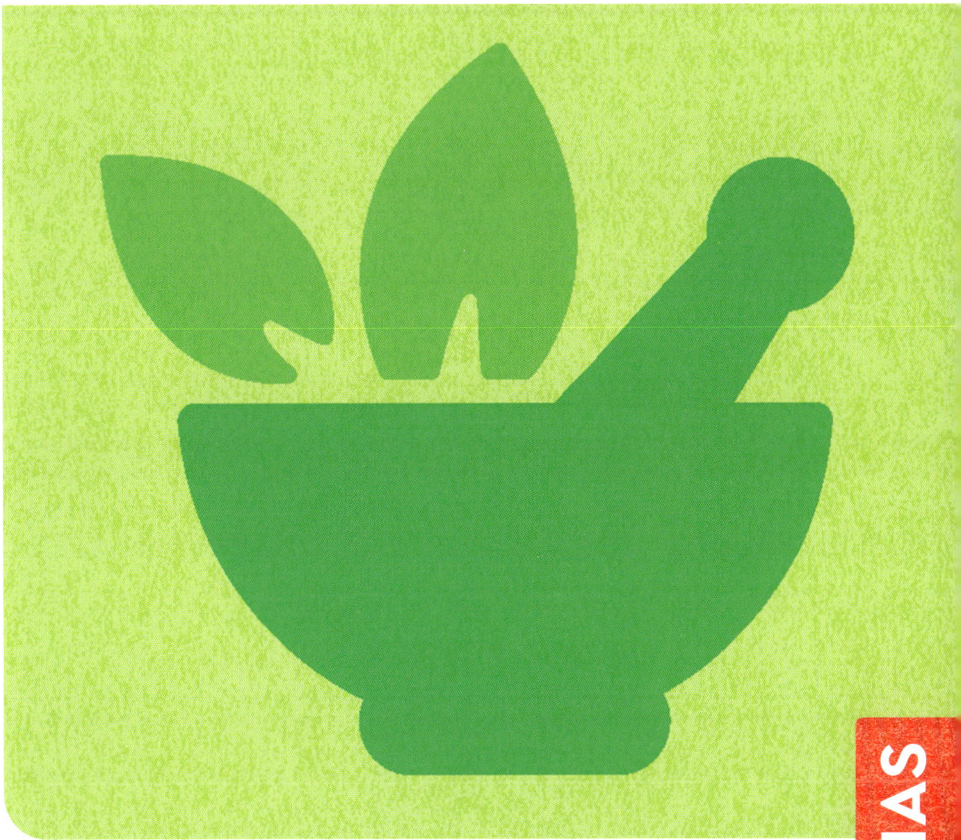

TRIAS

Widmung

Für alle Patienten und Patientinnen mit einer neurologischen Erkrankung und für die Angehörigen, die ihnen zur Seite stehen.

Was die Naturheilkunde bietet

Nach meiner Diagnose stellten sich mir recht bald die folgenden Fragen: Ließe sich das Fortschreiten der MS tatsächlich durch einfache Umstellungen des Lebensstils und naturheilkundliche Behandlungsansätze deutlich beeinflussen? Könnte man mit solchen naturmedizinischen Maßnahmen Symptome lindern und die Lebensqualität verbessern?

Ist das Wunschdenken oder Realität? Oder bin ich auf der ewigen Suche nach dem Heiligen Gral? Vielleicht gehe ich auch nur dem Mythos der modernen Heilkunde auf den Leim, dass sich mit dem richtigen Medikament, der richtigen Ernährung oder der richtigen Heilpflanze praktisch alles heilen lässt – und schon ist man mit der Welt wieder im Reinen.

Mein Ringen um Heilung

Manchmal reicht es nicht aus, das Leben umzustellen – Stress vermeiden, ausreichend Schlaf, regelmäßige Bewegung –, und man braucht dennoch Medikamente, um mit MS besser umgehen zu können. Andererseits wird die naturheilkundliche Medizin, die versucht, Patienten über Heilkräuter, Hormone und Ernährung zu optimaler Gesundheit zu verhelfen, praktisch immer ergänzend zu solchen Medikamenten eingesetzt und erzielt mitunter sogar bessere Erfolge.

Als Arzt ist mir sehr bewusst, wie wichtig solche Fragen in den letzten Jahren geworden sind, zumal die MS-Fallzahlen kontinuierlich ansteigen (was auch für andere Autoimmunerkrankungen gilt). Die US-Stiftung Multiple Sclerosis Foundation gibt an, dass allein in den Vereinigten Staaten jede Woche 200 neue Fälle diagnostiziert werden.[1] Die Krankheitsprävalenz liegt mit 140 Fällen pro 100 000 Einwohner in den nördlichen US-Bundesstaaten deutlich über dem globalen Median von 30 pro 100.000.[2] Und für Kanada sehen die Zahlen noch schlechter aus: Dort sind mehr als 290 von 100 000 Menschen von MS betroffen. Mit großer Wahrscheinlichkeit kennen auch Sie jemanden mit MS oder sind womöglich selbst davon betroffen.

Ein Leben mit MS ist nicht einfach

Auf den Hochglanzbildern für MS-Medikamente sind immer lächelnde Menschen abgebildet, aber die Patienten, die ich kenne, sind weniger glücklich. Damit sind sie nicht allein. Einer neueren Studie zufolge liegt die Suizidrate unter MS-Patienten fast doppelt so hoch wie in der Allgemeinbevölkerung, und ein Drittel der Patienten hat schon darüber nachgedacht, sich das Leben zu nehmen. Mit einer unberechenbaren, fortschreitenden Krankheit leben zu müssen, kann emotional belastend sein und führt bei der Hälfte der Patienten zu einer klinischen Depression, also der schwersten Ausprägung von Depressionen.

Wenn Sie selbst oder Menschen, die Ihnen nahestehen, von MS betroffen sind, kennen Sie vermutlich den Dauerkampf gegen diverse muskuläre und neurologische Symptome wie Gliederschwäche, Ungeschicklichkeiten, Doppelbilder oder vollständigen Ausfall des Sehvermögens, sensorische Störungen, Hitzeintoleranz, Inkontinenz von Blase und Darm, aber auch kognitive Defizite wie Denkstörungen. Wenn MS-Patienten dann Medikamente einnehmen, schreitet das Ausmaß der Behinderung zwar oft langsamer voran, aber auch diese Therapie kann das Problem in der Regel nicht ursächlich beheben: Mittel gegen MS können zwar den Krankheitsverlauf beeinflussen, behandeln aber nicht die Krankheit selbst. Dank der Fortschritte der Medizin können manche Patienten dadurch lange symptomfrei bleiben, aber dennoch bleibt MS eine chronisch progressive Erkrankung. So wie es kein Heilmittel gegen das Altern gibt (das ebenfalls progressiv verläuft), gibt es nach wie vor kein Medikament, das MS stoppen kann. Deshalb habe ich meinem Buch den Titel »There's No Pill for This« gegeben: Irgendwann ist jeder MS-Patient mit diversen schweren Symptomen konfrontiert, ob im ersten Jahr der Diagnose oder erst nach 20 Jahren. Früher oder später durchschreiten alle die Tore gewisser Symptome. MS-Patienten fragen sich daher stets: Welche Symptome werde ich wohl haben? Die Bandbreite ist groß, aber welche Symptomatik tatsächlich auftritt, lässt sich nur im Verlauf der Zeit sagen. Und leider können wir nicht wählen, sondern nur unser Bestes geben – der Rest unterliegt nicht unserer Kontrolle. Ich habe vor 5 Jahren mit der Arbeit an diesem Buch begonnen, und mein Abenteuer MS läuft weiterhin.

Seit über 20 Jahren lebe ich mit MS

Die offizielle Diagnose habe ich erst seit 2009, doch frühere Symptome lassen darauf schließen, dass ich die Auswirkungen dieser Erkrankung weit früher zu spüren bekommen habe. Inzwischen ist mir bewusst, wie kompliziert es ist, mit dieser Krankheit zu leben, die aufgrund ihrer Komplexität, aber auch aufgrund der Strukturen des Gesundheitswesens oft zunächst verkannt wird. MS geht mit diversen unspezifischen Symptomen einher und beeinflusst nahezu jeden Aspekt des Lebens.

Meine MS-Erkrankung ist nicht der Grund für meine Spezialisierung auf Naturheilkunde. Aber weil ich Facharzt für Naturheilkunde bin – und zufällig auch MS-Patient –, habe ich dieses Buch geschrieben. Ärzte für Naturheilkunde konzentrieren sich darauf, das Ungleichgewicht im Körper zu erkennen und zu verstehen, das einer Krankheit zugrunde liegt, um den Körper dann über einen ganzheitlichen, individuell zugeschnittenen Behandlungsansatz wieder zu optimaler Gesundheit zu führen. In diesem Buch spreche ich in diesem Zusammenhang in der Regel von »ganzheitlicher Medizin«.

Naturheilkundliche Therapien integrieren

Aufgrund meiner Doppelrolle als Arzt und als Patient kenne ich die Grenzen der klassischen, leitlinienbasierten wie auch der naturheilkundlichen Medizin bei der Behandlung gewisser, sehr herausfordernder MS-Symptome und ihrer Ursachen aus erster Hand. Wir Mediziner wissen viel über MS, können sie aber noch immer nicht heilen. Meine persönliche Erfahrung belegt, dass konventionelle wie naturheilkundliche Therapien ihren Nutzen haben können. Symptome lassen sich durch Medikamente oder Nahrungsergänzungsmittel individuell und je nach Krankheitsstadium mit unterschiedlichem Erfolg beeinflussen. Dennoch scheuen viele Ärzte vor komplementären, ganzheitlichen Ansätzen zurück; ein Phänomen, das ich »erstens nichts Gutes tun« nenne (sofern es nicht um eine Standardbehandlung geht).

Das hippokratische Grundprinzip der Medizin – »erstens nicht schaden« – hält viele Beteiligte des Gesundheitswesens davon ab, ihre Komfortzone für Diagnose und Behandlung zu verlassen. Deshalb werden leicht wichtige Chancen übersehen, den Betroffenen das Leben zu erleichtern, ob durch pharmazeutische Behandlung oder durch hoch dosierte Heilkräuter. Der Grund dafür ist weder mangelndes Einfühlungsvermögen noch der Verzicht auf eine optimale Standardbehandlung mit bestmöglichem Ergebnis. Alle Ärzte und Ärztinnen wollen heilen. Ich beobachte eher ein Versagen unseres medizinischen Systems, das großen Wert auf Spezialisierung und die Einteilung in Fachgebiete legt und schon im Studium ein formelhaftes Vorgehen zur Differenzialdiagnose lehrt: »Wenn es nicht A oder B ist, muss es C sein.« Zugleich ermuntert dieses System dazu, Krankheiten in erster Linie durch passende Medikamente mit klar erforschtem Risikoprofil zu behandeln und nicht etwa durch Therapien, die zwar vielversprechend erscheinen, für die jedoch – oft aufgrund unzureichender Finanzierung – bisher keine längerfristigen randomisierten Doppelblindstudien am Menschen durchgeführt wurden. Dieses tief verwurzelte Schwarz-Weiß-Denken führt dazu, dass viele klassisch ausgebildete Ärzte ganzheitlichen Therapien (zu denen auch hoch dosierte Heilkräutergaben zählen) eher skeptisch gegenüberstehen oder sich damit einfach nicht auskennen. Andererseits nimmt auch die Wissenschaft durchaus zur Kenntnis, dass gewisse traditionelle Verfahren der Naturheilkunde sich über Jahrtausende bewährt haben, und geht diesen Ansätzen nach.

Wenn Sie als ärztlicher Kollege oder ärztliche Kollegin dieses Buch lesen, möchte ich Sie bitten, vor den hier geschilderten Behandlungen nicht zurückzuschrecken. Und wenn Sie selbst betroffen sind oder einem Familienmitglied helfen möchten, gehen Sie ruhig auf die Suche nach einem mutigen Arzt (oder einer mutigen Ärztin). Aus persönlicher Erfahrung weiß ich, dass die Naturheilkunde signifikante, messbare Ergebnisse liefern kann: Sie kann gewisse, sehr unangenehme MS-Symptome lindern und das Fortschreiten der Erkrankung hinauszögern.

Bitte beachten Sie dabei, dass auch entsprechende pharmazeutische Mittel die Krankheitsprogression verlangsamen können. Falls Sie Medikamenten eher ablehnend gegenüberstehen, möchte ich Sie bitten, Ihre Zweifel zu überwinden und es mit den Mitteln zu versuchen, die Ihr Arzt oder Ihre Ärztin Ihnen empfiehlt. Arzneimittel spielen beim Krankheitsmanagement eine wichtige und zeitweise unverzichtbare Rolle – genau wie Heilkräuter und andere Naturheilverfahren. Während ich lernte, mit MS zu leben, habe ich auch gelernt, dass es mehrere Wahrheiten gleichzeitig geben kann.

Dieses Buch verspricht keine Wunderheilung für MS ...

... denn die existiert nicht. Zumindest noch nicht. Was ich stattdessen vorstelle, sind begleitende Behandlungsansätze und Strategien, deren Befolgung den Krankheitsverlauf hinauszögern und die Lebensqualität radikal verbessern kann. Dabei geht es teilweise nur um die Befolgung gewisser natürlicher Grundregeln für eine gute Balance, um Körper und Seele gesund zu erhalten.

Die Verfahren, die ich in diesem Buch schildere, beziehen sich ausdrücklich auf den Umgang mit MS, doch viele davon gelten auch für ein breiteres Spektrum anderer Autoimmunerkrankungen. Auf diese Weise möchte ich Ihnen und Ihren Angehörigen Mut machen, aktiv selbst etwas für Ihre Gesundheit zu tun.

1. MS – Wenn nichts mehr ist wie zuvor

MS ist eine komplexe, noch immer nicht vollständig verstandene Erkrankung, die schwer zu diagnostizieren und noch schwieriger zu behandeln ist.

Das beginnt damit, dass viele körperliche und kognitive Symptome auch bei anderen Erkrankungen wie Depressionen, chronischer Fatigue (CFS) oder Lyme-Borreliose auftreten. Zudem gibt es vier Subtypen, die jeweils auf unterschiedliche Weise fortschreiten (oder auch nicht).

Die unterschiedlichen MS-Typen

Der häufigste Subtyp ist die schubförmig-remittierende MS oder RRMS (relapsing-remitting MS). Charakteristisch für diesen Typ sind einzelne Schübe mit nachfolgender Remission. Den Begriff »Remission« verwende ich allerdings ungern, denn Patienten mit RRMS entwickeln in der Zeit zwischen derartigen Schüben zwar meist keine neuen Symptome, können aber weiterhin mit ernsten Auswirkungen der vorhandenen Einschränkungen zu kämpfen haben. Ich persönlich bin theoretisch seit fünf Jahren in Remission, aber das war keineswegs ein Spaziergang (mehr dazu später).

Remission bedeutet lediglich, dass die Aufnahmen der Magnetresonanztomografie (MRT) von meinem Gehirn und meiner Wirbelsäule keine neuen Läsionen (geschädigte Nerven) anzeigen. Neue Läsionen bedeuten neue Schäden am Nervensystem, und ihr Ort gibt einen Hinweis darauf, wo sich die neuen Symptome bemerkbar machen werden. Eine Läsion am Sehnerv (Nervus opticus) führt beispielsweise zu Doppelbildern oder Sehverlust. Die Vorstellung, dass die MS sozusagen »schläft«, solange ein Patient in Remission ist, ist ein Trugschluss. Neuere immunsuppressive Therapien belegen, dass es auch Patienten, die bereits in Remission sind, mit derartigen Behandlungsansätzen signifikant besser geht. Dabei werden Medikamente eingenommen oder über Infusionen verabreicht, um die Immunaktivität zu dämpfen und auf diese Weise die immunbedingte Entzündung mit ihren Angriffen auf das Myelin zu blockieren. Die nachfolgende

Reduktion vorhandener Krankheitssymptome auch während der Remissionsphase legt nahe, dass die MS immer aktiv ist; nur das Ausmaß ihrer Aktivität ist relativ.

Die anderen drei MS-Subtypen sind

- die primär-progrediente MS (PPMS), die durch eine nach der Erstdiagnose rasch fortschreitende Symptomatik und schlechter werdende Körperfunktionen charakterisiert ist,
- die sekundär-progrediente MS (SPMS), wenn sich im Anschluss an eine RRMS-Diagnose herausstellt, dass die Erkrankung doch progredient und nicht schubförmig fortschreitet, sowie
- das klinisch isolierte Syndrom (KIS), bei dem eine isolierte körperliche Episode stark auf MS hindeutet, aber noch gründlicher abzuklären ist.[3, 4]

Jeder MS-Patient ist einzigartig. Unabhängig vom jeweiligen Subtyp kann sich die Krankheit individuell unterschiedlich bemerkbar machen. Eine MS hat keinen vorhersehbaren Verlauf und auch keine festgelegte Behandlung, die zu jedem passt.

Seit der französische Neurologe Prof. Jean-Martin Charcot (Seite 33) die Erkrankung im Jahr 1868 erstmalig beschrieben hat, sind über 150 Jahre verstrichen, und dennoch wissen wir vieles bis heute nicht. Zum Beispiel, wie man sie heilt.[5]

Andererseits wissen wir, dass jedwede Form der MS auf einer gemeinsamen Ätiologie beruht: einer allmählich fortschreitenden Schädigung der Myelinscheiden, die die Nerven umschließen und isolieren. Und obwohl kein Fall von MS ohne dieses Phänomen dokumentiert ist, gibt es durchaus Patienten, die große Abschnitte ihres Lebens symptomfrei überstehen. Ihre Erfahrungen lassen hoffen, dass wir die Wirkung dieser Neurodegeneration besser beeinflussen und ihr Fortschreiten verlangsamen oder gar den Krankheitsverlauf umkehren können, wenn wir Abläufe und Ursachen besser verstehen.

Was geschieht bei MS im Körper?

An dieser Stelle möchte ich zunächst das Basiswissen über MS vermitteln. Nähere Einzelheiten werden in den nachfolgenden Kapiteln genauer erläutert. Über das zentrale Nervensystem (ZNS) und das periphere Nervensystem (PNS) kommuniziert das Gehirn mit dem Rest des Körpers, mit Armen und Beinen, Lunge und Herz, Augen und Ohren, also praktisch jedem Muskel und jedem inneren Organ. Der Grundbaustein für dieses System ist die Nervenzelle (Neuron), die dazu dient, elektrische Impulse aus dem Gehirn und zum Gehirn weiterzuleiten.

Der schlauchartige Nervenzellfortsatz, das Axon, funktioniert ähnlich wie ein elektrisches Kabel nur dann optimal, wenn es von einer Isolierschicht umgeben ist. An dieser Stelle kommt das Myelin ins Spiel, das ist eine Substanz aus Fett und Protein, die sich schützend um die Axone wickelt und so das Reizleitungstempo der Nervenimpulse erhöht. Myelin ist für die normale physiologische Funktion der meisten unserer Nervenzellen unverzichtbar.

Frühgeborene haben deshalb noch so einen geringen Muskeltonus, weil ihre Nerven noch nicht vollständig myelinisiert sind. Die Signale aus ihrem Gehirn können nicht schnell genug an die Muskeln weitergegeben werden, um körperliche Aufgaben wie das Halten des Kopfes zu ermöglichen. Und weil die Lunge noch nicht voll entwickelt ist, wird das Gehirn solcher Babys schlechter mit Sauerstoff versorgt, was dort die normale Myelinproduktion behindert. Ohne diese wichtige Umhüllung können Gehirnzellen atrophieren, wodurch Frühgeborene anfälliger für neurologische Erkrankungen wie infantile Zerebralparese werden und auch das Sterberisiko steigt. Schlimmstenfalls kann dieser Mangel an Myelin bei unreifen Neugeborenen eine signifikante Morbidität und Mortalität nach sich ziehen.

Für die normale Myelinentwicklung braucht der Körper neben Sauerstoff auch Schilddrüsenhormon. Das kongenitale Iodmangelsyndrom (Kretinismus) zeigt auf dramatische Weise, wie massiv sich ein Mangel an Schilddrüsenhormon auswirken kann. Dieses Syndrom zeichnet sich durch eine schwere neurologische Behinderung und bestimmte körperliche Merkmale aus und betrifft Kinder, deren Mütter während der Schwangerschaft unter einer Schilddrüsenunterfunktion (Hypothyreose) und Iodmangel litten.

Fast alle Neuronen haben ein langes, schlauchartiges Axon, das elektrische Signale zu anderen Nervenzellen sendet, und einen Zellkörper mit stark verästelten, bäumchenförmigen Dendriten, die Signale empfangen.

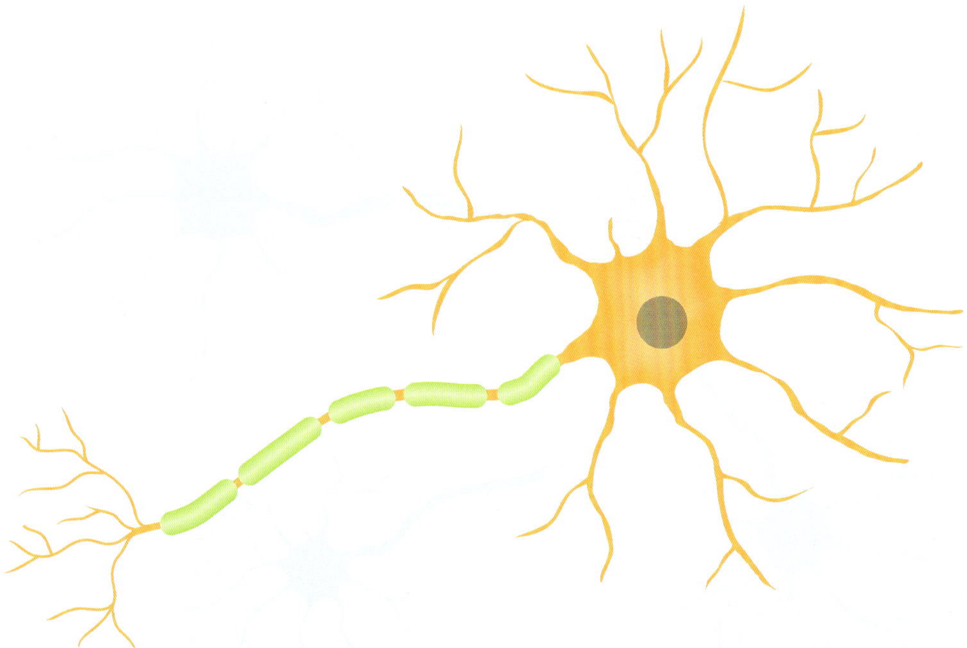

Schäden am Myelin können auf Autoimmunerkrankungen und Entzündungen zurückgehen, auf Druck, Virusinfekte, Schlaganfall oder andere Ursachen. Die Folge besteht stets darin, dass die betroffenen Nerven Signale nicht so schnell oder effektiv leiten können, wie sie sollten. Insbesondere bei MS kann die Demyelinisierung so stark sein, dass sich um die Axone herum Narbengewebe bildet, das die Fähigkeit des Gehirns, mit dem Rest des Körpers zu kommunizieren, einschränkt oder mitunter vollständig unterbindet. Die Betroffenen sind dann mit unterschiedlichsten Symptomen konfrontiert: Schwäche, Fatigue, kognitiven Einschränkungen, körperlicher und emotionaler Behinderung. Die Ausprägung kann von mild bis extrem einschränkend reichen.

Vor allem bei Patienten mit klinisch isoliertem Syndrom (KIS) oder RRMS können die Symptome derart unspezifisch, variabel und intermittierend auftreten, dass eine Diagnose allein aufgrund des klinischen Erscheinungsbilds nahezu unmöglich wird. In der MRT-Aufnahme hingegen ist sie leicht zu erkennen, denn die charakteristischen weißen Vernarbungen (Läsionen) sind als weiße Punkte im Gehirn sichtbar.

MS-Diagnose

MRT-Aufnahmen sind daher sowohl zur Diagnose einer MS als auch zur Erklärung ihrer Symptome von größtem Wert. Aber auch die MRT entdeckt nicht jede neue Läsion und eignet sich nicht dazu, Aktivitäten in der grauen Substanz des Gehirns zu verfolgen. Hier liegen die Regionen für Muskelkontrolle, Sinneswahrnehmungen und exekutive Funktionen. (Exekutive Funktionen umfassen diverse kognitive Prozesse, die das menschliche Verhalten und bestimmte Fähigkeiten überwachen und steuern, darunter Aufmerksamkeitsspanne, planvolles Handeln, Impulsivität und Arbeitsgedächtnis.) Hinzu kommt, dass sich anhand von MRT-Aufnahmen nicht vorhersagen lässt, wie die Erkrankung beim individuellen Patienten verlaufen wird. Manche Menschen leben Jahrzehnte in Remission und werden von der Erkrankung nur wenig beeinträchtigt; andere finden sich schon wenige Wochen nach den ersten Symptomen im Rollstuhl wieder, erblinden binnen Monaten oder sind (in sehr seltenen Fällen) schon nach wenigen Jahren tot.

Die meisten MS-Patienten bleiben mobil, führen ein relativ gutes Leben und bleiben berufstätig.

Es gibt Hilfe, aber noch keine echte Heilung

Ein echtes Heilmittel, das die Erkrankung kuriert, gibt es bisher nicht, daher heißt das Buch im englischen Original auch »There's no Pill for This«.

Das ist die schlechte Nachricht. Die gute Nachricht hingegen ist, dass manche Formen der MS dank der Fortschritte in der pharmazeutischen Forschung inzwischen deutlich besser zu behandeln sind. So kann z. B. ein signifikanter Rückgang der Krankheitsprogression erzielt werden. Während ich an diesem Buch arbeite, werden mehr potenzielle Behandlungsmethoden für MS entwickelt und überprüft denn je zuvor. So hat sich beispielsweise in mehreren Studien gezeigt, dass die intravenöse Verabreichung von Rituximab – einem Arzneimittel zur Behandlung von rheumatoider Arthritis und bestimmten Lymphom-Erkrankungen – bei

RRMS-Betroffenen die kumulative Wahrscheinlichkeit einer neuen oder zusätzlichen Behinderung in einem 3-Monats-Zeitraum um 7,6 % senken konnte; 80 % der Behandelten blieben sogar 2 Jahre von neuen Schüben verschont. Dieser Wirkstoff, ein Antikörper, wurde spezifisch für MS weiterentwickelt und als Ocrelizumab in den USA und der EU zugelassen. Bei RPMS- wie auch bei PPMS-Betroffenen konnte Ocrelizumab zudem die Behinderung in einem 3-Monats-Zeitraum reduzieren, und zwar auf 32 % (gegenüber 39 % in der Placebogruppe).

Anfangs erschien mir diese mögliche Verbesserung nicht groß genug, um eine Behandlung zu rechtfertigen, die in den USA bei jedem Durchgang bis zu 60 0000 Dollar kostet. Andererseits ist alles relativ, und für diejenigen, die durch eine Ocrelizumab-Therapie erfolgreich einen Schub verhindern, ist der Unterschied natürlich enorm und rechtfertigt in diesem Fall den finanziellen Aufwand. Leider unterdrückt Ocrelizumab jedoch nicht nur bestimmte MS-Symptome, sondern auch ganz allgemein die B-Lymphozyten unter den weißen Blutkörperchen. Und diese B-Lymphozyten erzeugen Antikörper, die uns vor Krebs und diversen Infektionen, auch COVID-19, schützen. (Laut einigen Berichten zum Zeitpunkt des Schreibens hatten Patienten, die Ocrelizumab erhielten, eine COVID-19-Infektion erstaunlicherweise relativ gut überstanden.)

Wenn bei MS das Myelin geschädigt wird, können die elektrischen Impulse nicht mehr effizient über die Neuronen weitergeleitet werden. Das beeinträchtigt die Nervenfunktion.

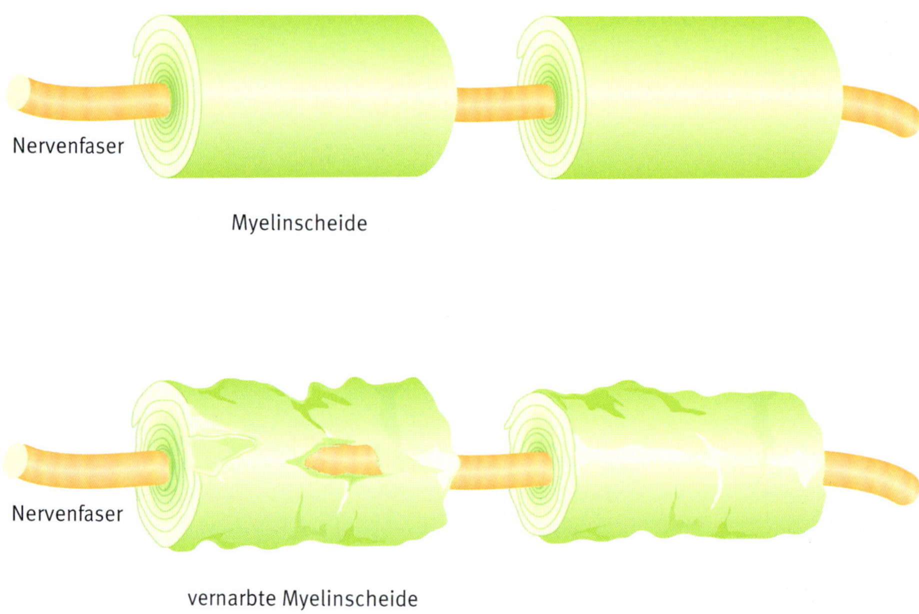

Ocrelizumab scheint zudem mit einem geringen, aber statistisch signifikant erhöhten Risiko für Brustkrebs und für eine potenziell tödliche Hirninfektion einherzugehen.

Es sollte einem stets bewusst sein, dass solche Therapien keine Heilung bringen. Sie können den Krankheitsverlauf beeinflussen, aber die MS bleibt dennoch eine fortschreitende, degenerative Erkrankung. In einer Zeit, in der sich so viele andere Krankheiten durch Medikamente heilen lassen, kann die Erkenntnis, dass es kein Heilmittel gibt, für die Betroffenen wie auch für ihre Angehörigen bedrückend sein.

Parallel zu besseren Therapiemöglichkeiten ist aber auch unser Verständnis der Pathophysiologie der Erkrankung gewachsen. Daher können Forschung und behandelnde Ärzte die positiven (und die negativen) Auswirkungen von Ernährung, Nährstoffstatus, Hormonen und anderen Faktoren auf den Prozess der Neurodegeneration inzwischen besser einschätzen und Therapieziele in einem neuen Licht betrachten:

> *Im Zusammenspiel mit pharmazeutischen Behandlungsansätzen können wir komplementäre Therapien einsetzen, die sowohl das Progressionstempo verlangsamen als auch die neuronale Gesundheit und den Schutz von Nervenzellen stärken.*

Meine MS-Geschichte

Womit ich wieder darauf zurückkomme, warum ich dieses Buch schreibe. Ich lebe Tag für Tag mit MS. Bei meiner Diagnose mit Anfang 40 deuteten viele Kriterien auf eine eher ungünstige Prognose hin. Ich war männlich, hatte eine Hirnstammläsion, und ich war innerhalb des ersten Jahres mit ziemlich massiven Symptomen konfrontiert. Knapp zehn Jahre später funktioniere ich glücklicherweise die meiste Zeit noch relativ gut. Wer mich nicht kennt, merkt nicht einmal, dass etwas nicht stimmt. Einige Abschnitte dieses Buches habe ich beispielsweise geschrieben, während ich nach einem anstrengenden Tag auf den schwierigsten Skipisten von Vermont meinen Tee schlürfte.

Sieben Jahre zuvor hatte meine Neurologin gestaunt: Medikamente allein seien keine Erklärung dafür, wie gut es mir mit meiner MS gehe. Sie wollte wissen, auf welche Weise ich mir eine derart gute Lebensqualität sicherte. Da ich mit Methoden der Komplementärmedizin so bemerkenswerte Ergebnisse erzielt habe, wollte ich mein Glück über dieses Buch weitergeben. Dabei möchte ich aber auch absolut transparent und realistisch bleiben, denn auch ich habe meine Herausforderungen.

Meine offizielle MS-Diagnose erhielt ich erst 2009

Doch der Reihe nach: Offiziell begleitet mich die MS seit 2009, wobei ich im Nachhinein sicher bin, dass die Erkrankung sich schon Jahrzehnte früher bemerkbar machte. Die Symptome schienen jedoch nichts miteinander zu tun zu haben, und die Logik dahinter erschließt sich erst im Nachhinein.

Schon mit Mitte 20 war ich im Krankenhaus, weil es zu unerklärlichen mentalen Aussetzern und Erbrechen gekommen war. Bei einem dieser Zwischenfälle fuhr ich einen Schulbus und wusste plötzlich nicht mehr, wie ich die Schalter zu betätigen hatte. Zum Glück kam niemand zu Schaden (abgesehen von dem Briefkasten, den ich umfuhr, während ich verzweifelt versuchte, mich zu erinnern, wohin ich unterwegs war und wie man überhaupt fährt). Obwohl ich dem Arzt meine plötzliche Verwirrtheit schilderte, ging er von einer Lebensmittelvergiftung aus und wies mich für eine Woche ins Krankenhaus ein.

Zehn Jahre später musste ich immer häufiger Wasser lassen. Weder Akupunktur noch Urologie konnten mir weiterhelfen, und inzwischen ist mir der Grund dafür klar: Niemand hatte begriffen, dass es ein neurologisches Problem war, das nicht auf einer Infektion beruhte, sondern auf einer Fehlfunktion der Nerven beziehungsweise des Nervensystems.

In den darauffolgenden Monaten überkam mich gelegentlich bleierne Müdigkeit. Damals studierte ich gerade Naturheilkunde am Canadian College of Naturopathic Medicine in Toronto und sagte mir natürlich, das anspruchsvolle Studium zehre an meiner Gesundheit. Mit ausreichend Ruhe wäre ich bald wieder auf dem Damm. Doch trotz regelmäßiger 10 Stunden Nachtschlaf brauchte ich zusätzlich jeden Tag 2 Stunden Mittagsschlaf und reagierte ungewohnt empfindlich auf bestimmte Chemikalien. Als der Hausarzt meine Probleme als psychosomatisch einstufte, wurde mir klar, dass von dieser Seite keine zufriedenstellenden Antworten zu erwarten waren.

Viele MS-Patienten (42 % im Jahr 2017) erhalten anfangs eine Fehldiagnose; adaptiert nach MultipleSclerosis.net.

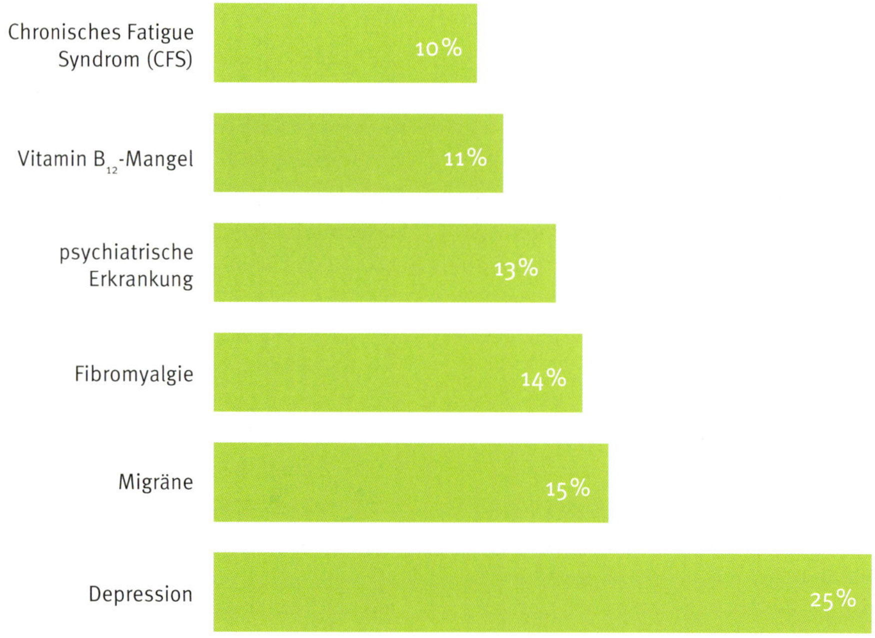

Ich begebe mich auf die Suche

Meine Suche führte mich einmal um die Welt, von traditionellen Shuar-Heilern in Ecuador bis hin zu indischen Ayurveda-Medizinern. Während ich mich selbst zum Arzt für Naturheilkunde weiterbildete, fahndete ich nach alternativen Behandlungsmethoden für meine Blasenschwäche – erst später sollte ich erfahren, dass sie eine Auswirkung der noch nicht diagnostizierten MS war. In der chinesischen Stadt Xi'an ließ ich mich von einer Akupunkturklinik aufnehmen, die mit einer 95-prozentigen Erfolgsquote bei urologischen Problemen warb. Das kostete mich absurd viel Geld, ohne dass sich der gewünschte Erfolg einstellte. Mein chinesischer Arzt, der von Medizintouristen nur US-Dollar annahm, nannte mich einmal »American Dollar« anstatt »American Doctor«, was ein sehr passender Freud'scher Versprecher war. In Baja California suchte ich eine Klinik für Alternativmedizin auf, deren intravenöse »Detox«-Therapien zum stolzen Preis von 8000 Dollar meine Symptome trotz gegenteiliger Versicherungen der dortigen Ärzte verschlimmerte und meine Leberwerte in den Himmel schießen ließ. Diese Klinik musste später schließen, weil der »Arzt«, dem sie gehörte, seine Zeugnisse gefälscht und die verwendeten Kräuter mit Drogen versetzt hatte. Ich lernte also auf die harte Tour, wie skrupellos manche Leute verzweifelte Patienten auf der Suche nach dem Heiligen Gral abkassieren.

Hinzu kam ein gelegentlicher scharfer Schmerz im Nacken, wenn ich den Kopf drehte. Auch hierfür schien es einen guten Grund zu geben, denn ich hatte nicht lange zuvor einen kleineren Autounfall gehabt. Gewisse Nachwirkungen auf den Bewegungsapparat fand mein Hausarzt nachvollziehbar. Weil weder er noch andere Ärzte in der Lage zu sein schienen, die Puzzle-Teile meiner speziellen Symptome zu einem kompletten klinischen Bild zusammenzusetzen, versuchte ich widerstrebend, mich damit abzufinden, dass ich eben anders war als alle gleichaltrigen Freunde.

Dann erlitt ich mit 40 Jahren einen massiven Rückenkrampf, der etliche Tage anhielt. Ein paar Monate vorher hatte ich ein schweres Möbelstück verrückt. Daher lag eine Erklärung auch diesmal wieder nahe, zumal der Schmerz wieder verging. Doch dann kehrten die Schmerzanfälle in Nacken und Wirbelsäule zurück und wurden so stark, dass mir sogar das Essen schwerfiel. Wenn ich den Hals zum Teller hinbeugte, bekam ich elektrische Schläge, die bis in die Zehen zu spüren waren. Ich suchte eine Chiropraktikerin auf, die ein »zu starkes Signalfeuer« diagnostizierte. Doch auch ihre Behandlungen, die unter anderem sanfte Massagen umfassten, brachten keine Linderung. Verständlicherweise reagierte ich zunehmend frustriert und auch entmutigt auf meine Situation, die ich einfach nicht in den Griff bekam. Für einen eigentlich optimistischen Menschen wie mich, der überall auch etwas Heiteres entdeckt, war dieses Gefühl beunruhigend. Es war wirklich nicht mehr komisch.

Ich fuhr auf der falschen Straßenseite – ohne es zu merken

Einen Monat später fuhren meine Frau Sarika und ich zu Freunden, und plötzlich stellte sie eine merkwürdige Frage. »Michaël«, sagte sie, »warum fährst du auf der falschen Straßenseite?«

Ich hatte keine Ahnung. Ich wusste nicht, warum ich das tat. Vor allem aber wusste ich nicht, welche Straßenseite eigentlich gerade die richtige wäre. Dieser erschreckende Vorfall führte mich schließlich zum Neurologen. Anfangs tippte er auf eine Angststörung, denn für kognitive Aussetzer, wie sie normalerweise bei der Alzheimer-Krankheit oder anderen Formen der Demenz zu erwarten wären, war ich viel zu jung. Dennoch ordnete er ein MRT an, und das Ergebnis beantwortete Sarikas Frage. Ich war zum Geisterfahrer geworden, weil ich MS hatte.

Mein MRT zeigte multiple Läsionen

»Was? Wie bitte?« Meine Frau und ich waren perplex, als der auf MS spezialisierte Neurologe uns eröffnete, dass meine MRT-Aufnahmen multiple Läsionen in meinem Gehirn und an der oberen Halswirbelsäule zeigten. Diese zeugten von wiederkehrenden Entzündungsschüben über Jahre oder gar Jahrzehnte. Das hatten wir nicht erwartet. Doch dadurch ergaben all die unerklärlichen und scheinbar separaten Ereignissen, die ich durchlebt hatte, einen Sinn: die abgrundtiefe Müdigkeit, die Schmerzattacken im Nacken, die Blasenschwäche und auch die geistige Verwirrtheit.

In den sechs Monaten nach meiner Diagnose hatte ich es mit drei verschiedenen Neurologen zu tun, weil die ersten beiden leider starben. Die Neurologin, die mich als Zweite behandelte, las mein MRT wie eine Astrologin ein Horoskop oder eine Wahrsagerin aus der Hand. Sie sagte spontan, ich hätte vermutlich gelegentlich Wortfindungsstörungen, das linke Bein würde mitunter nachgeben, wahrscheinlich hätte ich Schmerzen in der Hand und gelegentlich Schwierigkeiten, gedanklich das Wichtige vom Unwichtigen zu trennen. Mein MRT verriet ihr, welche Teile meines Gehirns und Rückenmarks geschädigt waren und welche Symptome ich demnach vermutlich hätte. Es war also doch nicht alles Einbildung. Meine Symptome waren real! Allerdings lag die Ursache durchaus »in meinem Kopf«, nämlich direkt im Gehirn.

Meinem ersten MS-Spezialisten stellte ich 3 Fragen.

1. Wie sieht meine Prognose aus?
2. Wie können Medikamente helfen?
3. Kann ich sonst noch etwas tun?

Er sagte, die Symptome würden schlimmer werden, hielt meine Prognose jedoch für günstig, weil es Medikamente gebe, die das Fortschreiten verlangsamen könnten. Er könne mich bei Bedarf zu verschiedenen Therapeuten überweisen, die mir über Logopädie, Ergotherapie und psychosoziale Beratung helfen könnten, mich an das Leben mit MS anzupassen.

In meiner Naivität war ich fest davon überzeugt, dass ich derartige Hilfen nie brauchen würde. Eine positive Einstellung erschien mir am sinnvollsten, denn ich ging fest davon aus, dass es mir wieder besser gehen würde. Klassisch ausgebildete Mediziner hielten es allerdings für sinnvoll, mich psychisch auf die sehr realistische Wahrscheinlichkeit vorzubereiten, dass meine Krankheit schlimmer werden würde. Denselben Rat erhalten Patienten und Patientinnen bei jeder anderen neurodegenerativen Erkrankung wie der Alzheimer- oder der Parkinson-Krankheit.

Die amerikanische National Multiple Sclerosis Society ist derselben Ansicht und erklärt in ihren Schriften, dass ein bewusster Umgang mit der Krankheit und den persönlichen Erwartungen an ihre unausweichliche

Progression gesünder ist als die Hoffnung auf Besserung. Letztere kann zu einer anhaltenden Depression führen, was weder die Symptome lindert noch die eigene Fähigkeit stärkt, sie zu bewältigen.

Ich war aber noch nicht bereit, dies anzunehmen. Als ich somit einige Wochen später ungebeten eine Broschüre zu gesetzlichen Erleichterungen der Sozialversicherung für Behinderte erhielt, landete diese prompt im Müll.

Und während ich noch darum rang, wie ich auf meine MS-Diagnose reagieren sollte, kam mir der rettende Gedanke: Als Arzt für Naturheilkunde wusste ich, was zu tun war. Ich hatte bereits das komplette Instrumentarium für Patienten mit autoimmunbedingter Schilddrüsenerkrankung. Und da MS auch eine Autoimmunerkrankung ist, könnte ich dieselben Behandlungsprinzipien doch auch auf mich anwenden!

Ich versuche es zunächst auf eigene Faust

Also nahm ich mir vor, meine Ärzte eines Besseren zu belehren. Ich würde den Heiligen Gral finden. Vermutlich war er zum Greifen nahe. Ich wollte nicht Teil eines Drehbuchs sein, das nur einen Handlungsstrang kennt: Jedem Menschen mit

Hartnäckig bleiben

Bei meinem ersten Termin bei einem Neurologen sagte dieser, meine Symptome seien für jemanden meines Alters »unmöglich«. »Das ist Angst«, sagte er, aber ich wusste, dass es nicht so war. Wie konnte er meine Beschwerden einfach abtun? Das verstand ich nicht. Warum glaubte er mir nicht? Dann erinnerte ich mich an eigene Erfahrungen, bei denen ich derjenige gewesen war, der mit seinem Patienten gesprochen hatte, und ich begriff, dass nicht der Arzt die Schuld an dieser Haltung trug, sondern das System.
Vor etwa 20 Jahren hatten viele Patienten in meiner Praxis mit dem Chronischen Fatigue-Syndrom (CFS) zu kämpfen. Diese Menschen suchten mich auf, nachdem sie (wie ich gerade) gehört hatten, ihre Symptome seien »nur in ihrem Kopf«. Sie waren dankbar, dass ihnen endlich jemand Glauben schenkte und ihre Symptome als real einstufte. Ihre Krankenversicherungen allerdings sahen das anders. Ohne Hinzuziehung eines Psychiaters wurden Termine im Zusammenhang mit CFS grundsätzlich nicht bezahlt. Diese Vorgaben bestärkten klassisch ausgebildete Mediziner wiederum in der Annahme, dass CFS in erster Linie ein psychisches Problem sei, kein körperliches.
Seither hat sich diesbezüglich viel geändert, aber Patienten zweifeln nach wie vor häufig an ihren Symptomen, und Ärzte nehmen diese nicht immer ernst. Deshalb ist es extrem wichtig, dass Patienten zu ihrem eigenen Anwalt werden – und dass Ärzte und Ärztinnen ihnen unvoreingenommen zuhören. Denn erst ein Umgang auf Augenhöhe führt am Ende zu einer korrekten Diagnose und einem gemeinsam abgestimmten Behandlungsplan.

MS geht es auf die Dauer immer schlechter. Eine »Heilung« beinhaltet meiner Vorstellung nach weitaus mehr Nuancen, als sich statistisch abbilden lässt. Anstatt das Medikament zu nehmen, das mein Neurologe mir empfahl, beschloss ich, erst einmal meinem Vater nachzueifern. Im Zweiten Weltkrieg lernte mein Vater als Mitglied der 10th Mountain Division der US Army (einer Eliteeinheit, die für den Kampf unter arktischen Bedingungen ausgebildet war), allen körperlichen und emotionalen Belastungen mit Disziplin und Training zu begegnen. Da gesunde körperliche Aktivität auch ein Grundbaustein des naturheilkundlichen Denk- und Behandlungsansatzes ist, konnte ich dies gut nachvollziehen. Die Vorstellung, meine körperliche und mentale Belastbarkeit zu prüfen, beflügelte und ermutigte mich. Bestimmt könnte ich mich so gegen Abbau den körperlichen und mentalen Abbau wappnen. Daher meldete ich mich zu einem Survival-Training in den Wäldern von Vermont an, wo ich lernte, mir aus Ästen und Zweigen einen Unterstand zu bauen und aus Blättern einen Schlafsack. Am Ende stellte ich mir frierend, erschöpft und verwirrt die Frage, wie ich als MS-Patient in der Wildnis vernünftig auf mich achten sollte. So verzweifelt ich mich auch danach sehnte, begriff ich doch, dass mein Körper dieser Belastung nicht gewachsen war. Nach zwei Wochen gab ich auf. Und nachdem ich mir eingestanden hatte, dass das, was meinem Vater geholfen hatte, meine Krankheit nicht heilen würde, beschloss ich, stattdessen auf Alternativmedizin zu setzen.

Den Anfang machten wöchentliche Akupunktursitzungen. Außerdem gönnte ich mir Ölmassagen in einer Ayurveda-Klinik, was sich wirklich gut anfühlte, und konsultierte einen Facharzt für Naturheilkunde, der mir Vitamin D_3, eine hypoallergene Ernährung und die Swank-Diät (Seite 89) verordnete, eine extrem fettarme Ernährungsweise, die auf den Neurologen Dr. Roy Swank zurückgeht. Voller Enthusiasmus ließ ich mich auf alles ein. Bei mir würde alles anders sein.

Meine Symptome nehmen zu

Doch in den folgenden 3 Monaten wurden meine Symptome schlimmer, und ich war noch erschöpfter und verwirrter. Schon der Gang durch das Wohnzimmer war anstrengend. Eine zweite MRT-Aufnahme enthüllte 8 neue Läsionen in meinem Gehirn. Innerhalb von 12 Monaten hatte ich nicht nur Schwierigkeiten beim Wasserlassen, sondern kämpfte um die Beherrschung meiner Hände und musste sie sogar vor harmlosen Reizen wie warmem Wasser schützen, die brennende Schmerzen durch meine Wirbelsäule schießen ließen. Klavierspielen – was ich sehr liebte – war undenkbar geworden. Schon die Schuhe zu binden, dauerte mehrere Minuten – pro Schuh.

Wieder ging ich zum Neurologen. Eine neue MRT-Serie ergab eine signifikante neue Läsion im Bereich der Halswirbelsäule. Ich kam mir vor wie ein Versager. Lag es daran, dass ich vor ein paar Wochen Kekse gefuttert hatte? War ich psychisch nicht stark genug, um die Krankheit abzuwehren? Wozu hatte ich überhaupt Naturheilkunde studiert? Wieder und wieder ging ich diese Fragen innerlich durch. Und wieder irrte ich mich. Ich hatte eben nicht den Heiligen Gral gefunden.

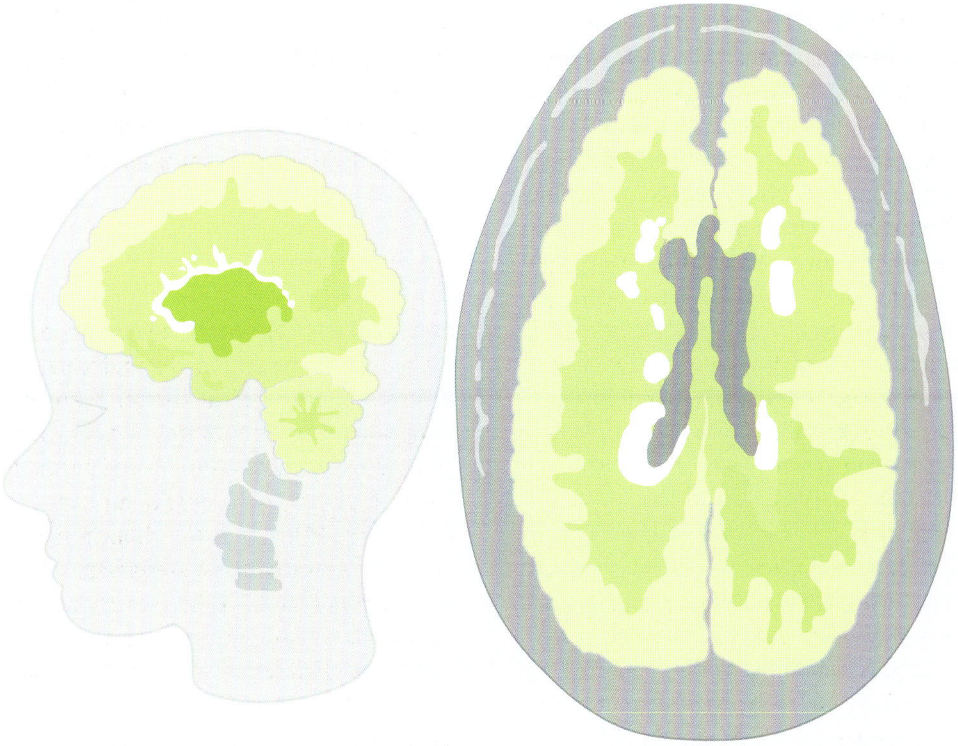

Diese schematisch dargestellte MRT-Aufnahme von mir im Alter von 40 Jahren zeigt Läsionen in vier Bereichen:

- der rechtsseitigen Medulla oblongata, die Atmung, Herzfunktion, Schlucken und Verdauung steuert,
- der oberen Medulla (Pons), die ebenfalls die Atmung, aber auch das Gleichgewicht reguliert,
- der bilateralen periventrikulären weißen Substanz (auf beiden Seiten des Gehirns), in der sich Axone konzentrieren, und
- entlang der tiefen Venen in der Medulla. Diese sogenannten »Dawson-Finger« sind ein klassischer Hinweis auf MS.[6]

Ich lasse mich mit Glatirameracetat behandeln

Ich ließ mir täglich Glatirameracetat (Seite 110) verabreichen. Diese Injektionen sind häufig die erste Frontlinie gegen MS, weil sie nicht so viele unerwünschte Wirkungen mit sich bringen, aber dennoch dazu beitragen, die Wucht späterer Schübe zu mindern. Aber meine Symptome gingen weiter. Inzwischen war auch meine Kommunikationsfähigkeit beeinträchtigt. Wenn Freunde oder Angehörige mit mir sprachen, hörte ich unzusammenhängendes Zeug. Und wenn ich selbst etwas sagen wollte, war das mental so anstrengend, als müsse ich eine komplexe physikalische Gleichung lösen. Ich hatte das Gefühl, es sei den Aufwand nicht wert, denn soziale Kontakte wurden zur Stressquelle. Mein Versuch, die Neurologen Lügen zu strafen, war gescheitert. Denn ich wusste zu wenig über MS und hatte nicht das nötige Rüstzeug, um mich der Erkrankung eigenständig zu stellen.

Neue, »verrückte« Symptome

Parallel dazu stellten sich neue, ungewöhnliche Symptome ein. Ich hörte Geräusche, die nicht real waren, und Gespräche, die vor einer Stunde geendet hatten. Ein paar Mal stieg ich wegen solcher Phantomgespräche aus der Dusche, um Besuch zu begrüßen, der gar nicht da war. Ich spürte keinen Schmerz, wenn es nötig gewesen wäre – wie bei der Gelegenheit, als ich mich an unserem Holzherd verbrannte –, und hatte anlasslose Schmerzen, ein Phänomen, das als Parästhesie bezeichnet wird. Menschen und Objekte konnten sich vor meinen Augen verdoppeln, verdreifachen, ja, sogar verzehnfachen, und ich musste mich enorm konzentrieren, um herauszufinden, welches dieser Bilder real war. Außerdem kam es zu einer pseudobulbären Affektstörung (Affektinkontinenz), bei der unkontrolliertes Lachen oder Weinen auftritt, und ich litt an Zeitagnosie, einem Zustand, in dem das Gefühl für zeitliche Abfolgen verloren geht. Lange Zeitabschnitte kamen mir viel kürzer vor, als sie tatsächlich waren, und ich hatte Schwierigkeiten, die Dauer kurzer Zeitspannen richtig einzuschätzen.

Ein anderes Mal ging ich in ein Café, bestellte eine Tasse Kaffee, zahlte, trank aus – und musste dann an der Kasse nachfragen, ob ich all das bereits getan hätte. Während ich meinen Kaffee trank, dachte mein Gehirn, ich würde ihn gerade bestellen, und während ich ihn bestellte, dachte es, ich sei gerade hereingekommen. Und dass ich überhaupt beschlossen hatte, eine Tasse Kaffee zu trinken, lag an der Erfahrung, dass ich mich dadurch manchmal besser konzentrieren konnte. Solche Dinge mochte ich niemandem erzählen, weil ich dachte, man würde mich für verrückt erklären.

Häufig muss ich mich enorm konzentrieren, um festzustellen, wer gerade neben mir sitzt, und das gilt sogar für Familienmitglieder. So saß ich einmal mit meinem Sohn hinter dem Haus und überlegte plötzlich krampfhaft, was eigentlich der Unterschied zwischen einem Sohn und einem Patenkind ist. Und was von beidem war er? Noch komplizierter wurde die Sache, als ich die Wolken über die Berge kriechen sah und plötzlich glaubte, ich sähe einen aktiven Vulkan in den Anden rauchen. Solche Anflüge geistiger Verwirrtheit ließen mich befürchten, ich würde dement – mit 45 Jahren! Mein Neurologe diagnostizierte »kognitiven Abbau«, was etwas freundlicher klang.

Episode einer vorübergehenden Amnesie

Besonders »interessant« wurde es, als ich mich einmal allein mitten in Burlington wiederfand, der größten Stadt in Vermont. Ich wusste nicht, wer ich war, warum ich dort war, wen ich um Hilfe bitten könnte oder wie man ein Telefon bedient. Es war Winter, und angesichts von Schnee und Eiseskälte hätte ich um meine Sicherheit besorgt sein müssen, aber meine Kognition war derart eingeschränkt, dass ich nicht einmal darauf kam. Ich nahm gar nicht wahr, dass ich ein Problem haben könnte. Da ich kein Gefühl für meine Identität hatte, war ich vollkommen sorglos. Nichts, was ich tat, spielte eine Rolle! Erst eine Stunde später kehrte ein gewisses Bewusstsein zurück, und ich begriff das Ausmaß meiner Situation. Ich sollte wissen, wer ich war (wusste es aber immer noch nicht). Und als ich mich langsam fragte, ob meine Amnesie wohl von Dauer sein würde, wurde mir plötzlich klar, was da gerade geschah.

Zum Glück fiel mir wieder ein, dass mein Neurologe einen Block weiter im Krankenhaus arbeitete, und ich beschloss, ihn aufzusuchen, um der Sache nachzugehen. Als ich dort eintraf, wusste ich, dass sein Sprechzimmer im zweiten Stock war und dass ich den Fahrstuhl nehmen musste, um dorthin zu gelangen. Allerdings konnte ich meine Gedanken nicht weit genug sortieren, um diesen Fahrstuhl zu bedienen, also erst den Knopf drücken, um ihn zu rufen, und in die Kabine zu steigen, wenn die Tür aufging.

Ein Polizist, der meine Verwirrung bemerkte, trat hinzu und fragte, ob ich Hilfe bräuchte. Es war mir viel zu peinlich, meine Lage zuzugeben. Anstatt ihn zu bitten, mir mit dem Fahrstuhl zu helfen oder mich zu meinem Neurologen zu begleiten, ging ich wieder weg. Ich landete in einem Sushi-Restaurant, wo ich mir etwas zu essen bestellte.

Mir ist klar, wie absurd das alles klingt, doch zum damaligen Zeitpunkt erschien es mir absolut vernünftig. Bei mir sind die kognitiven Symptome von MS so unberechenbar und fließend, dass derartige Wahrnehmungsstörungen jederzeit und ohne Vorwarnung auftreten können. In diesem speziellen Fall wusste ich wieder, wer ich war, als ich aus dem Restaurant kam. Ich war wieder in der Realität.

Erste Lektionen, die mir die MS erteilte

Wie sich herausstellte, lag ich falsch und brauchte dann doch die Hilfe der empfohlenen Spezialisten. Ich hatte mich sogar doppelt geirrt, denn sie konnten mir tatsächlich weiterhelfen.

- In der Ergotherapie erlernte ich eine geschicktere Methode, mir die Schuhe zu binden.
- In der Logotherapie lernte ich, so zu atmen und zu artikulieren, dass ich gut zu verstehen war.
- Physiotherapeuten halfen mir, meine Beine besser zu kontrollieren.

Seit ich erlebt habe, welche wertvolle Hilfe solche Therapien leisten können, bin ich dazu übergegangen, vom Leben nichts zu erwarten und alles anzunehmen.

Ich beginne umzudenken

Angesichts der raschen Progression meiner Erkrankung musste ich neu bewerten, was wirklich zählte. Die bisherigen Erfahrungen zeigten, dass ich mit meinen Worten, Gedanken und Schritten haushalten musste, um sie klug zu nutzen. Es wurde Zeit für fundamentale Fragen:

> *Wenn ich nur zehn Schritte gehen könnte, wohin wollte ich gehen?*
>
> *Wenn ich nur 20 Wörter sagen könnte, was wollte ich sagen und zu wem?*
>
> *Wenn ich meinem Gedächtnis nur für zwei Stunden trauen könnte, was sollte ich tun?*

Ich begriff, dass ich mehr Fakten wollte, nein, brauchte.

Und wie so viele Menschen, die sich mit einer ernsten Krankheit auseinandersetzen müssen, arbeitete ich mich tief in das Thema ein. Zehn Jahre lang brachte ich alles in Erfahrung, was es aus medizinischer Sicht über MS zu lernen gab: die Krankheit selbst, ihre Ursachen und ihre Behandlungsmöglichkeiten, ob pharmazeutisch oder durch alternative Ansätze der Naturheilkunde. Als ich mein berufliches Wissen über Autoimmunerkrankungen mit dem kombinierte, was ich über neurodegenerative Erkrankungen herausfand, überlegte ich, ob bestimmte Heilpflanzen und Nahrungsergänzungsmittel, mit denen ich mich bereits auskannte, auch bei MS gute Ergebnisse erzielen könnten. Stück für Stück stellte ich verschiedene Naturheilmittel zusammen, um meine Krankheit zu behandeln, und schöpfte erstmals seit Jahren wieder Hoffnung.

Während ich mich aktiv über MS informierte, erwies sich auch die Krankheit selbst als wertvolle Lehrmeisterin. Untersuchungen zufolge haben Menschen durchschnittlich 60 000 Gedanken pro Tag und legen rund 4000 Schritte zurück. Aufgrund der geschwächten Nervensignale erreichen MS-Betroffene bei den meisten Aktivitäten nicht die Durchschnittszahlen. Deshalb müssen sie Prioritäten setzen. MS-Schübe greifen unsere fundamentale, menschliche Identität an – und alles, was wir bewerkstelligen können (oder auch nicht). Bei allen emotionalen und körperlichen Aspekten, die sich bei MS verändern, kann ich mich letztlich nur an meinen Werten festhalten, z. B. Ehrlichkeit und Großzügigkeit.

Durch die erzwungene Verlangsamung lehrte mich die MS, wo und wie ich Energie verschwendete, ob in Beziehungen oder in Situationen. Indem sie mein Leben auf den Kopf stellte, ließ sie mich die Zerbrechlichkeit und Unbeständigkeit des Lebens begreifen. Sie verschlechterte mein Leben, als ich dachte, alles liefe gut, und verbesserte es, als ich glaubte, alles würde schlimmer werden. So lernte ich, wie trügerisch Erwartungen sind. Und durch die Veränderung meiner zeitlichen Wahrnehmung erlebe ich menschliches Bewusstsein anders als andere Menschen meines Alters beziehungsweise die meisten anderen Menschen.

Solche Amnesie-Episoden waren zum Glück vorübergehend. Wenn ich sprachlich zu kämpfen hatte, sagte ich mir, dass ich schon bald wieder ein zufriedenstellendes, produktives und »normales« Leben führen würde. Bis dahin betrachtete ich meinen Zustand als Spiel, bei dem ich so tat, als würde ich mich auf den Leseverständnistest für den Aufnahmetest am College vorbereiten. Dennoch war es für mich in einem Gespräch oder einem Vortrag mitunter sehr schwer, auch nur die Pronomen mitzubekommen, und ich kam mir wie ein Kind vor, das ein Glas Wasser möchte, aber nicht groß genug ist, um den Wasserhahn zu bedienen. Manchmal hatte ich das Gefühl, besser mit Tieren kommunizieren zu können als mit Menschen. Tiere verfügen schließlich über ein begrenztes Vokabular. Statt einer unüberschaubaren Anzahl Silben in komplizierten Kombinationen reicht ihnen ein Wuff oder ein Miau.

Ich fühlte mich auf neue Weise mit Menschen verbunden, die Schwierigkeiten haben, sich sprachlich auszudrücken – z. B. einem einstigen Nachbarn mit Down-Syndrom, dem ich gelegentlich noch in der Stadt begegnete. Meine Krankheit hatte Auswirkungen auf meine Beziehungen und darauf, mit wem ich kommunizierte. Wenn ich nun aber diesem Nachbarn über den Weg lief, spielten wir ein Abklatschspiel, und er lächelte dabei. Ich erwartete von ihm keinen Kommentar.

Weitere MS-Lektion: Mach es wie die Wellenreiter

Eine der wichtigsten Lektionen, die MS mich gelehrt hat, lernen Surfanfänger gleich zu Beginn: Man muss der Welle folgen, nicht gegen sie ankämpfen.
Irgendwann wurde mir klar, dass das Leben mit dieser Krankheit so ist, als wäre man mit seinem Surfboard auf offener See. An manchen Tagen surft man auf hohen Wogen, an anderen Tagen kommt man zu Fall, und an wieder anderen trifft man auf eine Wasserwand, die so beängstigend erscheint, dass man sich nicht sicher ist, ob man diesen Tag übersteht. Und gelegentlich passiert all das am selben Tag.
Als ich mit dem Surfen loslegte, wollte ich auf jeder erreichbaren Welle reiten. Glücklicherweise musste ich den demütigenden Sturz ins kalte Wasser nicht allzu oft hinnehmen, ehe mir klar wurde, dass ich bisher weder das nötige Gleichgewichtsgefühl hatte noch die richtige Technik beherrschte. Nachdem ich meine Grenzen akzeptierte und mich darauf einließ, so viel zu üben, wie ich nur konnte, wurde ich in jeder Hinsicht sicherer und fähiger. Bald stellte ich fest, dass ich sogar jenseits des Wassers besser darauf vorbereitet war, mich auf jede noch so ungestüme Welle einzulassen, die auf mich zurollte.
Mit MS ist es genauso. Wie die Bedingungen im Ozean sind die Symptome wechselhaft, und mit manchen »Wellen« kommt man besser zurecht als mit anderen. Beim Durchleben der besonders ungestümen Schübe habe ich festgestellt, dass ich offener dafür war, neue Wege einzuschlagen, wenn ich mich auf Mitschwimmen einstellte. Manchmal kann ich meine Symptome meistern, manchmal überwältigen sie mich, aber in jedem Fall ist die Erfahrung ein Abenteuer.
Ich hoffe, dass dieses Buch Ihnen hilft, besser auf den Wellen Ihres Krankheitsverlaufs und Ihrer persönlichen Symptome zu surfen, bis Sie das Abenteuer am Ende womöglich gar zu schätzen wissen.

Denn ich bin nicht mehr derselbe Mensch wie vor meiner MS-Diagnose. Andererseits bin ich dankbar, dass ich meiner Arbeit nachgehen und so die Krankheit besser verstehen und bewältigen kann.

Dieses Buch fasst die Früchte meiner Suche nach Ganzheit zusammen, während die Krankheit an meiner Identität und Persönlichkeit nagte. Es geht nicht um eine Lösung oder um die wundersame Heilung von MS, sondern um einen realistischen Versuch, die Krankheit zu begreifen und möglichst akzeptabel und möglichst lange mit ihr zurechtzukommen. Und sich dabei insgesamt gut zu fühlen.

Seit ich die Vierzig überschritten habe, habe ich viele Jahre mit einschränkenden Symptomen gelebt. Dennoch bin ich dankbar für die Tage und Augenblicke der Klarheit und froh, dass ich weiterhin gearbeitet habe. Anstatt mich ganz auf Schlafen und Ausruhen zu konzentrieren, wollte ich lieber angemessene Zeit für Schlafen und Ausruhen reservieren und innerhalb meiner Grenzen dennoch weiter mein Leben führen. So konnte ich mit Unterstützung eines fähigen, engagierten Teams das *Journal of Restorative Medicine*, eine Konferenz für Restorative Medizin und eine medizinische Fachgesellschaft ins Leben rufen, die inzwischen über 500 Mitglieder zählt. Mit diesen Leistungen möchte ich nicht etwa prahlen, sondern es geht mir darum, dass es trotz aller Schwierigkeiten, die MS mit sich bringt, durchaus möglich ist, ein erfülltes Leben zu haben.

Ich hoffe, dass das, was ich herausgefunden habe, Ihnen und Ihren Angehörigen auf dem schwierigen Weg im Umgang mit dieser tückischen Krankheit von Nutzen sein wird. Und obwohl dieses Buch sich ganz auf MS konzentriert, kann es auch für den Umgang mit neurologischen Erkrankungen eine hilfreiche Richtschnur sein, besonders wenn wie bei Parkinson- oder Alzheimer-Krankheit auch autoimmunbedingte Faktoren eine Rolle spielen.

MS bleibt eine ernste, unheilbare Erkrankung. Allerdings bemüht sich die Forschung, die Rätsel zu lösen, die sie uns aufgibt. Wie man diese Krankheit im Keim erstickt, weiß bisher niemand. Doch dank neuer Methoden und Technologien, die die Forschung heute zur Verfügung hat, tragen die gewonnenen Erkenntnisse dazu bei, das Fortschreiten der Erkrankung bei Patienten zu verlangsamen.

Heute – zehn Jahre nach meiner Erstdiagnose – glaube ich, dass ich ein deutlich tieferes und nuancenreicheres Verständnis für MS entwickelt habe. Durch die ständigen Fortschritte in diesem Bereich, meine eigenen Forschungen und persönliches Ausprobieren habe ich jetzt mehr und gezieltere naturheilkundliche Maßnahmen im Repertoire. (Im Verlauf des Buches erfahren Sie, dass bestimmte Ansätze aus diesem Repertoire die im MRT nachweisbaren Läsionen in meinem Gehirn sogar zurückgehen ließen. Einzelne sind tatsächlich wieder verschwunden!) Zudem habe ich bestimmte vielversprechende Ansätze erlernt, mit denen ich mit der Krankheit besser fertigwurde als zuvor.

Inzwischen betrachte ich MS nicht mehr (wie bei meiner Erstdiagnose) als reine Autoimmunerkrankung, sondern kann die ganze Breite ihrer pathophysiologischen Ursachen erfassen. Neurologische Gesundheitsprobleme wie MS beeinflussen auch diverse komplexe Wechselbeziehungen zwischen vielen Körpersystemen. Dadurch sind auch diverse medizinische Fachrichtungen involviert, darunter Immunologie (es ist eine Autoimmunerkrankung), Gastroenterologie (das Mikrobiom im Darm hat Einfluss auf die Neurotransmitter) und Endokrinologie (die Bildung der Myelinscheide wird durch Schilddrüsenhormon stimuliert). Und da unsere mentale Verfassung einen großen Einfluss auf die Reaktion auf MS hat, sind auch Psychologie und Psychoneuroimmunologie einzubeziehen.

2. MS-Symptome und mögliche Ursachen

Ich habe einen Freund, der ein Shuar-Medizinmann aus dem ecuadorianischen Amazonasgebiet ist. Traditionell gingen sie jeden Tag Bananen ernten, fischen oder jagen.

Der Beobachtung von Juan Uyunkar nach blieben diejenigen, die ihrer traditionellen Lebensweise im Urwald treu blieben, von chronischen Krankheiten verschont. Sobald die Shuar – auch Juan – jedoch in die Städte zogen, wo sie mit Umweltbelastungen, Stress und Fast Food in Berührung kamen, entwickelten sie diverse chronische Krankheiten, die sie zuvor nicht gekannt hatten. Daher sagte er diesen einprägsamen Satz:

»Krank werden nur die, die den Dschungel verlassen.«

Woran liegt das? Vergleichen wir den menschlichen Körper einmal mit einem Biohof. Biologisch wirtschaftende Landwirte streben für ihre Produkte ein intaktes Ökosystem an: Sie sorgen mit natürlichen Methoden für nährstoffreichen Boden, ohne chemische Düngemittel und Pestizide, und wählen Pflanzen, die an Klima und Standort angepasst sind. Wenn alle Faktoren passen, winkt eine reiche Ernte. Gerät das labile System jedoch aus dem Gleichgewicht, so können sich Krankheiten und Missernten einstellen. Dasselbe gilt für Menschen. Wenn etwas in unsere Umgebung nicht mehr stimmt, können wir krank werden, und oft geschieht das auch.

1995 war ich während meines Studiums am Canadian College of Naturopathic Medicine bei den dortigen Mohawk auf ihrem Territorium zu Gast. Sie berichteten, dass die Autoimmunerkrankungen in den First-Nations-Gemeinschaften ihrer Region explosionsartig zugenommen hätten. Über Jahrhunderte hatten diese Menschen von ihrem Land gelebt, hatten gejagt, gefischt und Ackerbau betrieben. Von den üblichen Krankheiten der Moderne waren sie weitgehend verschont geblieben. In den letzten Jahrzehnten jedoch hatte sich etwas verändert. Inzwischen waren Über- und Unterfunktionen der Schilddrüse, aber auch andere chronische Krankheiten verbreitet. Als ich mit einigen Mohawk in einem Boot den Sankt-Lorenz-Strom hinauffuhr, erzählten sie, dass die Gewässer, in denen sie fischten, unmittelbar unterhalb der Werke der Reynolds Metals Company und von General Motors (GM) lagen. Dort gelangten polychlorierte Biphenyle (PCB) und Halogenaromaten mit Chlor, Brom oder Fluor in die Flüsse und verseuchten Fische und Böden. Alle diese Verbindungen stehen unmittelbar mit dem Entstehen von Autoimmunerkrankungen in Verbindung.

Die natürlichen Ressourcen der Mohawk und ihre traditionelle, umweltfreundliche Lebensweise waren buchstäblich vergiftet worden. Die First-Nations-Angehörigen im Mohawk-Territorium litten unter den negativen Auswirkungen der von Reynolds und GM im Fluss entsorgten Giftstoffe in ihrer Nahrungskette und entwickelten deshalb chronische Krankheiten. Im Grunde genommen waren sie Opfer von Umweltrassismus.

Die Shuar und die Mohawk sind nicht die Einzigen, denen industrielle Umweltverschmutzung und vergiftete Nahrung zu schaffen machen. Die Fakten sprechen für sich: Allein in den letzten 50 Jahren hat sich der Anteil der Menschen mit Autoimmunerkrankungen wie MS verdoppelt. Ja, verdoppelt.

Bemerkenswerterweise tritt diese Zunahme in den Industrieländern auf, wo wir täglich Chemikalien und anderen Giften ausgesetzt sind, wo übermäßiger Antibiotikaeinsatz zu Störungen der Darmflora führt und Stress ständiger Bestandteil des Lebens ist. Doch wenn das Ökosystem Mensch gestört ist, steigt das Krankheitsrisiko.

Auch Erkenntnisse über andere indigene Völker stützen diese Theorie. Studien an den bolivianischen Tsimane fanden bei diesem Volk die intaktesten Arterien der Welt – keinerlei Hinweis auf Herzgefäßerkrankungen. Zudem scheinen sie vom Vorliegen des ApoE4-Gens (das mit der Alzheimer-Krankheit in Verbindung gebracht wird) kognitiv sogar zu profitieren. Forschende glauben, dass die einzigartige Zusammensetzung ihres Darmmikrobioms die Genexpression positiv beeinflusst.

Viele Umweltgifte attackieren unser Gehirn

Als mir diese Zusammenhänge zwischen Umweltgiften, Ernährung und Krankheit bewusst wurden, hatte ich natürlich keine Ahnung, inwiefern dies für mich persönlich relevant sein würde. Erst als ich mehr über MS erfuhr und über die inneren und äußeren Faktoren, die dazu beitragen, begriff ich, warum eine ganzheitliche Herangehensweise meinem Körper helfen könnte, in den ersehnten Gleichgewichtszustand zurückzukehren, in dem ich die beste Chance hätte, die Progression abzufedern.

Zu den wichtigsten Punkten zum Schutz eines gesunden Gehirns zählen eine möglichst geringe Belastung mit schädlichen Substanzen und eine verstärkte Entgiftung, um die Stoffe auszuleiten, die bereits im Körper vorhanden sind. Viele Chemikalien, die in Haushaltsprodukten, in industriellen Prozessen und in der Landwirtschaft eingesetzt werden, stören das endokrine Gleichgewicht, indem sie an Hormonrezeptoren andocken. Die Wirkung ist verheerend.

Ein Beispiel ist Perfluorooctanoat (PFOA), das gern für beschichtetes Kochgeschirr, aber auch für flecken- und wasserabweisende Stoffe und Teppiche eingesetzt wird (denken Sie an Teflon oder Goretex). Flammschutzmittel, polybromierte Diphenylester (PBDE), Bisphenol A (BPA) und Phthalate in Kunststoffen, Atrazin in Unkrautvernichtern, Organophosphate in Schädlingsbekämpfungsmitteln, Quecksilber in bestimmten Fischarten (aber auch in Zahnfüllungen, bestimmten Impfstoffen und Leuchtmitteln) und vieles mehr scheinen unser Hormonsystem zu stören. Diese Chemikalien verunreinigen auch das Grundwasser und den Boden, auf dem unsere Nahrung angebaut wird. Kritisch daran ist, dass sie sehr stabil sind und sich nur extrem langsam zersetzen. Deshalb bleiben sie in der Umwelt, in der Nahrungskette und im Körper lange Zeit erhalten.[7] Es ist nahezu unmöglich, noch einen Ort auf unserem Planeten zu finden, der frei von diesen Giften ist.

Erste Forschungsergebnisse legen nahe, dass diese Toxine das Gehirn auf vielerlei Weise attackieren. Neben einer direkten Schädigung von Neuronen können sie an Hormonrezeptoren andocken und deren Funktion verändern, die Neurotransmitterproduktion stören und vieles mehr. Wissenschaftler prüfen zudem die These, dass Toxine unsere Gene in einer Weise verändern, die diese Schäden an künftige Generationen weitergibt. Um das genaue Ausmaß zu bestimmen, in dem Umweltgifte zu MS, Alzheimer-Krankheit und anderen neurologischen Erkrankungen beitragen, und Gegenmaßnahmen zu finden, ist noch viel mehr Forschung erforderlich.[8]

Wie MS entdeckt und erstmals diagnostiziert wurde

Der Ursprung und die ersten Fälle der Krankheit, die heute als MS bekannt ist, sind unbekannt. Früheste Beschreibungen datieren aus dem Mittelalter. Aber erst Anfang des 19. Jahrhunderts entdeckte der schottische Arzt und Professor für Pathologie Robert Carswell die Ablagerungen (Läsionen) im Rückenmark, die für diese Erkrankung so typisch sind – auch wenn er damals nicht wusste, was das war und welche Wirkungen sie auf die Patienten hatten.[9] (Er fand die Plaques erst bei nachträglichen Obduktionen, weshalb direkte Rückfragen ausgeschlossen waren.)

Schließlich löste Jean-Martin Charcot das Rätsel. Dieser französische Arzt und Professor an der Universität Paris, zu dessen vielen Studenten auch der junge Sigmund Freud zählte, gilt heute als Vater der Neurologie. Viele Jahre hatte Charcot wie alle Ärzte seiner Zeit große Schwierigkeiten, Patienten zu helfen, die unter einer rätselhaften Erkrankung mit einer erstaunlichen Vielfalt von Symptomen litten. 1868 starb eine dieser Patientinnen, und bei der Autopsie zeigten sich charakteristische Läsionen im Gehirn, die Charcot zu Recht mit ihrem bis dato unerklärlichen Zittern, der verwaschenen Sprache und den unwillkürlichen Augenbewegungen in Verbindung brachte. Er bezeichnete die Läsionen als »Sclérose en plaques«, und damit hatte die Krankheit endlich einen Namen.

Trotz dieser wichtigen diagnostischen Erkenntnis hat Prof. Charcot keinen einzigen MS-Fall erfolgreich behandelt. Er probierte es mit vielen damals üblichen Methoden, darunter Injektionen von Gold und Silber, Elektrostimulation und winzigen Dosen des hochgiftigen Strychnins. All diese Behandlungen können Nerven stimulieren, aber bei MS-Patienten erzielten sie keine nennenswerte Wirkung.

Anfang des 20. Jahrhunderts wurde das nächste wichtige Puzzlestückchen enthüllt. In den Jahrzehnten seit Charcots Definition von MS hatte sich gezeigt, dass Frauen häufiger daran erkrankten als Männer. Das schien auf eine genetische Komponente hinzudeuten, aber andererseits ging die Krankheit nicht allein auf Vererbung zurück. 1916 identifizierte der Pathologe Dr. James Dawson von der University of Edinburgh zwei weitere charakteristische Merkmale der Erkrankung: eine Entzündung der Blutgefäße und Schäden an der Myelinscheide, welche die Nerven in Gehirn und Rückenmark schützt und isoliert. Aber noch immer wusste niemand, wie die Ablagerungen, die Entzündung und die Myelinschäden zustande kamen. Manche tippten auf Viren, die damals noch weitgehend unerforscht waren. Andere dachten eher an Umweltgifte.

Inzwischen hat die Forschung weitaus mehr Einblick in das MS-Krankheitsbild, ihre Mechanismen und die beteiligten Faktoren gewonnen. Lassen Sie mich berichten, was ich bei meiner eigenen Suche nach mehr Informationen herausgefunden habe. Beginnen möchte ich mit einer Beschreibung der Symptome und gewisser beteiligter Faktoren.

Symptome bei MS

Im ersten Kapitel habe ich erklärt, dass MS eine chronische, autoimmunbedingte, entzündliche, neurologische Erkrankung des zentralen Nervensystems (ZNS) ist. Ätiologie und Erscheinungsbild sind komplex und schwer festzunageln, wie meine eigene Geschichte so deutlich illustriert. Zu den häufigeren Symptomen gehören:

- Taubheit oder Schwäche in einer oder mehreren Gliedmaßen, üblicherweise jeweils einseitig oder in den Beinen und im Rumpf
- teilweiser oder vollständiger Verlust der Sehfähigkeit, meist nur in einem Auge zur selben Zeit, oft mit Schmerzen bei Augenbewegungen verbunden
- anhaltende Doppelbilder
- Prickeln oder Schmerzen in bestimmten Körperteilen
- Gefühl wie bei einem elektrischen Schlag bei bestimmten Halsbewegungen, besonders beim Vorbeugen des Kopfes in Richtung Brust (Lhermitte-Zeichen)
- Tremor, Koordinationsstörungen oder unsicherer Gang
- Sprech- und Sprachstörungen
- Fatigue
- Schwindel
- Schwierigkeiten mit Blasen- und Darmfunktion
- Geschmacksveränderungen
- Schwierigkeiten beim Kauen oder Schlucken
- Herzprobleme
- Unregelmäßigkeiten bei der Atmung
- Hörverlust
- Beeinträchtigung des Kurzzeitgedächtnisses
- Probleme mit exekutiven Funktionen (z. B. Handlungsplanung)
- Probleme mit Gedächtnis, Aufmerksamkeitsspanne und Impulskontrolle
- Probleme mit der Informationsverarbeitung

Ich hatte alle diese Symptome!

Weil keine zwei Patienten dieselben Symptome gleich häufig, gleich stark, gleich lange und auf die gleiche Weise erleben, gleicht die MS-Diagnose oft eher einer Kunst als wissenschaftlicher Vorgehensweise. Der eine kommt mit nur einem Symptom, der andere mit allen. Bei der einen mag der Tremor mild ausfallen, die andere ist dadurch extrem beeinträchtigt. Und so weiter. Daher müssen Ärzte sich für die Einstufung des individuellen Falls in einen der vier wichtigsten Subtypen in hohem Maße auf ihr Wissen, ihre Erfahrung und ihre Intuition verlassen.[10]

Schubförmig-remittierende MS (RRMS): Die schubförmig-remittierende MS (RRMS) ist der häufigste Subtyp der Erkrankung. Diese Form, mit der auch ich lebe, hat einen Anteil von 85 % an allen MS-Fällen. Bei RRMS tauchen Symptome auf und halten für eine gewisse (individuell unterschiedlich lange) Zeit an, die Tage, Wochen oder Monate währen kann. (Manche Symptome, besonders solche, die länger als 1–2 Jahre bestehen bleiben, können von Dauer sein.) In den Remissionsphasen, in denen die Krankheit inaktiv ist und nicht fortschreitet, können diese Symptome abflauen, mitunter über Jahre, ehe sie zurückkehren. Wichtig ist jedoch, dass Remission keineswegs bedeutet, dass jedes Symptom verschwindet. Zum Beispiel erlebte ich früher jedes Jahr im Frühjahr eine Verschlechterung, was bei RRMS-Patienten relativ häufig vorkommt. (Studien zufolge könnte hier ein Zusammenhang zwischen der Krankheitsaktivität und dem Melatoninspiegel bestehen, der bei Menschen auf der Nordhalbkugel von Natur aus im Frühling und Sommer zurückgeht. Darauf gehe ich in Kapitel 7 (Seite 126) näher ein.) Während dieser Schübe erlebe ich mehr schwere kognitive Probleme, motorische Einschränkungen und Blasenprobleme als in »ruhigeren« Krankheitsphasen, wobei diese Symptome auch dann nie vollständig verschwinden. Über das Jahr hinweg habe ich auch mit anderen Symptomen zu

Tiermodell für MS

1935 injizierte Dr. Thomas Rivers, ein Bakteriologe am Rockefeller Institute for Medical Research, im Rahmen seiner MS-Studien Laboraffen das Myelin von Kaninchen. Dieses Experiment führte zu einer bemerkenswerten Entdeckung: Die Affen entwickelten eine akute Reaktion des zentralen Nervensystems mit nachweislichen Schäden an ihrem eigenen Myelin. Da keine sonstigen Infektionserreger übertragen worden waren, kam Rivers zu dem Schluss, dass das Kaninchenmyelin schuld sein müsse. Seine Arbeit bot sowohl eine plausible Ursache für die Krankheit als auch eine Erklärung für ihre zerstörerischen Auswirkungen. Bei MS schien das Immunsystem das Myelin offenbar als Fremdeiweiß einzustufen und deshalb zu attackieren. Die dabei entstehenden Schäden (Demyelinisierung) lassen die Nerven fehlerhafte Signale feuern oder gar ihre Funktion vollständig einstellen, was wiederum die Kommunikation zwischen dem Gehirn und dem Rest des Körpers stört. Sein bahnbrechendes Modell, das inzwischen als experimentelle allergische Enzephalomyelitis (EAE) bezeichnet wird, wird bis heute von der Forschung genutzt, um MS und andere demyelinisierende Krankheiten besser zu verstehen.

kämpfen, darunter Fatigue (extreme Müdigkeit), Parästhesien (Missempfindungen wie Kribbeln oder Brennen) und Probleme mit der Peristaltik (den unwillkürlichen Bewegungen des Verdauungstrakts, die Nahrung, Verdauungssäfte und Bakterien durch den Darm bewegen).

Sekundär-progrediente MS (SPMS): Bei der sekundär-progredienten MS (SPMS) werden die Symptome mit der Zeit progredient schlimmer. Bei den meisten Patienten mit RRMS geht die Erkrankung irgendwann in die sekundär-progrediente Form über. Diese Progression konnte ich selbst seit über 20 Jahren vermeiden, was ich vor allem auf die Strategien zurückführe, die ich in diesem Buch schildern möchte.

Primär-progredienten MS (PPMS): Bei der primär-progredienten MS (PPMS), die etwa 10 % der Fälle ausmacht, tauchen Symptome auf, die ohne Remission bestehen bleiben und rasch schlimmer werden können.

Klinisch isoliertes Syndrom (KIS): Knifflig ist das klinisch isolierte Syndrom (KIS). Von KIS spricht man bei einer initialen Episode neurologischer Symptome mit Neuroinflammation oder Demyelinisierung und anschließender vollständiger Genesung. Die Betroffenen erleben unter Umständen nur ein Symptom, z. B. eine akute Aphasie (Verlust der Sprechfähigkeit), die auf eine einzelne Läsion zurückgeht, oder einen Strauß von Symptomen mit mehr als einer Läsion dahinter. Bei vielen, aber keineswegs allen Betroffenen entwickelt sich irgendwann das Vollbild der Erkrankung. Weitere Forschungsfortschritte, auch bei der MRT-Bildgebung, werden präzisere Diagnosen ermöglichen.

Weil MS-Symptome so vielfältig sind und rasch zu Behinderungen führen können, ist es so wichtig, umgehend medizinischen Rat einzuholen und gegebenenfalls therapeutisch gegenzusteuern.

Gleichzeitig muss einem stets bewusst sein, dass die MS-Symptomatik zwar gut dokumentiert ist, aufgrund ihrer Variabilität jedoch oft – so wie bei mir – mit Fehldiagnosen einhergeht. Aus diesem Grund müssen Ärzte für eine korrekte Diagnose über das individuelle klinische Symptom hinausdenken.

Ein Arzt, der auf MS tippt, ordnet in der Regel ein MRT von Gehirn und Rückenmark an. Dieser unmittelbare Blick auf das zentrale Nervensystem gilt als Goldstandard für die Diagnose, weil er die typischen demyelinisierten Abschnitte oder Plaques enthüllt, nach denen die MS benannt ist. Wenn beim MRT keine derartigen Plaques als weiße Flecken zum Vorschein kommen, kann diese Diagnose getrost ausgeschlossen werden.

Eine zu durchlässige Blut-Hirn-Schranke

Aufbauend auf Dr. Rivers Entdeckung von 1935, wie diese Plaques entstehen, haben Wissenschaftsteams inzwischen auch mehr darüber herausgefunden, warum sie entstehen. Eine der Ursachen hängt mit einer wichtigen physiologischen Struktur zusammen, der Blut-Hirn-Schranke. Dabei handelt es sich um eine semipermeable Zellschicht, die das Übertreten schädlicher Substanzen (wie Bakterien oder Nervengifte) aus dem Blutstrom in Gehirn und zentrales Nervensystem unterbindet. Bei MS ist diese Blut-Hirn-Schranke vorübergehend oder chronisch beeinträchtigt. Man weiß jedoch noch nicht, ob diese erhöhte Durchlässigkeit eine ursächliche Rolle für MS spielt oder eine Folge der Krankheit ist. Jedenfalls besteht ein enger Zusammenhang zwischen einer übermäßig durchlässigen Blut-Hirn-Schranke und MS. Wir wissen beispielsweise, dass bei MS Leukozyten (weiße Blutkörperchen) die Blut-Hirn-Schranke queren und die Myelinscheide infiltrieren. Einige Studien deuten auch darauf hin, dass spezialisierte Zellen des ZNS, die Mikroglia, die im Gehirn unter anderem die Müllabfuhr übernehmen, den Schaden durch das Eindringen der Leukozyten eindämmen wollen. Bei dieser Tätigkeit wirken sie allerdings aktiv an der MS-typischen Demyelinisierung mit – der Körper attackiert sich selbst. Darauf gehe ich in Kapitel 3 (Seite 58) näher ein.

Risikofaktoren für MS

Alter: MS kann in jedem Alter auftreten, betrifft aber zumeist Menschen zwischen 15 und 60 Jahren.
Geschlecht: Frauen erkranken viermal so oft an MS wie Männer.
Ethnische Zuordnung: Insbesondere bei nordeuropäischer Abstammung haben weiße Menschen ein höheres MS-Risiko. Lange hieß es, dass das Risiko für Menschen mit asiatischen, afrikanischen oder First-Nations-Vorfahren geringer ist als bei vorwiegend nordeuropäischer Herkunft. Das liegt allerdings möglicherweise auch daran, dass diese Bevölkerungsgruppen bisher nicht im Mittelpunkt der Forschung standen. Klar ist, dass MS-Symptome und Schubraten bei Afroamerikanern schwerer ausfallen können.
Familiäre Veranlagung: Wenn ein Elternteil oder eines der Geschwister MS hatte oder hat, ist das individuelle MS-Risiko höher.
Bestimmte Autoimmunerkrankungen: Bei einer Schilddrüsenerkrankung, einem Typ-1-Diabetes oder chronisch-entzündlichen Darmerkrankungen ist das MS-Risiko leicht erhöht.
Bestimmte Infektionen: Einige Virusinfektionen wie das Epstein-Barr-Virus (Erreger des Pfeifferschen Drüsenfiebers bzw. der infektiösen Mononukleose) werden mit MS in Verbindung gebracht, aber keiner davon wurde als eindeutige Ursache identifiziert. Auch gewisse Erreger im Magen-Darm-Trakt wie Clostridium-Bakterien könnten eine Rolle spielen. Und vielleicht kommt sogar ein unausgewogenes Mikrobiom als Auslöser infrage.
Klima: In gemäßigten Klimazonen ist MS deutlich verbreiteter. Hierzu zählen beispielsweise Kanada, die nördlichen US-Bundesstaaten und Europa, aber auch Südostaustralien und Neuseeland.
Rauchen: Raucher mit ersten Symptomen, die auf MS hindeuten, entwickeln häufiger als Nichtraucher weitere Symptome, die zu einer RRMS passen.

Kognitive Beeinträchtigungen bei MS

Ein beliebter Leitspruch in der Medizin wird dem Forscher Dr. Theodore Woodward zugeschrieben: »Wenn du Hufgetrappel hörst, denk an Pferde, nicht an Zebras.« Als ich angesichts der ersten Anzeichen dafür, dass bei mir gesundheitlich etwas im Argen lag, meinen Hausarzt und andere Ärzte aufsuchte, fielen die auffälligen schwarz-weißen Streifen der Multiplen Sklerose zunächst durchs Raster – vermutlich weil ich ein ansonsten gesunder, junger Mann war. Damit war es viel wahrscheinlicher, dass meine kognitiven Symptome (der Verlust des Kurzzeitgedächtnisses oder die Konzentrationsschwäche) auf einer üblichen, harmloseren Ursache wie eine Lebensmittelvergiftung oder eine Blasenentzündung beruhten, also auf einem »Pferd«.

Laut Angaben der National Multiple Sclerosis Society hat rund die Hälfte der geschätzt 1 Million MS-Patienten in den USA kognitive Einschränkungen.

Diese höheren Hirnfunktionen, die beeinträchtigt sein können, umfassen »Lern- und Merkfähigkeit, Organisieren, Planen und Problemlösung, Konzentration, die Aufmerksamkeit erhalten und verlagern, Sprache verstehen und einsetzen, korrekte Wahrnehmung der Umgebung und das Durchführen von Berechnungen.«[11] Kognitionsprobleme gehören laut dieser Gesellschaft womöglich bei den meisten Menschen zu den ersten Symptomen einer MS. Wie in meinem Fall. Dennoch gehen viele nicht auf MS spezialisierte Akteure des Gesundheitswesens davon aus, dass solche neuropsychologischen Effekte eher selten sind. Für die vielen Hunderttausend Betroffenen hingegen stellen sie tagtäglich eine sehr reale Herausforderung dar, die für sie und ihre Angehörigen mit viel Stress und oft auch Leid verbunden ist.

Dabei sind solche kognitiven Beeinträchtigungen unabhängig von anderen Symptomen der MS. Ein Mensch mit ausgezeichneter Mobilität kann ernste kognitive Probleme entwickeln, wohingegen ein Patient mit einer ausgeprägten körperlichen Behinderung kognitiv vielleicht völlig unbeeinträchtigt ist. Wichtig ist dabei, dass auch Faktoren, die zusätzlich zur MS bestehen, die Kognition beeinträchtigen können: Fatigue, Stress, Nährstoffmängel, ein hormonelles Ungleichgewicht, Schlafmangel und sogar ganz normale Alterungsprozesse können die MS-Symptome verschlimmern.

Viele Patienten kämpfen auch mit psychischen Problemen, die teils durch die Krankheit selbst (geschädigte Neuronen und Neurotransmitter), teils durch die Mühsal, jeden Tag damit zu leben, hervorgerufen werden. In seltenen Fällen können so schwere Symptome auftreten, dass die Patienten die Selbstkontrolle verlieren. Unbehandelt kann es dann zu sozialer Isolation, Depressionen, Substanzmissbrauch und anderen selbstzerstörerischen Verhaltensweisen kommen. Studien zufolge ist die Suizidrate bei MS-Patienten fast doppelt so hoch wie in der Durchschnittsbevölkerung.[12] Deshalb ist es so wichtig, die kognitiven Beeinträchtigungen der Krankheit frühzeitig zu verstehen, zu erkennen und zu behandeln.

Das ist die schlechte Nachricht. Die gute Nachricht, die ich aufgrund persönlicher Erfahrungen und gründlicher Recherche weitergeben kann, ist, dass man die Auswirkungen dieser Symptome keineswegs nur akzeptieren muss, sondern auch reduzieren kann. Pharmazeutische und pflanzliche Wirkstoffe, Nootropika und Aktivitäten wie Gedächtnistraining, Organisationsmethoden und Erinnerungshilfen können dabei helfen, mit kognitiven Symptomen besser umzugehen. Nootropika sind Medikamente und Nahrungsergänzungsmittel, die Gedächtnis, Exekutivfunktionen und Motivation stärken sollen.

Ehe wir uns damit befassen, wie man diese Hilfsmittel einsetzt, sollten wir jedoch die häufigsten kognitiven Auswirkungen der MS besprechen – und wie man sie erkennt. (Wie man damit umgehen kann, erkläre ich später in diesem Kapitel, Seite 44.) Nach wie vor laufen Forschungsprojekte, um das volle Ausmaß der kognitiven Prozesse und Funktionen zu ermitteln, die bei MS-Betroffenen in Mitleidenschaft geraten können, und dennoch tauchen weltweit noch immer neue auf. Zu den häufigsten Symptomen zählen laut Angaben der National Multiple Sclerosis Society

- Gedächtnisstörungen,
- Aufmerksamkeitsdefizite
- Verzögerungen bei der Informationsverarbeitung,
- verzögerte visuell-räumliche Fähigkeiten
- verlangsamter Sprachfluss.

Jedes dieser Symptome wird nun im Einzelnen vorgestellt.

Gedächtnisstörungen

Das häufigste kognitive Problem, von dem Menschen mit MS berichten, sind Gedächtnisstörungen. Wie die Alzheimer-Krankheit beeinträchtigt auch MS eher das Kurzzeitgedächtnis als weit zurückliegende Erinnerungen. (Bitte beachten Sie dabei, dass unterschiedliche Signalwege betroffen sind. Bei vielen MS-Patienten schreiten die kognitiven Probleme nur langsam voran und können im Laufe der Zeit auch schwanken.) Mitunter ist nicht das Erinnern selbst das Problem, sondern es geht eher um Aufmerksamkeitsdefizite und Probleme bei der Informationsverarbeitung, die es erschweren, wichtige Details zu erkennen und sich neuere Informationen – wie den Namen einer neuen Bekanntschaft – gut einzuprägen.

Ich erinnere mich, wie ich eines Abends eine ziemlich wirre Nachricht an meine Familie schrieb, weil ich kognitive Probleme hatte und allen mitteilen wollte, dass ich sie liebe. Nur für den Fall, dass ich mich am nächsten Tag nicht mehr an sie erinnern könnte. Ich wählte in der kurzen Notiz das Bild des Sturms, um auf poetische Weise zu beschreiben, dass etwas in meinem Körper sich rasant veränderte. Aber mein Verstand war so konfus, dass ich z. B. schrieb: »Wind ist coming, coming, and Storm will was here«, was natürlich keinen Sinn ergab.

Was mit meinen Gedanken geschah, war später im MRT als kleine neue Läsion im Frontallappen sichtbar, die Informationsverarbeitung und Gedächtnis beeinträchtigte. In der folgenden Woche konnte ich meinen dreijährigen Sohn immer erst mit einigen Sekunden Zeitverzug erkennen. MS ist mit vielen Abenteuern verbunden, und wie bereits gesagt weiß man nie, was die Zukunft an Symptomen bereithält. Für mich war das Unvermögen, meinen Sohn zu erkennen – das glücklicherweise wieder verging –, das Symptom, das mich am unglücklichsten machte. Andererseits spornte es mich noch mehr an, auf Gralssuche zu gehen, um ein Heilmittel zu finden.

Solche Erlebnisse gehörten zu den ersten Anzeichen meiner eigenen Erkrankung – genau wie mein Besuch in Burlington, Vermont, einer Stadt, die ich gut kannte und in der ich dennoch hilflos umherirrte (Seite 25).

Dank meines Weges mit dieser Krankheit verstehe ich heute, dass ich immer gelegentliche Episoden von Gedächtnisverlust haben werde. Ich bin aber besser dafür gewappnet, diese zu überstehen. Und häufig erkenne ich sogar, wie sie sich ankündigen.

Aufmerksamkeitsdefizite

Seit ich weiß, dass ich MS habe, erscheinen mir bestimmte Aspekte meines Lebens viel logischer. Hierzu gehört, dass ich mitunter nicht begriff, was Sarika zu mir sagte, wenn ich gerade etwas anderes tat – selbst wenn ich mich nur anzog. Ich dachte immer, ich sei eben schlecht im Multitasking. Wie sich herausstellte, hatte die MS jedoch meine Fähigkeit eingeschränkt, mich angemessen zu konzentrieren, wenn mehr als eine Person oder Aufgabe meine Aufmerksamkeit benötigte.

Dieses Phänomen erlebt auch ohne MS jeder hin und wieder. Es gibt Menschen, die können immer nur »eins nach dem anderen« – mitunter gehören auch wir selbst dazu! Bei MS ist es jedoch ungleich schwieriger, mehrere Dinge gleichzeitig im Blick zu behalten, und den Betroffenen fallen Situationen schwer, die andere problemlos bewältigen könnten, z. B. Fernsehen beim Abwaschen oder bei Tisch weiterzuessen, während man einer Unterhaltung folgt. In diese Kategorie gehören teilweise auch Schwierigkeiten, Neues zu lernen. Weil die betroffenen MS-Patienten Informationen deutlich langsamer verarbeiten als andere, brauchen sie viel mehr Zeit, um Gelerntes aufzunehmen und abzuspeichern. Ohne die erforderliche Zeit oder ohne die Möglichkeit, sich ganz auf eine Aufgabe oder das aktuelle Gespräch zu konzentrieren, wird es schwierig für sie. Und das Gefühl ständiger Ablenkung kann sowohl für die Betroffenen als auch für ihre Angehörigen überaus frustrierend sein.

Verzögerte Informationsverarbeitung

In manchen Ländern fährt man auf der linken Straßenseite. Wer aus einem Land mit Rechtsfahrgebot kommt und die »neuen« Verkehrsregeln noch nicht gewohnt ist, neigt dazu, mit dem Wagen automatisch die falsche Fahrbahn zu wählen. Vielleicht ist Ihnen das sogar selbst schon einmal passiert. Wahrscheinlich kommt es täglich Hunderte Male vor. Meistens fällt einem der Fehler sofort auf, und man korrigiert ihn schnellstmöglich. Im Gegensatz zu MS-Patienten wie mir kann die Mehrheit der Autofahrer eine solche Situation rasch erfassen, indem sie sonstige Informationen registrieren – die Fahrtrichtung der anderen, die Ampel auf der Gegenfahrbahn oder auch den Beifahrer, der »falsche Seite!« schreit.

MS-Patienten haben jedoch teilweise Probleme, viele Informationen gleichzeitig zu verarbeiten. Wenn die Krankheit diesen Teil der Kognition beeinträchtigt, braucht man deutlich länger, um Dinge zu durchdenken und angemessen zu reagieren. Es ist, als führe man auf einer 30er-Spur, während alle anderen vorbeijagen.

Das bedeutet nicht, dass wir die Situation nicht begreifen können – wir brauchen nur mehr Zeit und Ruhe, um sie zu durchschauen.

Dies wiederum kann unsere Fähigkeit beeinträchtigen, bestimmte Dinge zu analysieren und darauf zu reagieren, das Pro und Contra einfacher Entscheidungen abzuwägen, abstrakte und konkrete Probleme zu lösen und einen Plan zu entwickeln. Wenn Familie und Freunde dies nicht verstehen, können unsere Handlungen das Umfeld irritieren. Einmal ging ich z. B. mit einem Freund durch die Stadt, und wir verabredeten uns für später zum Mittagessen in einem Lokal. Während wir das besprachen, hörte ich ein Auto vorbeifahren. Das lenkte mich so ab, dass ich mir die Absicht, eine Stunde später zum Essen aufzutauchen, nicht merken konnte. Also kam ich nicht. Jahre später erzählte mir dieser Freund, dass ihm dieser Vorfall das Gefühl vermittelt hätte, ich würde auf ihn pfeifen und hätte kein Interesse mehr an unserer Freundschaft. Wie Aufmerksamkeitsdefizite sind auch solche Schwierigkeiten eng mit den Funktionen Gedächtnis, Aufmerksamkeit und Lernen verknüpft. Bestimmte einfache Strategien können die Auswirkungen jedoch abfedern.

Im Ringen um den Umgang mit diesem kognitiven Zeitlupeneffekt habe ich gelernt, dass es für mich entscheidend darauf ankommt, meine Energie gut einzuteilen, damit sie in dem Moment verfügbar ist, in dem ich wichtige Entscheidungen treffen muss. Und dass ich mir dazu die nötige Zeit nehmen muss. Eine zweite für mich hilfreiche Strategie besteht darin, mich möglichst wenig belastenden Situationen und Beziehungen auszusetzen, um der mentalen Erschöpfung vorzubeugen.

Visuell-räumliche Fähigkeiten

Ich erinnere mich lebhaft an einige Beispiele für Probleme mit der visuell-räumlichen Wahrnehmung, die schon vor meiner Diagnose eintraten. Eines Tages bot mir meine Schwiegermutter eine Tasse Tee an, und ich sah vier Hände mit vier Tassen, die mir entgegenkamen – wie bei einer indischen Gottheit. Später am selben Tag hatte ich in der Notaufnahme das Gefühl, am Set für einen psychedelisch anmutenden Film aus den 1970ern gelandet zu sein: Der körperlose Kopf meines Arztes schien auf meinem Knie zu thronen, und eine seiner Hände setzte direkt an seiner Schulter an, während die andere aus seinem Monitor ragte. Was stimmt mit mir nicht, fragte ich mich. Bleibt das jetzt für immer so?

Solche verrückten Streiche seitens der MS klingen als Anekdoten vielleicht lustig, sind aber in der Realität sehr desorientierend. Damals stellte sich heraus, dass ich eine Läsion im Bereich der Kontrolle der visuell-räumlichen Funktionen hatte, also der Fähigkeit, ein Erlebnis korrekt wahrzunehmen und Objekte räumlich einzuordnen.

Menschen mit normalen visuell-räumlichen Funktionen halten diese in der Regel für selbstverständlich. Für Alltagsaktivitäten sind sie unverzichtbar, denn wir brauchen sie allein schon, um einen Raum zu durchqueren, ohne gegen die Möbel zu stoßen, zum Bestücken der Geschirrspülmaschine, um einen Schrank zusammenzuschrauben oder zum Autofahren. Meine Sehstörungen hielten mitunter bis zu 6 Monate an, kommen aber dank meiner Behandlungen inzwischen viel seltener vor und dauern dann auch nicht mehr so lange.

Einmal sah ich nachts insgesamt 15 Monde am Nachthimmel stehen. Das lag daran, dass das Gehirn die Nervensignale meiner Augen nicht mehr zusammenfügen konnte.

Es ist ein wundersamer Anblick, aber mit derartigen Sehstörungen ist sicheres Fahren unmöglich.

Flüssiges Sprechen

Kennen Sie den Eindruck, dass Ihnen ein Wort auf der Zunge liegt, das Ihnen partout nicht einfallen will? Die meisten Menschen kennen kurzfristige Wortfindungsstörungen oder vergleichbare Schwierigkeiten. MS-Betroffene allerdings haben ziemlich häufig damit zu kämpfen, und bei ihnen hängt dieses Phänomen eher mit Problemen mit dem Gedächtnis und der Informationsverarbeitung zusammen. Andere (wie ich) erleben auch kurze Momente der Aphasie, der Unfähigkeit zu sprechen, andere zu verstehen und sogar zu lesen und zu schreiben.

Vor meiner Diagnose – aber nachdem ich bereits viele andere kognitive Symptome von MS kannte – kam mir ein einfacher Satz eines Angehörigen hin und wieder wie komplettes Kauderwelsch vor. Die gesprochenen Worte für einen zusammenhängenden Satz zusammenzupuzzeln war erschöpfend bis unmöglich. Andersherum geschah das ebenfalls. Manchmal brauchte ich unendlich viel Zeit, bis ich heraushatte, welche Wörter ich in welcher Reihenfolge benutzen könnte. Ich kam mir vor, als säße ich wieder im Grundkurs Physik vor einer komplizierten Gleichung und hätte keinen Schimmer, wie ich sie lösen könnte. Es war so schlimm, dass ich zeitweise nicht mehr sprechen mochte.

Danke für Ihre Geduld und für Ihr Verständnis! Leider führt Aphasie dank des Schneeballeffekts häufig zur sozialen Isolation und am Ende in die Depression. Obwohl die Ausprägung bei mir sehr leicht war, zog ich mich nicht nur aus Gruppensituationen zurück, sondern auch aus der Interaktion mit manchen Freunden. Wenn man im Freundeskreis zusammensitzt, wird oft viel geblödelt und gescherzt. Ich brauchte allerdings bis zu 5 Minuten, um einen Witz zu verstehen und darauf zu reagieren – bis dahin war das fröhliche Geplänkel längst weitergegangen. Dadurch fühlte ich mich isoliert und mochte irgendwann nicht mehr mit ausgehen. Die Frau eines meiner besten Freunde hat eine gute Freundin mit MS, die in solchen Situationen die Hand hebt und »Stopp!« sagt, um anzuzeigen, dass sie mehr Zeit braucht, um das Gespräch zu verarbeiten, ehe sie weitersprechen kann. Wenn Freunde und Familie sich auf solche Gesprächsregeln einlassen, ist das sehr hilfreich für den Betroffenen.

Nach einem Vorfall, bei dem ich 15 Minuten lang nicht mehr sprechen konnte, gab mir eine Logopädin eine Aphasie-Kommunikationskarte, die ich einem Freund zeigte. Er fand sie urkomisch. Aber Menschen, denen ich nicht so oft begegne, würden nie auf die Idee kommen, dass ich derartige Ausfälle haben könnte, denn zu 99 % kommt so etwas nicht vor. Und in den begrenzten Zeiträumen, in denen es mir schwerfällt, mich klar auszudrücken, bleibe ich zu Hause. Das Lachen meines Freundes war somit keine Gemeinheit, sondern lediglich die Reaktion auf die unangenehme Situation, dass er hörte, wie ein vertrauter Mensch ihm ein Problem gesteht, von dem andere praktisch nie etwas bemerken.

Außerdem habe ich intensive Logotherapie erhalten, und zwar über Jahre. Die individuell erforderliche Dauer kann schwanken, aber ich kann dieses Vorgehen nur wärmstens empfehlen. Eine Logotherapie verhilft nämlich nicht nur zu flüssigerem Sprechen. Ich hatte auch Probleme mit den Muskeln, die das Sprechen koordinieren. Meine waren so geschwächt, dass ich Mühe hatte, die Stimme laut genug zu erheben, um mich verständlich zu machen. Das erschwerte natürlich soziale Kontakte. Hinzu kamen Laryngospasmen (plötzliche Verkrampfungen im Kehlkopfbereich) und eine fehlerhafte Synchronisierung der beiden Stimmlippen. Die Diagnose wurde über eine endoskopische Untersuchung gestellt (davor hatte ich wegen Harnverhalt schon einen Blasenkatheter bekommen). Dieser zweite Schlauch enthielt eine Kamera, die über die Nase in meinen Hals eingeführt wurde. Dabei kam heraus, dass meine Sprechmuskulatur nicht mehr symmetrisch funktionierte. Die rechte Seite arbeitete, die linke hingegen nicht. Meine Logopädin zeigte mir Übungen zum Wiederaufbau der Stimmlippenmuskulatur. Um die mühsam erarbeiteten Fortschritte zu erhalten, führe ich diese bis heute durch und übe fast jeden Morgen eine Viertelstunde. Wenn meine Disziplin nachlässt – hey, ich bin auch nur ein Mensch! –, kehren die Symptome leider zurück. Eine Schwächung dieser Muskulatur erzeugt auch Schluckprobleme.

Menschen, die mich kennenlernen, ohne von meiner Diagnose zu wissen, sagen später, dass sie rein aus dem Gespräch nie gemerkt hätten, dass ich MS habe. Das ist ein willkommener Lohn für die harte Arbeit und die viele Mühe, die ich auf die Logopädie verwendet habe.

Hilfsmittel bei einer Beeinträchtigung der Sprechfähigkeit (Aphasie)

Falls bei Ihnen das Symptom der Aphasie vorliegt, hilft es Ihnen vielleicht im Umgang mit Mitmenschen, sich ein Aphasie-Kärtchen anzulegen. Als meine erste Logopädin mir diese Karte in die Hand drückte, warf ich sie weg, weil sie mir übergriffig vorkam und ich glaubte, ich würde sie nicht brauchen. Später habe ich erkannt, wie hilfreich sie sein kann. Eine Kopiervorlage der folgenden Karte finden Sie im Download-Service (Seite 189):

Ich habe Aphasie

Aphasie beeinträchtigt meine Fähigkeit zu sprechen und kann auch das Lesen, Schreiben und Verstehen behindern. Mein Intellekt ist nicht davon betroffen – nur mein Sprachzentrum!

Bitte nehmen Sie sich für die Kommunikation mit mir Zeit:

- Sprechen Sie **langsam** und **deutlich**.
- Bilden Sie **kurze** Sätze.
- Lassen Sie mir für die Antwort **Zeit**.
- Stellen Sie **Ja-/Nein**-Fragen.
- Schreien hilft nicht.
- Drücken Sie sich **einfach** aus.

Danke für Ihre Geduld und für Ihr Verständnis!

Mit kognitiven Symptomen umgehen

Neuere Untersuchungen deuten darauf hin, dass nur 5–10 % aller MS-Patienten, die kognitive Veränderungen durchlaufen, eine mäßige bis schwere Behinderung entwickeln. Das klingt nach einer guten Nachricht. Allerdings ist es schwierig, solche Definitionen konsistent einzelnen Patienten zuzuordnen. Wie stark sich ein bestimmtes Symptom auf das individuelle Leben und die Krankheitsbewältigung auswirkt, hängt von vielen Faktoren ab: Alter, Beruf, wo man lebt, mit wem zusammen (oder allein), und sogar die allgemeine Lebenseinstellung können eine Rolle spielen. Die Karriere einer jungen Konzertpianistin kann beispielsweise schon mit leichten visuell-räumlichen Schwierigkeiten vorüber sein.

Zum Zeitpunkt meiner Diagnose lehrte ich Endokrinologie an einer Universität und hatte einen vollen Terminkalender. Ich habe weiter unterrichtet und dann irgendwann eine Gesellschaft für mehr Naturheilkunde in der Medizin gegründet, die Association for the Advancement of Restorative Medicine. Für diese Gesellschaft arbeite ich bis heute als Direktor und habe die Hilfeleistungen, die ich wegen meiner Behinderung beantragen könnte, seit der Erstdiagnose nicht benötigt. Mit dieser Aussage möchte ich vermitteln, dass kognitive Einschränkungen leicht oder auch massiv ausfallen können – sie bleiben immer relativ. Ich bin in der glücklichen Lage, dass ich meine Arbeit fortführen konnte. Das heißt allerdings nicht, dass meine Symptome nicht zeitweise schwerwiegend waren.

Piracetam ist ein Nootropikum, also ein Wirkstoff zur Förderung der Gehirnleistung, das unter verschiedenen Markennamen erhältlich ist. Die Forschung zu Piracetam ist größtenteils Jahre her, aber bestimmte positive Eigenschaften könnten auch MS-Patienten helfen. Zum Beispiel scheint es vor myoklonischen Anfällen zu schützen, die sich durch plötzliche, schmerzhafte Muskelkrämpfe oder unwillkürliche Bewegungen auszeichnen, wie sie bei MS vorkommen können.[13] Studien zufolge verbessert Piracetam bei Menschen mit Alzheimer-Krankheit oder anderen Formen kognitiver Einschränkungen auch gewisse Aspekte der geistigen Leistungsfähigkeit, darunter Gedächtnis, Reaktionszeit und die Konzentrationsfähigkeit.[14]

Piracetam wird grundsätzlich als risikoarm eingestuft. Laut Langzeitstudien gelten bis zu 24 g pro Tag als gut verträglich. Es kann jedoch zu Wechselwirkungen mit anderen Arzneimitteln kommen, weshalb man das Mittel nur mit ärztlicher Verordnung nehmen sollte.

Ich habe viele Heilpflanzen und Nahrungsergänzungsmittel ausprobiert, die angeblich die kognitive Leistung verbessern. Der Dopaminagonist Modafinil wirkte bei mir anfangs gut, verursachte dann jedoch spürbares Herzklopfen (Palpitationen). Derzeit nehme ich Ocrelizumab, das meine Lebensqualität in Bezug auf kognitive Funktionen wie Planen und Gedächtnis glücklicherweise spürbar verbessert. Es ist keine perfekte Lösung, und ich kämpfe gelegentlich immer noch mit kognitiven Schwierigkeiten. Aber ich habe gelernt, solche Symptome eher entspannt zu tolerieren, wenn sie auftreten.

Was bei kognitiven Symptomen hilft

Die folgenden Lebensmittel, Heilpflanzen, Nahrungsergänzungsmittel, Medikamente und Aktivitäten können helfen, die Auswirkungen eventueller kognitiver Symptome bei MS zu lindern. Mehr Informationen zu all diesen Empfehlungen finden Sie im Verlauf dieses Buches. Wählen Sie möglichst immer biologisch erzeugte, vollwertige Produkte.

Empfehlenswerte Lebensmittel:

- eine Vielfalt an Früchten und Beeren wie Avocados, Zitrusfrüchten, Kiwis, Heidelbeeren, Himbeeren und Erdbeeren
- Nüsse und Samen, besonders Leinsamen und Walnüsse
- Gemüse, darunter Brokkoli, Butternut-Kürbis und dunkelgrünes Blattgemüse
- Lachs und anderer fetter Kaltwasserfisch
- gesunde Öle in Bio-Qualität wie Kokosöl und Olivenöl
- dunkle Schokolade
- Rotwein
- Eier

Nicht empfehlenswerte Nahrungsmittel:

- Junk-Food und Fertigprodukte

Empfehlenswerte Heilkräuter und Nahrungsergänzungsmittel:

- Hericium erinaceus (der Pilz, nicht das Mycel)
- Bacopa monnieri
- Cordyceps sinensis
- Rosmarinsäure
- Glutathion

Verschreibungspflichtige Medikamente, die helfen können:

- T3-Schilddrüsenhormon
- Modafinil
- Piracetam
- Arzneimittel, die eine MS-Progression hinauszögern

Sinnvolle Aktivitäten:

- Ihr Lieblingssport
- Logotherapie
- Ergotherapie

Einüben:

- Energie klug einteilen
- Pflichtaufgaben vorab einplanen
- Listen führen, Etiketten nutzen
- Meditation

Diese Liste finden Sie zum Ausdrucken im Download-Service (Seite 189).

3. Wenn der Darm aus dem Gleichgewicht ist

Als ich noch als Arzt praktizierte, war eine meiner ersten Patientinnen autistisch. Sie konnte nicht sprechen, hatte Schaum vor dem Mund und weißen Speichel. Sie spuckte jeden an, dem sie begegnete, und mir wurde geraten, für den Termin mit ihr eine Regenjacke überzuziehen. Was tatsächlich ein guter Rat war. Im Rahmen meiner Diagnostik für diese Patientin veranlasste ich auch eine Urinprobe, in der große Mengen Hefeabbauprodukte und die Schwermetalle Cadmium und Blei auffielen. Die Begleitperson der Patientin berichtete, diese sei als Kind in einem Pflegeheim gewesen, wo man sie häufig am Stuhl festgeschnallt habe (was damals noch legal war!). In jener Zeit habe sie blaue Farbfetzen von den Wänden gekratzt und gegessen, in der diese Schwermetalle enthalten gewesen waren.

Zur Ausscheidung der giftigen Schwermetalle verordnete ich Dimercaptobernsteinsäure (DMSA). Außerdem gab ich ihr Antipilzmittel, um den starken Hefepilzbefall einzudämmen, und riet zu einer pilzhemmenden Ernährungsform. Als die Hefe im Darm abgetötet war und die Schwermetalle ausgeleitet waren, verbesserte sich ihr Zustand erheblich. Sie produzierte keinen Schaum mehr und konnte neben anderen Menschen sitzen, ohne diese zu schlagen und zu bespucken. Die Veränderung der Darmflora und die reduzierte Schwermetallbelastung hatten die neurologischen Symptome ihres Autismus gelindert und machten sie sympathischer. Die Besserung war so deutlich, dass die Sozialbehörde von Connecticut mir zusagte, dass sie aufgrund der erkennbaren Fortschritte alles bezahlen werde, was ich ihr verschrieb, sogar Bionahrungsmittel.

Die dramatische Wirkung der kombinierten Maßnahmen bei dieser Patientin gegen die Hefepilze im Darm und die Blei- und Cadmiumvergiftung war für mich ein klarer Beleg, dass komplexe Einflüsse aus Gastroenterologie und Toxikologie auch Auswirkungen auf den neurologischen Status haben.

Was ist ein Mikrobiom?

Ganz allgemein geht es dabei um eine biologische Gemeinschaft zum gegenseitigen Nutzen, die Bakterien, Viren, Pilze und andere spezialisierte Mikroorganismen umfasst. Sie alle arbeiten im Zusammenspiel mit ihrem Wirt an der Erschaffung und Erhaltung einer gesunden Umgebung. Fast jedes Ökosystem zu Land, zu Wasser oder in der Luft verfügt über ein eigenes Mikrobiom, das sich mit der Zeit herausgebildet hat, um das Leben in diesem Ökosystem zu unterstützen. Im Wald kümmern sich solche Mikrobiome beispielsweise Hand in Hand um die Zersetzung, Verdauung und Wiederverwertung organischer Materie, deren wertvolle Nährstoffe wieder neue Bäume wachsen lassen. Ohne diesen Prozess könnte der Wald weder überleben noch gedeihen.

Auch wir Menschen haben ein Mikrobiom, das ich mir gern als ausgelassene Party im Darm vorstelle. Über 100 Billionen »Gäste« (Mikroorganismen) tanzen dort mit ihrem Wirt (dem Menschen) im gleichen Takt. Die Mikroben schwitzen sozusagen Stoffwechselprodukte aus, die letztlich jeden physiologischen Prozess im menschlichen Körper regulieren und unterstützen: Durchblutung, Verdauung, Stoffwechsel, neurologische Funktionen, Immunsystem und vieles mehr. Solche Gäste sollten uns hochwillkommen sein! Laut einem Forschungsteam der Stanford University und der University of California, San Francisco, ist sogar »klar, dass unsere Mikrobiota (ein Begriff, der oft synonym für Mikrobiom verwendet wird) eher ein Organ darstellt als ein Anhängsel: Diese Mikroben leisten nicht nur einen wichtigen Beitrag zur menschlichen Gesundheit, sondern sind ein grundlegender Bestandteil der menschlichen Physiologie«.[15] Wie die Bäume im Wald sind auch wir für unser Überleben und Gedeihen auf das Mikrobiom angewiesen.

Artenvielfalt im Mikrobiom

Im menschlichen Darm existieren rund 40 000 Mikrobenarten, deren jeweilige Zusammensetzung von Ernährung, Sterilität der Umgebung, Antibiotikaeinsatz und eventuellen Krankheiten abhängt. Insgesamt finden sich in jedem Menschen über 100 Billionen Bakterien, Pilze, Viren und Archaeen (Einzeller ohne Zellkern).

Das Mikrobiom kann Zellen des Immunsystems auf unterschiedliche Weise beeinflussen. In einer Studie, die im Journal *Gut Microbes* veröffentlicht wurde, wurde herausgearbeitet, dass das menschliche Mikrobiom eine wichtige Rolle bei der Produktion von Interleukin 17 (IL-17) spielt, einem Schlüsselelement für die Immunfunktion und einer entscheidenden Waffe gegen bestimmte invasive Bakterien und Pilze.[16] Vermutet wird darüber hinaus, dass eine unausgewogene Darmflora auch zu einem unausgewogenen Immunsystem führt. Forscher haben zudem entdeckt, dass »bestimmte Darmbakterienarten (...) ausreichen, um eine Erkrankung im ZNS zu fördern.«[17]

Wie Mikrobiom und Gesundheit zusammenhängen

Die Wissenschaft dahinter ist ziemlich komplex, aber letztlich läuft es darauf hinaus, dass das Mikrobiom im Darm und im ZNS sowohl entzündungshemmende als auch entzündungsfördernde Reaktionen reguliert. Hierzu merkt das Team an, dass »Veränderungen in der Zusammensetzung der Mikrobiota – bekannt als Dysbiose – bei zahlreichen immunvermittelten Krankheiten ein entscheidender Faktor sein könnten.« Das bedeutet, dass die T-Zellen, die zur Ausrichtung der Immunreaktion beitragen, bei einem Ungleichgewicht des Mikrobioms am Ende womöglich gesundes Gewebe irrtümlich als gefährlich einstufen. So gerät das Immunsystem aus der Homöostase, also dem Gleichgewicht, was häufig eine Autoimmunerkrankung auslöst.

Auch Tiere sind gesundheitlich auf ihr Mikrobiom angewiesen. Rinder brauchen beispielsweise Bakterien und Protozoen im Darm, um Zellulose – einen Hauptbestandteil ihrer Nahrung – zu kurzkettigen Fettsäuren und anderen Nährstoffen zu verarbeiten.

Blattschneiderameisen benötigen zum Überleben ein externes Mikrobiom: Diese Ameisen schichten die Stücke, die sie aus Blättern ausschneiden, wie einen Komposthaufen übereinander und laden damit Bakterien ein, sich dort zu vermehren und die Blätter zu verdauen. Dieser Prozess ist eine willkommene Lebensgrundlage für bestimmte Pilze, die Hauptnahrungsquelle der Ameisen, während das Wachstum anderer, rivalisierender Pilze von den antibiotika-erzeugenden Mikroben gehemmt wird. Das verbindende Element zwischen diesen Ökosystemen ist die Fähigkeit, durch Selbstregulierung ein Gleichgewicht aufrechtzuerhalten.

Die Anzahl der Studien zu diesem faszinierenden Wunderwerk der Evolution hat erst in letztere Zeit explosionsartig zugenommen; doch unser Wissen über den Darm und seinen Einfluss auf die Gesundheit reicht schon Jahrtausende zurück. Nahezu jede Richtung der traditionellen Heilkunde deutet darauf hin, dass »Der Tod im Dickdarm beginnt«.

Die Ayurveda-Überlieferungen aus Indien sprechen beispielsweise von *ama*, einer Ansammlung giftiger Abbaustoffe, die das Stoffwechselfeuer, *agni*, stört. Zur Wiederherstellung von *agni* wählen ayurvedische Ärzte eine passende Reinigungsbehandlung, welche diese Gifte aus dem Gewebe zieht, damit sie über den Verdauungstrakt ausgeschieden werden können. In ähnlicher Weise halten sich auch die Shuar-Heiler aus dem ecuadorianischen Amazonasgebiet an eine indigene Heilmethode, die Gesundheitsprobleme und Immunschwäche auf unreines Blut zurückführt. Um solchen »Müll« zu entsorgen, nehmen Patienten an einer Zeremonie teil, bei der sie 3 Tage lang ausschließlich eine spezielle Mischung aus Kräutern und Tee, Natem, zu sich nehmen. Traditionell ist die sogenannte Darmreinigung stets der wichtige erste Schritt auf dem Weg zu neuerlicher Gesundheit. Über den Darm kann man auch dem Blut Giftstoffe entziehen, die in vielen traditionellen Heilsystemen als Hauptursache für ein gestörtes Immunsystem gelten.

Die moderne Medizin baut heute auf diesem alten Wissen auf. Inzwischen kann die Forschung einige der Mechanismen erklären, über die ein gesundes Mikrobiom die menschliche Gesundheit fördert, aber auch, wie ein ungesundes Mikrobiom – eine Dysbiose – zu diversen Krankheiten beiträgt. Auch zu MS. Die neuesten Erkenntnisse sind somit letztlich nur eine Bestätigung der Überlieferung.

Zum Beispiel wissen wir inzwischen, dass das Konzept des unreinen Blutes durchaus stimmt: Studien zufolge besteht insgesamt ein Drittel aller Moleküle im Blut aus Abbauprodukten unserer Mitbewohner im Darm. Bei einer Dysbiose werden wir buchstäblich zugemüllt, denn es sickern Endotoxine (natürliche, giftige Abbauprodukte, die von bestimmten Bakterien ausgeschieden werden) aus dem Verdauungssystem ins Blut, wo sie eine systemische Entzündungsreaktion auslösen können. Die Folgen können vernichtend sein: Autoimmunerkrankungen, neurologische Störungen, Diabetes und andere Stoffwechselkrankheiten, Herzkrankheit und sogar bestimmte Krebsarten. Jüngste Studien, die im *ASN Neuro* (dem Journal der American Society for Neurochemistry) veröffentlicht wurden, bringen auch die Entstehung von MS mit ungünstigen, entzündungsfördernden Ernährungsgewohnheiten in Verbindung. Wer zu viele Kalorien, zuckerreiche Getränke, frittierte Speisen und zugleich zu wenig Ballaststoffe zu sich nimmt – und dabei zu wenig Bewegung bekommt –, tut dem Mikrobiom keinen Gefallen.[18]

Am Institute for Immunity, Transplantation and Infection an der Stanford University School of Medicine gibt es eine eigene Abteilung, die sich ganz der Erforschung des Mikrobioms und seines Einflusses auf chronische Erkrankungen, auch die Autoimmunerkrankungen, widmet.

Die gute Nachricht ist, dass sich einer Dysbiose mit gesundem Menschenverstand und einfachen Grundregeln, die ich in diesem Kapitel noch erläutern werde, vorbeugen lässt. Damit kann man MS-Symptome erheblich lindern und möglicherweise sogar das Fortschreiten beeinflussen, was ich anhand meiner persönlichen Erfahrung erläutern möchte. Doch sehen wir uns zunächst ein paar der geheimnisvollen Vorgänge im Darm an: Wie sieht ein gesunder Darm aus? Wie funktioniert ein gesunder Darm? Und was bringt einen gesunden Darm dazu, dysbiotisch und krank zu werden?

Wie funktioniert ein gesunder Darm?

Wenn der menschliche Verdauungstrakt optimal funktioniert, ist er eine bemerkenswert effiziente Maschinerie, die Nahrung, Wasser und andere Substanzen aufnimmt und in Nährstoffe umwandelt, die für eine Vielzahl physiologischer Prozesse benötigt werden. Dieselben Nährstoffe nähren auch Darmmikrobiota, die uns mit Serotonin, Acetylcholin und anderen wichtigen Stoffwechselprodukten versorgen. (Mehr über diese Neurotransmitter folgt im entsprechenden Abschnitt in Kapitel 8, Seite 129.)

Und auch das Immunsystem ist auf einen gesunden Darm angewiesen. Indem das Mikrobiom pathogene Erreger zerstört und als Abfall ausscheidet, verhindert es deren Übergang ins Blut, wo sie Schaden anrichten könnten. Zudem liefert der Darm unablässig »Fortbildung« für das Immunsystem, indem er die T-Zellen darauf trainiert, schädliche Mikroorganismen zu zerstören, zugleich jedoch die erwünschten Bestandteile des Mikrobioms zu tolerieren.

Um sich und den Körper vor Angriffen zu schützen, hat der Darm eine schützende Schleimhaut, die »Darmbarriere«. Diese Schleimhaut besteht aus mehreren Schichten Schleimhautzellen, Epithelgewebe und Mikrobiota, deren physikalische und biochemische Elemente gemeinsam ein selektiv-permeables System bilden, das Pathogene und Toxine im Darm zurückhält, zugleich aber die Aufnahme von Nährstoffen, Vitaminen und Mineralien sicherstellen soll. Diese Vorgänge werden durch diverse biochemische Substanzen wie Magensäure und Galle sowie antimikrobielle Peptide unterstützt.

Die gesunde Funktion der Darmbarriere ist von einem ausgewogenen Mikrobiom abhängig. Dieses Mikrobiom kann allerdings durch verschiedene Faktoren aus dem Gleichgewicht geraten, die einer Dysbiose den Weg bereiten.

Die Darm-Hirn-Achse

Das menschliche Mikrobiom hat enormen Einfluss auf die neurologische Gesundheit und auf das Immunsystem. Das liegt entscheidend an einer speziellen Struktur, die als Darm-Hirn-Achse bekannt ist. Ich würde das hier gern kurz erläutern, auch wenn wir im Laufe des Buches noch häufiger auf dieses Konzept zurückkommen werden.

Die Darm-Hirn-Achse ist ein neurochemisch hochkomplexer Kommunikationskanal, der die wechselseitige Kommunikation von Gehirn und Verdauungstrakt sicherstellt. Die Signalwege verlaufen dabei unter anderem über

- das zentrale Nervensystem (ZNS), also Gehirn und Rückenmark,

Wichtige Gesundheitsaufgaben des Mikrobioms

Beim Mikrobiom im Darm kommt es sowohl auf die Anzahl der verschiedenen Spezies als auch auf den Anteil jeder Spezies an der Gesamtmenge an. Beides muss gut ausgewogen sein, denn das Mikrobiom

- spielt eine entscheidende Rolle bei der Entwicklung des Immunsystems;
- unterstützt Stoffwechselfunktionen wie die Verarbeitung von Zucker aus der Nahrung, die Erzeugung kurzkettiger Fettsäuren, die Bildung bestimmter Vitamine und den Abbau von Medikamenten;
- erzeugt Neurotransmitter, z. B. Adrenalin und Noradrenalin, die beide mit der Kampf-oder-Flucht-Reaktion zusammenhängen, oder Dopamin, das Einfluss auf unsere Stimmung hat. (Das Mikrobiom deckt volle 50 % des Dopaminbedarfs des menschlichen Körpers.) Dieselben Nährstoffe nähren auch Darmmikrobiota, welche die Neurotransmitter Serotonin und Acetylcholin und andere wichtige Stoffwechselprodukte für unsere Gesundheit bilden;
- erzeugt mit γ-Aminobuttersäure (GABA) den wichtigsten hemmenden Transmitter des zentralen Nervensystems, der für seine beruhigende Wirkung bekannt ist;
- hat über seine Rolle bei der Neurotransmitter-Produktion signifikanten Einfluss auf Stimmungslage und Emotionen.

- das enterische Nervensystem (ENS), ein neuronales Netzwerk, das unabhängig vom Gehirn im Darm arbeitet,
- das autonome Nervensystem (ANS), das die Funktion der inneren Organe steuert,
- das neuroendokrine System, das über den Hypothalamus, der neben der Hypophyse im Gehirn sitzt, die Homöostase im Körper erhält, und
- das Neuroimmunsystem, welches das Gehirn vor Pathogenen schützt.

Die Kommunikation entlang der Darm-Hirn-Achse reguliert eine Vielzahl wichtiger Prozesse, z.B. die Peristaltik (unwillkürliche Bewegungen, die Nahrungsbestandteile, Nebenprodukte der Verdauung und Mikroben durch den Darm schieben), aber auch die Ausschüttung und Bereitstellung stressregulierender Hormone.

Das wissenschaftliche Verständnis für die Zusammenhänge zwischen Darm-Hirn-Achse und bestimmten Krankheiten wächst Tag für Tag. Unter anderem beeinflusst diese Kommunikation von Darm und Gehirn die aktuelle Stimmungslage, aber auch Persönlichkeit, Schmerzempfinden und sogar bestimmte höhere kognitive Funktionen.

Die folgende Erklärung soll illustrieren, was zunächst vermutlich kompliziert und schwer nachvollziehbar erscheint (die Ärzte unter den Lesern werden zweifellos damit vertraut sein):

Im Endstadium einer Lebererkrankung kann es zu einer hepatischen Enzephalopathie kommen. Dieses Syndrom entsteht durch Stickstoffverbindungen wie Ammoniak, die aus dem Darm ins Blut und über das Blut ins Gehirn gelangen, wo sie Bewusstsein, Kommunikationsfähigkeit und Persönlichkeit verändern. Wenn solche Patienten oral oder rektal Laktulose erhalten, können sie sich rasch erholen, denn Laktulose leitet Stuhl und dessen ammoniakhaltige Nebenprodukte aus dem Darm aus. So kann weniger Ammoniak aus dem Stuhl ins Blut übergehen, und seine schädliche Auswirkung auf die neurologischen Funktionen wird gestoppt. (Auf das Leaky-Gut-Phänomen, Seite 55, und dessen Folgen gehen wir gleich noch ein.) Manche Patienten sprechen auch gut auf Antibiotika an, die die Anzahl der ammoniakerzeugenden Bakterien im Darm senken. Auch dies ist ein Hinweis auf die Wechselwirkungen zwischen Darm und Gehirn.[19]

Ein besseres Verständnis der Kommunikation zwischen Darm und Gehirn liefert nicht nur bei hepatischer Enzephalopathie, sondern auch bei diversen anderen Krankheiten – einschließlich MS – wertvolle Hinweise. Auf dieses Konzept kommen wir später noch zurück, doch zuvor möchte ich einige Faktoren beleuchten, die der Darmgesundheit zusetzen.

Was Antibiotika im Darm anrichten

Der weltweit hohe Einsatz von Antibiotika hat inzwischen unbeabsichtigte, sehr gefährliche Konsequenzen: So genannte Superkeime wie der methicillinresistente Staphylococcus aureus (MRSA), bestimmte Stämme von E. coli und Salmonellen und sogar die Bakterien, die für die Beulenpest verantwortlich sind, sind auf dem Vormarsch.[20] Es wurden Breitbandantibiotika entwickelt, die praktisch überall verfügbar sind, teilweise übertrieben verordnet oder von Patienten falsch eingesetzt werden und zudem in der Tiermast Verwendung finden. All das trägt dazu bei, dass sich Bakterien durchsetzen, die sich bewährten Behandlungen widersetzen. Viele dieser Organismen sind für Kinder, alte oder kranke Menschen oder Menschen mit einem angeschlagenen Immunsystem inzwischen lebensgefährlich. Dass Antibiotika einen negativen Einfluss auf das globale Ökosystem haben, lässt sich nicht leugnen.

Dank neuerer Untersuchungen können wir auch die unerwünschten Wirkungen von Antibiotika auf das Individuum besser nachvollziehen. Schon der Begriff »Antibiotikum« selbst liefert einen Hinweis: »anti« bedeutet »gegen« und »bio« bedeutet »Leben«. Wenn wir also solche Medikamente einnehmen – und verstehen Sie mich bitte nicht falsch, es gibt gute und wichtige Gründe dafür! –, wirken diese nicht nur auf die unerwünschten Bakterien, die wir abtöten möchten, sondern auch auf unsere höchst willkommenen Darmbakterien. Und das stört das empfindliche Gleichgewicht, von dem die gesunde Funktion des Mikrobioms abhängt.

Hatten Sie schon einmal während oder kurz nach einer Antibiotikabehandlung Verdauungsprobleme? Das ist gut nachvollziehbar. Studien zufolge hat bereits eine 3–4-tägige Einnahme von z. B. Ciprofloxacin eine negative Wirkung auf das Mikrobiom, dessen Diversität und Menge stark zurückgeht.[21] Die gute Nachricht ist dabei, dass der Darm sich normalerweise innerhalb einer Woche erholen und zum Optimalzustand zurückkehren kann. Und die schlechte Nachricht? Mitunter kann bereits eine einzige Antibiotikatherapie das Mikrobiom dauerhaft verändern. Bei kleinen Kindern (die besonders häufig Antibiotika erhalten) scheint dieses Risiko noch höher zu sein, und die nachfolgenden Störungen des Mikrobioms samt dem Verlust seiner Biodiversität hängen unmittelbar mit Stoffwechselstörungen und einer anomalen Immunentwicklung zusammen.[22]

In vieler Hinsicht scheinen ältere Menschen heute robuster zu sein als die Enkelgeneration, denn sie reagieren seltener allergisch auf Lebensmittel und Umwelteinflüsse, haben weniger Asthma und weniger Autoimmunerkrankungen als Jüngere. Woran liegt das? Nun, sie wurden nie so ausgiebig mit verschiedenen Antibiotika behandelt und waren auch nicht so vielen Umweltgiften ausgesetzt wie jüngere Erwachsene

Gene oder Umwelt?

Studien der letzten 30 Jahren zeigen bei der Prävalenz neurologischer Autoimmunerkrankungen wie MS einen Anstieg um 3,7 % pro Jahr. Wenn man alle Autoimmunerkrankungen einbezieht, wird die Zahl noch dramatischer. So ist die Prävalenz von gastrointestinalen Autoimmunkrankheiten wie Zöliakie jährlich um durchschnittlich 6,2 % pro Jahr angewachsen.[218]

Diese Beobachtungen legen nahe, dass unsere Umgebung einen viel stärkeren Einfluss auf die Krankheitsentstehung nimmt als die Gene allein. Oft hängt es nämlich von Umweltbedingungen ab, ob bestimmte Gene im Körper »angeschaltet« werden oder nicht. Darum ist der gesunde Darm so wichtig: Er schützt uns vor gesundheitsschädlichen Umweltfaktoren.

und Kinder. Andererseits mussten sie sich anderen ernsthaften Gesundheitsrisiken stellen, über die wir heute gar nicht mehr nachdenken müssen – z. B. rheumatischem Fieber –, aber generell war ihr Mikrobiom sicher deutlich gesünder und widerstandsfähiger.

Welche Ernährung tut dem Darm gut?

Antibiotika sind nicht die einzigen Substanzen, die das Mikrobiom aus dem Gleichgewicht bringen. Auch die Ernährung spielt dabei eine Rolle. Was wir essen, hat starken Einfluss auf die Gesundheit des Mikrobioms.[23] Um das zu verstehen, müssen wir uns ansehen, wie dieses Mikrobiom funktioniert.

Erinnern Sie sich an die bereits erwähnte »Party im Darm«? Stellen Sie sich vor, Sie hätten für den späten Nachmittag einen Haufen Gäste eingeladen, lange nach dem Mittagessen, kurz vor dem Abendessen. Und diesen Gästen würden Sie jetzt nur ein paar Schüsselchen Knabberzeug vorsetzen. Binnen kurzem wären die Eingeladenen vermutlich hungrig, eventuell biestig oder würden sich sogar danebenbenehmen. Dasselbe gilt für unsere Mitbewohner im Darm. Wenn wir sie nicht anständig ernähren, bleiben sie hungrig und können ihren eigentlichen Aufgaben nicht nachkommen. Mit dem passenden Büfett hingegen (reichlich Pflanzenfasern) bleiben die Gäste im Darm rundum zufrieden.

Ballaststoffe in Form von möglichst kurz gekochtem Gemüse, Früchten, Nüssen und Hülsenfrüchten liefern die nötigen Grundstoffe, mit denen das Mikrobiom uns gesund erhält. Bei der Verdauung gewinnen die Darmbakterien aus den aufgenommenen Speisen Energie, erzeugen wichtige Vitamine und Nährstoffe sowie kurzkettige Fettsäuren, die dringend für eine stabile Darmschleimhaut benötigt werden, die Immunfunktion verbessern und Entzündungen entgegenwirken.

Laut Studien besteht eine direkte Korrelation zwischen einer hohen Ballaststoffaufnahme und der Menge an erwünschten Darmbakterien.

Dasselbe gilt für Lebensmittel, die Polyphenole enthalten (eine Gruppe Antioxidanzien). Hierzu zählen neben Früchten und Gemüse auch dunkle Schokolade, Rotwein, Schwarztee und Kaffee.

Die typische amerikanische Ernährung mit vielen Kohlenhydraten, Zucker und Fertigprodukten lässt die biologische Vielfalt im Darm allerdings zurückgehen und beraubt das Mikrobiom seiner Nahrung. Deshalb nagen viele Darmbewohner die Darmwand an, was diese durchlässiger macht und zu einem Leaky Gut führt – einem »löchrigen Darm«.

Tight Junctions: Das läuft folgendermaßen ab: Im Dünndarm gibt es zahllose Tight Junctions – mikroskopisch kleine Verknüpfungen zwischen den Zellen der Darmschleimhaut. In einem gesunden Darm lassen diese Stellen nur die Nährstoffe ins Blut übertreten, die der Körper tatsächlich braucht. Sonstiger Darminhalt oder Verdauungsprodukte wie schädliche Mikroorganismen und Endotoxine (natürliche Nebenprodukte, die von bestimmten Bakterien ausgeschieden werden) bleiben im Darm und werden am Ende einfach ausgeschieden.

Zonulin: Verantwortlich für die Regulierung der Tight Junctions in der Darmbarriere ist das Molekül Zonulin. Es ist ein physiologischer Türsteher, der nur die guten Moleküle – z. B. Nährstoffe – passieren lässt, damit das Blut sie aufnehmen kann. Wenn dieser Zonulinsignalweg allerdings von schädlichen Faktoren gestört wird, können auch normalerweise inakzeptable Moleküle durchschlüpfen und bei genetisch dafür empfänglichen Menschen eine unerwünschte Immunreaktion auslösen.[24] Störfaktoren für Zonulin sind

- Geschmacksverstärker
- Lebensmittelzusätze, die beispielsweise Gummibärchen durchscheinend machen, Donuts glänzen lassen oder manche Weißbrotsorten auflockern
- Dysbiose

Leaky-Gut-Syndrom

MS-Patienten sind häufiger von einem Leaky Gut und solchen Immunreaktionen betroffen. Interessanterweise wurden bei MS-Patienten auch erhöhte Zonulinmengen im Serum nachgewiesen, weil dieses Protein aus dem löchrigen Verdauungstrakt austritt. Bezieht man nun die Beobachtung ein, dass bei Verdauungsstörungen vermehrt auch Gedächtnis und Kognition leiden, so könnten hier noch wichtige Faktoren für ein

So erhalten Sie Ihr Darmmikrobiom gesund

Beim Weiterlesen werden Sie feststellen, dass ich mit diversen Therapien gegen meine MS vorgehe. Insofern lässt sich schwer sagen, welcher spezielle Ansatz am wirkungsvollsten war. Ich bin allerdings davon überzeugt, dass meine Darmbehandlung mit einer Kombination aus Heilpflanzen, Nährstoffen und Präbiotika entscheidenden Anteil daran hat. Falls Sie sich fragen, womit Sie selbst beginnen sollten, empfehle ich daher die Verdauung.

Empfehlenswert:

- Abwechslungsreich und vollwertig essen. Das unterstützt einen gesunden pH-Wert im Darm und fördert die Vielfalt des Mikrobioms.
- Fermentierte Lebensmittel einbeziehen. Die Nebenprodukte der Fermentierung können heilsam auf den Darm wirken und gesunde Darmbakterien unterstützen. Zudem sind die Mikroben aus fermentierten Lebensmitteln wie Jogurt und Kefir selbst erwünscht.
- Probiotika zu sich nehmen.

Nicht empfehlenswert:

- Zucker, besonders fruktosereicher Maissirup (HFCS); stark verarbeitete Lebensmittel; zu viele Kohlenhydrate (im Übermaß entzündungsfördernd)
- Transfette (teilgehärtete Öle)
- Omega-6-Fette ohne entsprechende Omega-3-Zufuhr

Möglichst wenig oder gar nicht:

- Gluten oder Kasein

Sinnvolle Ergänzung:

- Erwägen Sie eine Stuhltransplantation mit gesunden Darmbakterien. (Meine Erfahrungen mit diesem innovativen Therapieansatz schildere ich später, Seite 74.)

besseres Verständnis vieler neurologischer Krankheiten, auch MS, und deren Behandlung verborgen liegen.

Studien zufolge besteht insgesamt ein Drittel aller Moleküle im Blut aus Abbauprodukten unserer Mitbewohner im Darm.

Wenn nun Endotoxine ins Blut gelangen, können körpereigene Abwehrmechanismen eine systemische Entzündungsreaktion mit zerstörerischen Folgen auslösen: Autoimmunerkrankungen, neurologische Störungen, Diabetes und andere Stoffwechselkrankheiten, Herzkrankheit und sogar bestimmte Krebsarten. Aktuelle Studienergebnisse bringen die Entstehung von MS mit ungünstigen, entzündungsfördernden Ernährungsgewohnheiten in Verbindung (zu viele Kalorien, zuckerreiche Getränke, frittierte Speisen, zu wenig Ballaststoffe und dabei zu wenig Bewegung).[25]

Das Leaky-Gut-Syndrom ist praktisch eine Garantie dafür, dass das körpereigene Immunsystem auf Hochtouren läuft. Die daraus resultierenden chronischen und systemischen Entzündungen können dann die Blut-Hirn-Schranke angreifen, worauf wir später in diesem Kapitel noch zu sprechen kommen.

Für eine regelmäßige Verdauung sorgen

Die meisten MS-Patienten haben Probleme mit Verstopfung. Dagegen hilft meist eine Vermehrung der guten Darmflora bei Verminderung der unerwünschten. Berberinhaltige Heilkräuter, die gegen Dysbiose helfen, sind beispielsweise Kanadische Gelbwurz, Oreganoöl und Triphala. Bei manchen Patienten reicht dies jedoch aufgrund von geschädigten Nervenbahnen zum Verdauungstrakt nicht aus.

Hier können bestimmte Heilkräuterzubereitungen die Peristaltik stimulieren und Erleichterung verschaffen. Cascara sagrada oder Rizinusöl haben eine abführende Wirkung, welche die Peristaltik anregt. Und 5-Hydroxytryptophan (5-HTP), ein Extrakt aus den Samen von Griffonia simplicifolia, einer Heilpflanze aus Ghana, ist ein Baustein für Serotonin, das als wichtiger Neurotransmitter im enterischen Nervensystem an der Darmfunktion beteiligt ist.

Chronischer Stress macht krank

Kennen Sie Situationen, in denen Ihnen vor lauter Nervosität flau im Magen wird? Vielleicht war es eine wichtige Prüfung oder ein erstes Date, vielleicht ein Wettkampf oder der anstehende Vortrag vor Publikum. Es gibt gute Gründe für diese Auswirkung von Stress, denn Gehirn und Verdauungstrakt sind über einen wichtigen Nerv direkt miteinander verknüpft. Dieser Nerv ist der Vagusnerv – der 10. Hirnnerv, der vom Hirnstamm aus direkt in den Bauch läuft und unablässig Botschaften hin und her leitet. Die Wissenschaft geht der zunehmend besser verstandenen Frage nach, wie sich die menschliche Stressreaktion eigentlich ganz genau negativ auf das Mikrobiom auswirkt.

Der ungarische Endokrinologe Hans Selye war möglicherweise der Erste, der beobachtete, dass viele Krankheiten auf körperlichen oder psychischen Stress (oder beides) zurückgehen. Seine mittlerweile weithin akzeptierte Theorie des allgemeinen Adaptationssyndroms beschreibt eine dreistufige

Reaktion: Alarm als die klassische Kampf-oder-Flucht-Phase, während der Hormone wie Kortisol und Adrenalin ausgeschüttet werden, um sich dem Stressauslöser zu stellen, Resistenz, wenn der Körper in den Normalzustand zurückkehrt – falls der Stressor bewältigt ist – oder aber in einem Zustand erhöhter Erregung verharrt, und schließlich Erschöpfung, falls der Stressor anhält und der Körper irgendwann keine Reserven mehr hat, damit umzugehen. (Weniger bekannt ist, dass Selye das Phänomen Stress für die Tabakindustrie untersuchen sollte, die nach Argumenten suchte, dass die schädlichen Auswirkungen von Stress auf den Menschen viel schlimmer seien als die des Tabakkonsums.)

Aus Sicht der Evolution ist akuter Stress, wie man ihn z. B. während eines eigenen Vortrags erlebt, in gewissem Sinne »gesund«, weil er vorübergehend biologische Prozesse aktiviert, die eine optimale Leistung unterstützen. Sobald die Aufgabe erfolgreich durchgestanden ist, stellt der Körper das Gleichgewicht wieder her: Der Hormonspiegel reguliert sich, Blutdruck und Atmung sinken wieder, und man kann sich geistig, seelisch und körperlich entspannen. Auch das flaue Gefühl im Magen verschwindet! Chronischer Stress hingegen, der bei körperlicher oder emotionaler Misshandlung oder sexuellem Missbrauch entsteht, bei Armut oder Hunger, bei Überforderung im Job, Angst oder Depressionen, verwehrt dem Körper die Chance auf einen solchen Neustart. Das führt zu einem komplexen hormonellen Ungleichgewicht, das Selye mit dem Entstehen von Bluthochdruck, Herzinfarkt, rheumatoider Arthritis und sogar bestimmten Krebsarten in Verbindung brachte.

Traditionelle Heilende auf der ganzen Welt wussten jedoch schon lange vor Selye, dass Stress viele Krankheiten verursacht. Dazu brauchten sie auch keine ausgeklügelten Forschungsmethoden – dass praktisch jedes traditionelle Heilsystem diesen Faktor kennt, spricht dafür, dass das Konzept nichts Neues ist. Die Überlieferung und die zeitgemäße Forschung stimmen überein, dass bei chronischem Stress der Säuregrad im Magen-Darm-Trakt ansteigt, was die Biodiversität und die Funktion der Darmflora beeinträchtigt und die Darmschleimhaut schädigt – ein Doppelangriff also, der zu einer erhöhten Produktion von Endotoxinen und deren anschließendem Übergang ins Blut führt.

In einer Studie an Intensivpatienten, die ein stressreiches Ereignis hinter sich hatten, fiel eine rapide Vermehrung von Mikroorganismen im Darm auf. Als man diesem Phänomen nachging, stellte sich heraus, dass unter Stress weniger Magensäure gebildet worden war, woraufhin der pH-Wert im Magen so anstieg, dass sich bestimmte Keime dort wohlfühlten.[26]

Schon eine geringfügige Veränderung der Erdtemperatur kann Wetter und Biodiversität stark beeinflussen. Ebenso reagiert das Mikrobiom schon auf kleine pH-Verschiebungen im Verdauungstrakt. Körperlicher oder emotionaler Stress geht nicht nur im Krankenhaus mit einem erhöhten Infektionsrisiko einher, sondern kann auch in der Allgemeinbevölkerung eine Dysbiose auslösen.

Dysbiose im Darm und Neuroinflammation

Eine Dysbiose kann fast jedes System, jeden Mechanismus und jedes Organ im Körper beeinträchtigen – von der Verdauung bis zur Kognition, vom Stoffwechsel bis zur Schilddrüsenfunktion, von der Haut bis zu den Augen. Wissenschaftlich ist das absolut faszinierend. In diesem Buch konzentriere ich mich auf die Auswirkung der Dysbiose auf die Neuroinflammation – eine Entzündungsreaktion in Gehirn und Rückenmark – und auf die Autoimmunreaktion, hier speziell in Bezug auf MS. Denn inzwischen wissen wir, dass die Dysbiose auch hinter diesen anderen beiden Krankheitsfaktoren steckt.

Der Begriff Neuroinflammation ist noch relativ jung. Bis vor einigen Jahrzehnten war er wissenschaftlich umstritten und weder ausreichend verstanden noch allgemein akzeptiert. Diese Debatten sind vorbei, und zurzeit gilt Neuroinflammation als wichtiges Thema der neurologischen Forschung.

> *Wir wissen, dass die Neuroinflammation bei der Entstehung von neurodegenerativen Erkrankungen wie MS eine entscheidende Rolle spielt und im Rahmen einer ganzheitlichen MS-Therapie einbezogen werden muss.*

Mikroglia sind die Immunzellen des ZNS

Diese »Nervenentzündung« wird durch entzündungsfördernde Zytokine (chemische Botenstoffe) in Gehirn und Rückenmark verursacht und mit Depressionen und Demenz, aber auch mit der Neurodegeneration in Verbindung gebracht. (Der Oberbegriff Zytokin beschreibt eine ganze Gruppe solcher Botenstoffe, von denen manche – auf die wir später noch eingehen – Entzündungen auch eindämmen. Sie werden als entzündungshemmende Zytokine bezeichnet.) Die Neuroinflammation läuft an den Schnittstellen zwischen Nerven- und Immunsystem ab. Als spezielle Immunzellen des ZNS überwachen die Mikroglia die Immunlage und die Immunfunktionen dieses Systems. Sie setzen entzündungsfördernde Signale in Gang, bei denen Neurotoxine frei werden, die das ZNS schädigen. Chronisch hyperaktive Mikroglia können eine anhaltende Entzündung erzeugen, die zu pathologischen Veränderungen wie Nervenschäden, Depressionen und gestörten kognitiven Funktionen beiträgt.[27] Bei MS kann die akute Entzündung eine positive Reaktion auf die Demyelinisierung von Nerven sein, wohingegen die chronische Entzündung die krankheitstypischen Symptome hervorrufen kann.

Eigentlich ist eine Entzündung Teil des Heilungsprozesses und hat in diesem Kontext auch ihren Sinn. Unter bestimmten Umständen, z. B. bei einer Infektion des ZNS, kann eine vorübergehende, akute entzündliche Immunreaktion zur Abtötung der pathogenen Keime führen, damit die Heilung einsetzen kann. In einer solchen Situation kommunizieren Gehirn und Immunsystem miteinander, damit die Mikroglia aktiv werden und die Heilung einleiten. Eine derartige Neuroinflammation ist dringend erwünscht und schützt die Neuronen, anstatt sie zu zerstören. Chronische Entzündungen hingegen treten auf, wenn die Immunreaktion des ZNS sich nicht mehr selbst regulieren kann. Dann entsteht ein Teufelskreis, der am Ende zur Neurodegeneration führt.

Neuroinflammation wird über diverse Entzündungssignalwege vermittelt. Die Immunzellen, die eine MS-typische Entzündung in Gang setzen, unterscheiden sich von denen, die Alzheimer-Krankheit und Demenz fördern. Das Ergebnis ist allerdings dasselbe. Der biologische Unterschied besteht in der speziellen Art der aktivierten Immunzellen und Zytokine.

Solche wissenschaftlichen Feinheiten interessieren allerdings in erster Linie Forschungsteams und Mediziner. MS-Patienten und ihre Angehörigen sollten sich einprägen, dass die Therapieansätze sich je nach Krankheit unterscheiden, weil die biochemischen Reaktionen bei MS sich signifikant von denen unterscheiden, die bei anderen entzündlichen Autoimmunkrankheiten aktiviert werden.

In Bezug auf diese Aktivierung lohnt sich ein genauerer Blick auf die Ursachen der Neuroinflammation und die wichtigsten Mechanismen, die dabei ablaufen. Außerdem sehen wir uns verschiedene Naturheilmittel und andere neuere Ansätze an, die in Bezug auf Neuroinflammation und Demyelinisierung vielversprechend klingen.

Auslöser für Neuroinflammation

Mikroglia reagieren auf entzündungsfördernde Faktoren wie Stress, Alterung, Diabetes, Atherosklerose, koronare Herzkrankheit (KHK), Übergewicht und Verletzungen.
All diese Faktoren gehen daher mit einem erhöhten Risiko für die Entwicklung neurodegenerativer Erkrankungen einher, deren gemeinsames Merkmal die Entzündung ist. Atherosklerose beispielsweise, bei der sich in den Arterien Plaques bilden und die Gefäße verengen, ist eine bekannte Ursache für Gefäßentzündungen. Auch eine KHK steht in engem Zusammenhang mit Entzündungen. Zu den wichtigsten Entzündungsmarkern für das Herz gehört ein erhöhter CRP-Wert.

Ein chronisch erhöhter Blutzucker wie bei Typ-2-Diabetes kann ebenfalls Entzündungen auslösen und ist mit einem signifikant erhöhten Beta-Amyloid-Spiegel assoziiert, der wiederum typisch für die Alzheimer-Krankheit ist. Beta-Amyloid ist ein klebriges Proteinfragment, das sich im Gehirn ansammeln und charakteristische Plaques (Eiweißablagerungen) bilden kann. Diese amyloiden Plaques scheinen eine Entzündung im Gehirn auszulösen, welche die normale Kommunikation der Gehirnzellen blockiert.

Übergewicht, das oft mit KHK und Diabetes einhergeht, trägt ebenfalls zu chronischen Entzündungen bei. All diese bekanntermaßen entzündlichen Erkrankungen werden mit einem erhöhten Risiko nicht nur für kognitive Störungen und Demenz, sondern auch für andere neurologische Störungen wie Depressionen und Angst in Verbindung gebracht.[28]

Welche Rolle spielt der Nervenwachstumsfaktor?

Eine weitere interessante Gemeinsamkeit unter den bisher erwähnten entzündlichen Erkrankungen ist, dass bei allen ein niedriger Spiegel des Nervenwachstumsfaktors (NGF) vorliegt. Dieser Wachstumsfaktor ist ein Neurotrophin, das für die Entwicklung von Neuronen, aber auch für die Reparatur und Regeneration vorhandener Neuronen zuständig ist. NGF steuert die wichtige Reparatur der Myelinscheide, also der schützenden Schicht um die Axone, die bei MS geschädigt wird. Außerdem hat der NGF noch weitere, scheinbar nicht damit in Verbindung stehende Aufgaben, darunter den Schutz von Pankreaszellen und die Ausbalancierung von Immun- und Hormonaktivität. Es könnte zudem an der Reparatur des Herzens nach einem Herzinfarkt und dem Wiederaufbau beschädigter Blutgefäße beteiligt sein.

Wenn man bedenkt, wie viele Systeme sich auf den NGF stützen, müsste ein hoher NGF-Spiegel doch zum Schutz vor neurodegenerativen Erkrankungen beitragen, oder? So einfach ist es leider nicht, denn hier kann es offenbar auch zu viel des Guten geben.

Dieser Widerspruch liegt an den komplexen Wirkmechanismen des NGF, die die Wissenschaft noch nicht vollständig durchschaut. Zum Beispiel interagiert der NGF über die Mastzellen mit dem Immunsystem. Die Mastzellen gehören zu den weißen Blutkörperchen und befinden sich in unterschiedlichen Geweben. Sie setzen bei allergischen Reaktionen entzündliche Substanzen frei und treten auch bei bestimmten Autoimmunerkrankungen in hoher Zahl auf. Untersuchungen haben ergeben, dass die Mastzellen im Rahmen der Entzündungsreaktion unter bestimmten Bedingungen auch NGF ausschütten. Der Grund dafür ist noch nicht vollständig geklärt. Bei manchen Autoimmunerkrankungen wie der rheumatoiden Arthritis wird ein hoher NGF-Spiegel auch mit einer höheren Schmerzempfindlichkeit in Verbindung gebracht. Wegen dieser Korrelation entwickeln Pharmaunternehmen derzeit Arzneimittel, die NGF zur Schmerzreduktion blockieren oder reduzieren.[29]

Da auch MS eine Autoimmunerkrankung ist, dürfte es kaum überraschen, dass manche Betroffenen auch einen ungewöhnlich hohen NGF-Spiegel haben. Studien zufolge ist dieser hohe Spiegel in der Rückenmarksflüssigkeit von MS-Patienten nachweisbar, die mit viel Schmerz und Entzündungstätigkeit zu kämpfen haben. Hohe Spiegel entzündungsfördernder Mastzellen sind auch in den Plaques im Gehirn von MS-Patienten vorhanden.[30] Eine kleinere Studie konnte belegen, dass der NGF-Spiegel in der Rückenmarksflüssigkeit bei MS-Betroffenen mit zentral generierten Schmerzen deutlich höher war als bei gesunden Menschen ohne MS, aber auch im Vergleich zu schmerzfreien MS-Patienten.[31] Wie es zu dieser Verbindung zwischen NGF und Schmerz kommt, ist noch nicht ganz klar. Eine interessante Theorie besagt, dass NGF möglicherweise als Reaktion auf die Entzündung und damit als Versuch der Selbstheilung ausgeschüttet wird, um geschädigte Axone zu regenerieren. Sobald jedoch die Nerven heilen, wird auch die Schmerzwahrnehmung akuter.[32]

> *Obwohl hohe NGF-Spiegel mit Entzündung und Autoimmunreaktionen in Verbindung stehen, sind sie für die Heilung neurologischer Schäden bei MS dennoch positiv zu werten, weil sie einen wichtigen Beitrag zur möglichen Remyelinisierung leisten. NGF kann nachweislich dabei helfen, den Beginn der MS hinauszuzögern, Neuroinflammation zu mindern, Myelin zu reparieren und das Gehirn zu schützen.*

Für unseren Versuch, die Komplexität von NGF besser zu verstehen, anstatt sie als »gut« oder »schlecht« zu bezeichnen, könnte es schlicht um die Frage des Gleichgewichts gehen. NGF wird von Mastzellen freigesetzt, um eine Heilung zu ermöglichen. Aber mitunter kann diese Aktion zu weit gehen. Die überschüssigen NGF-Spiegel bei MS könnten eine Reaktion auf die Gewebeschädigung sein, nicht die Ursache. Wahrscheinlich ist ein ausgewogener NGF-Spiegel in der Regel gesund und sinnvoll – zu viel oder zu wenig ist schädlich. Die richtige Antwort kennen wir zwar noch nicht, aber klar ist, dass NGF unter den richtigen Bedingungen und bei angemessener Menge einen positiven Einfluss auf das Nervensystem hat. In den meisten Fällen ist es hilfreich, NGF im Rahmen eines ganzheitlichen Behandlungskonzepts für MS anzuregen (Seite 102).

Stress und Neuroinflammation

In einer Studie an Mäusen brachte Stress durch wiederholte soziale Niederlagen deren Mikroglia dazu, im Gehirn vermehrt Entzündungssignale zu senden.[33] Beim Menschen kann Stress vielen Untersuchungen zufolge das Risiko für emotionale Störungen und kognitiven Abbau erhöhen und die mentale Gesundheit insgesamt beeinträchtigen.[34] Eine Metaanalyse zu diesem Thema ermittelte »eine konsistente Assoziation zwischen stressreichen Lebensereignissen und einer nachfolgenden Verschlimmerung bei MS.« Wichtig ist dabei allerdings der Hinweis, dass solche Daten nicht dazu taugen, einen Schub auf bestimmte Ereignisse zurückzuführen, denn die meisten MS-Schübe haben mit Stress nichts zu tun. Ebenso wenig sollte man die Studie heranziehen, um zu implizieren, dass Patienten für eine Verschlimmerung selbst verantwortlich seien. Forschungsarbeiten zu Fragen, inwiefern psychische, neuroendokrine und immunbedingte Faktoren bei stressbelasteten Lebensereignissen zum Krankheitsverlauf beitragen, können vielmehr zu neuen Verhaltensstrategien und pharmakologischen Ansätzen führen, die auf mögliche Zusammenhänge zwischen Stress und Exazerbation abzielen.

Sauerstoffmangel und Neuroinflammation

Die unzureichende Versorgung von Körpergewebe mit Sauerstoff wird als Hypoxie bezeichnet. Hypoxie kann zum Absterben von Nervenzellen führen – deshalb kann ein Schlaganfall so schlimme Folgen haben. Wie sich gezeigt hat, kann Hypoxie sogar bei fehlender Autoimmunreaktion zum MS-Auslöser werden. Das bedeutet, dass ein Sauerstoffdefizit neuroinflammatorische Ausgangsbedingungen erzeugen kann, die das Myelin sogar ohne Immunbeteiligung schädigen. Beispielsweise konnten Studien vor einem demyelinisierenden MS-Schub eine vorübergehende Sauerstoffreduktion im ZNS nachweisen.[35] Bei Versuchen zu neurologischen Defiziten bei MS am Tiermodell zeigte sich, dass die Verabreichung von Sauerstoff die Funktion innerhalb einer Stunde signifikant zurückkehren ließ und dass diese Verbesserung bei kontinuierlicher Sauerstoffgabe mindestens 7 Tage anhielt.[36]

Ein niedriger Sauerstoffspiegel erzeugt auch eine unglaublich hohe Belastung durch Oxidation, einen chemischen Prozess, der eigenständig zum Absterben von Neuronen führt. Andererseits ließ sich im Tiermodell auch darstellen, dass eine Demyelinisierung bei ausreichend hohem Sauerstoffspiegel verhindert werden kann. Das bedeutet, dass eine gute Sauerstoffversorgung der Nerven einen wichtigen Beitrag zum Schutz der neuronalen Gesundheit und zur Vorbeugung gegen die Demyelinisierung leistet. (Mehr dazu später in diesem Kapitel im Abschnitt Oxidativer Stress und Neuroinflammation, Seite 63.)

Schlafmangel und Neuroinflammation

Zu wenig Schlaf trägt zu Gewichtszunahme, metabolischem Syndrom und hormonellen Fehlregulierungen bei – und all diese Faktoren erhöhen das Risiko für Neurodegeneration.

In Tierstudien führt Schlafmangel zu verstärkter Mikroglia-Aktivität und einer erhöhten Produktion entzündungsfördernder Botenstoffe mit negativem Einfluss auf Gedächtnis und kognitive Funktion. Auch bei Menschen, die schlecht oder unregelmäßig schlafen, steigt die Mikroglia-Aktivität an, und es werden vermehrt Plaques aus Beta-Amyloid-Proteinen im Gehirn abgelagert. Schlafstörungen gehen mit einem erhöhten Alzheimer-Risiko einher.[37] Beim MS-Patienten sind sie zwar oft auch vorhanden, gelten bisher jedoch nicht als Ursache für die Demyelinisierung. Ich selbst kann bezeugen, dass meine Gesundheit auf vielerlei Weise leidet, wenn ich nicht genug schlafe. In den Kapiteln 8 und 9 gehe ich ausführlich darauf ein, wie man mit Nahrungsergänzungsmitteln und Lebensstilanpassung einen besseren Schlaf fördern kann.

Infektionen und Neuroinflammation

Es gibt viele Veröffentlichungen, die belegen, dass Infektionen eine Immunreaktion auslösen können. Diese wiederum kann Neuroinflammation anstoßen, die zu Neurodegeneration führt. Manche Viren können Neuronen direkt zusetzen und eine Neurodegeneration in Gang setzen.[38] So konnte eine Studie nachweisen, dass eine chronische Infektion mit dem Cytomegalievirus (CMV) und bestimmten Herpesviren (HSV), die sich jeweils latent, aber lebenslang im Rückenmark festsetzen, mit einem erhöhten Risiko für Neurodegeneration einhergehen.[39] Im Labor konnte HSV die Produktion von Amyloid-Proteinen vermehren. Beide Virenarten werden mit einem erhöhten Risiko für kognitiven Abbau in Verbindung gebracht. Auch bakterielle Infektionen, z. B. durch H. pylori oder Chlamydia, scheinen das Alzheimer-Risiko zu erhöhen.[40]

Meiner Erfahrung nach flammt meine MS gern während oder kurz nach einem Schnupfen oder einem grippalen Infekt wieder auf. Diese persönliche Beobachtung wird von Forschungsarbeiten bestätigt. Eine Tierstudie ergab, dass diverse Grippeviren in der Lage sind, bei Mäusen mit Veranlagung zu Autoimmunkrankheiten eine neurologische Erkrankung auszulösen.[41] Wenn solche Mäuse Grippeviren ausgesetzt waren, kam es zu klinischen Symptomen und pathologischen Nervenschäden. Andere Arbeiten konnten nachweisen, dass Virusinfektionen (z. B. der oberen Atemwege) das Immunsystem aktivieren, die Entzündungsbereitschaft erhöhen und die Mikroglia dazu bringen, eine Neuroinflammation anzustoßen. Und diverse Studien am Menschen lassen vermuten, dass Viren bei MS Rückfälle auslösen und die entzündliche Demyelinisierung verschlimmern. Bei MS-Patienten mit Fieber und grippeähnlichen Symptomen steigt nicht nur das Schubrisiko, sondern sie müssen aufgrund der Fehlfunktion des Immunsystems auch deutlich häufiger ins Krankenhaus.[42]

Da Infektionen MS-Schübe und Symptome auslösen können, sollte man ihnen aus dem Weg gehen oder sie sofort behandeln. Zu meinen erprobten und für gut befundenen Hausmitteln gegen Erkältungen und Infekte aller Art zählt Fire Cider (Seite 65), eine scharfe Essig-Honig-Zubereitung, die nicht nur der Gesundheit guttut, sondern auch sehr gut schmeckt.

Alter und Neuroinflammation

Studien zufolge haben ältere Tiere mehr Mikroglia und reagieren daher nicht nur empfindlicher auf entzündliche Krankheitsbilder, sondern neigen auch vermehrt zu Entzündungen. Auch beim Menschen enthält das Gehirn älterer Erwachsener mehr entzündungsfördernde Mikroglia und mehr entzündliche Substanzen als das Gehirn von Jüngeren.[43] Sogar eine Infektion in einem anderen Körperteil kann im alternden Gehirn eine Entzündung auslösen. Und anhaltende Neuroinflammation hat ihrerseits eine schädliche Wirkung auf Gedächtnis und Kognition.

Oxidativer Stress und Neuroinflammation

Oxidation ist eine chemische Reaktion im Rahmen von Abbauprozessen. Ein anschauliches Beispiel dafür ist Rost, der entsteht, wenn Metall oxidiert. Auch bei der Zerlegung von Nahrung in Proteine, Kohlenhydrate und andere Grundbausteine laufen Oxidationsprozesse ab. Zellen sind für die Energiegewinnung auf Oxidationsreaktionen angewiesen, und solange ausreichend antioxidierende Faktoren vorliegen, die Oxidationsschäden entgegenwirken, sind diese Abläufe unschädlich.

Reaktive Sauerstoffspezies (ROS): Erst bei übermäßiger Oxidation entstehen in größerem Maße reaktive Sauerstoffspezies (ROS), also sauerstoffhaltige Moleküle, die ausgesprochen reaktionsfreudig sind. Bei einem hohen ROS-Spiegel kommt es zu oxidativem Stress, und wenn die ROS-Menge die Menge der Antioxidantien übersteigt, leiden Zellen und Gewebe. Oxidativer Stress trägt nachweislich zur Entstehung der Parkinson- und Alzheimer-Krankheit bei und ist auch ein

Was ist mit Impfungen?

Vielleicht stellen auch Sie sich diese Frage: Wenn eine Grippe bei MS einen Schub auslösen kann, sollte man sich dann gegen Grippe impfen lassen? Viele (aber keineswegs alle) Studien unterstützen den Wert des Impfens für MS-Betroffene. Eine Studie überprüfte beispielsweise eine Datenbank mit Patienten mit primär-progredienter MS und evaluierte die Auswirkungen von Impfungen. Von 180 Patienten mit MS, die im Verlauf der Studie einen Krankheitsschub hatten, waren 33 % in den 6 Wochen davor an der Grippe erkrankt, aber nur 5 % der Patienten hatten eine Impfung erhalten.[44] Diese Studie lässt darauf schließen, dass ein Krankheitsschub aufgrund einer Impfreaktion deutlich unwahrscheinlicher ist als ein Schub nach der Grippe selbst.

wichtiger Faktor bei der MS-Progression, weil er Demyelinisierung und Axonschäden in Gang setzt.

> *Oxidation ist eng mit Entzündungen verbunden.[45] Bei Entzündungsprozessen entstehen größere Mengen oxidierender Radikale, die neue Schäden anrichten. Daher beeinflusst Oxidation das Immunsystem und beschleunigt die Progression von Autoimmunerkrankungen wie MS. Entzündungen aktivieren die Aussendung von Immunzellen wie T-Zellen, Mikroglia und Makrophagen an die Läsionen, was die Demyelinisierung der Nerven verstärkt.*

Telomere: Oxidative Faktoren tragen auch direkt zu den Läsionen im Gehirn von MS-Patienten bei, weil die DNA in den Neuronen oxidiert und Schaden nimmt. Außerdem hat die Oxidation auch Anteil an der Verkürzung der Telomere, welche die Alterung und die Krankheitsprogression beschleunigt. Telomere sind die schützenden Abschlusskappen der DNA-Stränge. Sie gleichen dem fest verklebten Ende eines Schnürsenkels, das diesen vom Zerfransen abhält. Lange Telomere tragen zum Zellschutz bei, kurze signalisieren, dass die Zelle ungeschützt ist und sich dem Ende ihrer Lebensspanne nähert. Kurze Telomere sind auch ein Zeichen für Alterung und ein erhöhtes Krebs- und Sterberisiko. Manche Studien deuten darauf hin, dass oxidativer Stress die Entzündungsbereitschaft erhöht, was letztlich die Telomere schädigt und zu ihrer Verkürzung beiträgt. Andere Studien verglichen die Telomerlänge bei MS-Patienten mit der bei einer gesunden Kontrollgruppe. Dabei zeigte sich, dass die Telomerlänge bei primär-progredienter MS (PPMS) signifikant kürzer war als bei gesunden Personen oder solchen mit einer weniger schweren MS-Form.

Superoxiddismutase (SOD): Der Oxidationsstatus könnte eventuell einen Anhaltspunkt dafür liefern, wie weit Neuroinflammation und neurodegenerative Erkrankung bereits fortgeschritten sind. Ein wichtiges und messbares antioxidatives Enzym, der der Körper selbst erzeugt, ist Superoxiddismutase (SOD). Bei MS-Patienten mit schwerer Behinderung – messbar an mehr radiologisch nachweisbaren Läsionen und längerer Krankheitsdauer – ist die SOD-Aktivität geringer. Bei Fällen mit schwererer Behinderung wurden auch höhere Spiegel oxidativer Substanzen nachgewiesen.

Coenzym Q10: Einer Studie zufolge hatten MS-Patienten mit weniger schwerem Krankheitsverlauf deutlich höhere Spiegel antioxidierender Faktoren wie Coenzym Q10 als andere MS-Patienten mit stärkerer Progression. Nachgewiesen wurde auch, dass viele Frauen mit MS nicht genug antioxidative und en tzündungshemmende Nährstoffe wie Quercetin und Magnesium aufnehmen. Wer reichlich Gemüse und Obst verzehrt, bekommt damit viele Antioxidantien, die zu einer langsameren MS-Progression beitragen können.[46]

Feinstaub: Ein weiterer potenzieller, wenn auch bisher nicht nachgewiesener Auslöser für MS-Rückfälle ist Feinstaub in der Luft (Luftverschmutzung). Hierzu gibt es kaum Studien, doch eine Arbeit aus Europa kam zu dem Ergebnis, dass mit einer saisonal erhöhten Feinstaubmenge ein erhöhtes Schubrisiko für MS-Patienten einhergeht. Eine mögliche Erklärung ist vermehrter oxidativer Stress.[47]

Rezept bei Erkältung: Fire Cider

» Dieses Rezept beruht auf einem Rezept von Mountain Rose Herbs. Man versetzt dafür ungefilterten Bio-Apfelessig mit verschiedenen gesundheitsfördernden Zutaten. Diese Essigmischung wird später durchgeseiht und mit Honig gesüßt. Ich verwende Fire Cider zur Vorbeugung gegen Erkältungskrankheiten und zu deren Behandlung. Es steht Ihnen frei, mit anderen Aromen zu experimentieren.

- 1 Handvoll frisch geschälter, geriebener Ingwer
- 1 Handvoll frisch geriebener Meerrettich
- 1 mittelgroße Zwiebel, gewürfelt
- 10 Knoblauchzehen, zerdrückt oder fein gehackt
- 2 Bio-Jalapeños, gehackt
- 1 Zitrone, Schale und Saft
- 2 EL getrockneter Rosmarin
- 1 EL gemahlene Kurkuma oder 2 EL frisch geriebene Kurkumawurzel
- ¼ TL gemahlener Cayennepfeffer
- ca. 1 l ungefilteter Bio-Apfelessig
- 4 EL Rohhonig (oder nach Geschmack)

- Füllen Sie Ingwer, Meerrettich, Zwiebelwürfel, Knoblauch, die Jalapeños, die Zitronenschale und den Zitronensaft, Rosmarin, Kurkuma und Cayennepfeffer in ein großes Einmachglas (1 l).

- Mit dem Apfelessig aufgießen, bis alle Zutaten vollständig bedeckt sind und der Essig bis zum Rand reicht. Es müssen wirklich alle Zutaten bedeckt sein, damit die Zubereitung nicht verdirbt.

- Legen Sie ein Stück Pergamentpapier unter den Deckel, falls Sie ein Glas mit Metalldeckel verwenden, oder verwenden Sie einen Kunststoff- oder Glasdeckel.

- Das Glas gut schütteln, um alle Zutaten zu mischen, und für 4–6 Wochen an einen kühlen, dunklen Ort stellen. Bitte dort jeden Tag ein paar Sekunden schütteln!

- Nach etwa einem Monat können Sie die Mischung durch ein feines Sieb oder ein Passiertuch abgießen und den Essig anschließend in ein sauberes Glas umfüllen. Pressen Sie dabei so viel Flüssigkeit wie möglich aus den Zutaten. Diese Zubereitung ist flüssiges Gold! Die Reste können Sie verkochen oder kompostieren.

- Die Flüssigkeit mit Honig süßen und gründlich umrühren und abschmecken. Das Glas fest verschließen und im Kühlschrank oder im kühlen, dunklen Keller lagern. Bei Bedarf 1–2 EL davon einnehmen.

Dieses Rezept finden Sie zum Ausdrucken im Download-Service (Seite 189).

Dysbiose im Darm und Neuroinflammation 2

Die Darm-Hirn-Achse stellt ein hochkomplexes, bidirektionales Kommunikationssystem dar, das diverse neurochemische und neurometabolische Signalwege reguliert, über die Verdauungstrakt, Haut, Leber und andere Organe mit dem enterischen und dem zentralen Nervensystem einschließlich des Gehirns miteinander in Verbindung stehen. Damit beeinflusst sie auch die Funktionen von Hormon-, Immun- und Nervensystem sowie anderen physiologischen Systemen.

Die genauen Wirkmechanismen der Darm-Hirn-Achse werden noch erforscht, aber Studien konnten zeigen, dass ein verändertes Mikrobiom im Gehirn pathologische Vorgänge anstoßen kann – genau wie neurologischer Stress umgekehrt das Mikrobiom belasten kann.

Blut-Hirn-Schranke: Sehen wir uns das einmal näher an. Wie die Darmbarriere ist auch die Blut-Hirn-Schranke eine hoch selektive, semipermeable Membran in den Kapillargefäßen des Gehirns. Auch hier erfüllen Tight Junctions (sehr kleine Zwischenräume zwischen den Endothelzellen, welche die Blutgefäße auskleiden) eine Türsteherfunktion, damit nur bestimmte Substanzen wie fettlösliche Moleküle und einige Gase hineingelangen. Krankheitserreger und Giftstoffe hingegen müssen draußen bleiben. In Laborstudien an Mäusen stellte sich allerdings heraus, dass ein Leaky Gut, der bestimmte Substanzen ins Blut übertreten lässt, zu einer erhöhten Permeabilität der Blut-Hirn-Schranke führen kann.[48]

Dysbiose und Parkinson-Krankheit

Die weitreichende Bedeutung dieser Entdeckung demonstriert eine Studie aus dem Jahr 2014. Bei der Untersuchung möglicher Zusammenhänge zwischen Dysbiose und Parkinson-Krankheit (einer entzündlichen neurologischen Erkrankung) wurde festgestellt, dass die charakteristischen Parkinson-Nachweise (Lewy-Körperchen in den Nervenzellen des Gehirns) in Wahrheit vom Darm ausgehen.[49] An diesem Prozess sind normale alpha-Synuclein-Proteine beteiligt, die im Gehirn in großer Menge, im Rest des Körpers in geringeren Mengen vorliegen. Die Funktion der alpha-Synucleine ist noch nicht genau geklärt, doch man vermutet, dass sie an der Übermittlung von Signalen über die Synapsen beteiligt sind.

Im Rahmen dieser Forschungen zeigte sich, dass alpha-Synucleine im Darm beim Vorliegen von Toxinen oder bei unausgewogenem Mikrobiom geschädigt beziehungsweise falsch gefaltet werden. Diese vorgeschädigten Moleküle wandern dann über den Vagusnerv ins Gehirn und können dort gesunden Neuronen Schaden zufügen. Das bedeutet, dass eine infolge von Dysbiose schadhafte Blut-Hirn-Schranke an der Entwicklung der Parkinson-Krankheit beteiligt ist. Nachgewiesen wurde inzwischen auch, dass bestimmte Entgleisungen der Darmflora – insbesondere eine übermäßige Ausbreitung schädlicher Keime aus der Familie der Enterobacteraceae (gramnegative Bakterien wie Salmonella, E. coli und Shigella) sowie ein Mangel an hilfreichen Mikroben aus der Familie der Prevotellaceae (ebenfalls gramnegative Bakterien, die häufig im Verdauungstrakt von Menschen zu finden sind, die wenig tierische Fette verzehren) – mit einem erhöhten Parkinson-Risiko und im Zweifelsfall auch einem schwereren Krankheitsverlauf einhergehen.[50]

Dysbiose und Alzheimer-Krankheit

Diese Beobachtung könnte auch auf die Alzheimer-Krankheit übertragbar sein. Studien zufolge werden sowohl die Epithelbarriere im Darm als auch die Blut-Hirn-Schranke mit zunehmendem Alter durchlässiger. Der Grund dafür dürften kumulative Umwelteinflüsse sein, darunter auch chronische Infektionen und eine ballaststoffarme, zuckerreiche Ernährung. Dadurch kommt das ZNS mit Nervengiften in Kontakt, die im Gehirn eintreffen und dort Neuronen und Zellen auf eine Weise schädigen, die dem Krankheitsbild entspricht. So korrelieren beispielsweise bestimmte opportunistische Pilz- und Hefepilzinfektionen des ZNS über eine beeinträchtigte Mikrobiom-Blut-Hirn-Schranke mit einem erhöhten Alzheimer-Risiko. (Untersuchungen ergaben, dass die Oberflächenstrukturen dieser Angreifer die Entwicklung des krankheitstypischen Amyloid-Proteins im Gehirn fördern.)[51]

In ähnlicher Weise konzentrieren sich auch nach einer Infektion der Gehirnzellen mit dem Herpes-simplex-Virus (HSV-1) – das nach der Infektion oft lebenslang latent im ZNS schlummert – entzündungsfördernde Zytokine in Hirnarealen, in denen amyloide Plaques entstehen. Es besteht also vermutlich zumindest eine Korrelation zwischen dem Eindringen des Virus durch die kompromittierte Hirnschranke, der anschließenden Neuroinflammation und dem Entstehen der Alzheimer-Krankheit.[52]

Prionen

Es gibt auch eine Studie, dass bestimmte Prionen (normale Proteine, die aus diversen Gründen mutieren und sich selbst replizieren) mit der Entwicklung verschiedener neurodegenerativer Erkrankungen wie Alzheimer-, Parkinson-Krankheit und der amyotrophen Lateralsklerose (ALS oder Lou-Gehrig-Krankheit) zusammenhängen. Forschende auf diesem Gebiet, die betonen, dass das Risiko für viele neurodegenerative Erkrankungen mit dem Alter steigt (auch hier wieder der durchlässigere Darm und die geschädigte Blut-Hirn-Schranke), beschreiben, dass diese Prionen sich im Gehirn zu Fibrillenbündeln ballen, die das pathologische Bild ausmachen. In Bezug auf die Alzheimer-Krankheit besteht die Vermutung, dass solche Prionen auch Andockstellen für die Amyloid-beta-Peptide darstellen, die letztlich die charakteristischen Fibrillenbündel formen.

Aber wie gelangen die Prionen überhaupt ins Gehirn? Hier wird es interessant. In einer Studie an Labormäusen konnten die Forschenden nachweisen, dass Prionen, die an anderer Stelle in den Körper injiziert wurden, ins Gehirn wandern – vermutlich über die Blut-Hirn-Schranke – und dort Neuroinflammation, Synapsendegeneration und Amyloidgenese verursachen. Auch wenn hier noch weitergehender Forschungsbedarf besteht, erscheint es durchaus möglich, dass die Fähigkeit der Prionen, in das Gehirn einzudringen, auf eine Dysbiose zurückgehen könnte.

Dysbiose und HPA-Achse

Bei kognitiven Einschränkungen scheinen auch Stresshormone eine Rolle zu spielen. Studien konnten bei »keimfreien« Mäusen (die keinerlei Mikrobiom haben) eine ungewöhnlich hohe Aktivität in der Hypothalamus-Hypophysen-Nebennierenrinden-Achse (HPA-Achse) nachweisen. Dies bezeichnet einen ausgeklügelten endokrinologischen Regelkreis zwischen Hypothalamus, Hypophyse und Nebennierenrinde. Dieses wichtige neuroendokrine System steuert nicht nur die körperliche Stressreaktion, sondern auch andere biologische Prozesse sowie Stimmungslage und Emotionen.[53] Bei einer erhöhten Aktivität in der HPA-Achse steigt auch der Spiegel des Stresshormons Corticosteron an, das in den Nebennieren gebildet wird. Und laut einer Studie, die 2015 im *Journal of Neuroscience* erschien, »ändert die chronische (…) Corticosteron-Exposition bekanntermaßen die Plastizität in Schaltkreisen von Hippocampus und Amygdala, die für Furcht, Lernen und Gedächtnis zuständig sind.«[54] Ein unausgewogenes Mikrobiom führt somit zu einer hyperaktiven HPA-Achse und nachfolgend zu Symptomen wie verstärkter Angst, Schwierigkeiten mit dem räumlichen Lernen und Gedächtnisproblemen.

Hinzu kommt, dass ein erhöhter Wert des Corticotropin-releasing Hormone (CRH), das die HPA-Achse maßgeblich befeuert, nachweislich Angst und klinische Depression auslöst. Nach gegenwärtigem Stand der Wissenschaft greifen hohe CRH-Spiegel erst das Mikrobiom an und führen dadurch zu einer erhöhten Durchlässigkeit der Darmschleimhaut (Leaky Gut). Über diesen Weg gelangen Endotoxine ins Blut und setzen eine Immunreaktion in Gang, was wiederum die Ausschüttung von Neurotransmittern wie Serotonin und Katecholaminen (wie Dopamin, Adrenalin und Noradrenalin) hemmt. Ein niedriger Spiegel dieser Neurotransmitter ist mit Gedächtnisproblemen und Störungen aus dem autistischen Spektrum assoziiert.

Lipopolysaccharide und Leaky Gut

Das ist jedoch noch nicht alles. Wir wissen auch, dass Endotoxine wie die Lipopolysaccharide (LPS) von Bakterien oder Polysaccharide von Candida die löchrige Darmschleimhaut durchdringen und diverse Zytokine (chemische Botenstoffe) ins Blut abgeben können. Dieser Prozess löst eine akute Entzündungsreaktion aus, auf die auch die gestörte Blut-Hirn-Schranke hindeutet. LPS bestehen aus Fetten (Lipiden) und Zucker und sind ein struktureller, schützender Bestandteil von normalerweise harmlosen oder hilfreichen Bakterien. Wenn diese Bakterien absterben, gehen die LPS ohne großes Tamtam in ihre Umgebung über. Bei einer übermäßig durchlässigen Darmschleimhaut sieht dies allerdings anders aus.

Für Studien hat man bei Mäusen Neuroinflammation provoziert, indem den Tieren LPS direkt in den Bauch injiziert wurden.[55] Dies wiederum führte zu Gedächtnisverlust und einem erhöhten Beta-Amyloid-Spiegel im Gehirn, was als Merkmal für die Alzheimer-Krankheit gilt. Aber auch bei Verlauf und Schweregrad demyelinisierender Erkrankungen wie der Autoimmunenzephalomyelitis können LPS eine Rolle spielen. In Tierstudien zur MS-Forschung ließ sich dies nachstellen, indem man mittels LPS eine Autoimmunenzephalomyelitis auslöste.

Aber was hat dies jetzt mit dem Leaky Gut zu tun? Diese Frage haben wir bereits berührt, denn der Ausgangspunkt ist die Darmschleimhaut selbst mit dem Molekül Zonulin.

Zonulin ist für die Regulierung der Tight Junctions in der Darmbarriere zuständig. Es ist ein physiologischer Türsteher, der nur die guten Moleküle – z. B. Nährstoffe – passieren lässt, damit das Blut sie aufnehmen kann. Wenn dieser Zonulin-Signalweg allerdings von schädlichen Faktoren gestört wird, können auch normalerweise inakzeptable Moleküle durchschlüpfen und bei genetisch dafür empfänglichen Menschen eine unerwünschte Immunreaktion auslösen.[56] Interessanterweise haben MS-Patienten häufiger einen höheren Serumzonulinspiegel und damit ein erhöhtes Risiko für einen Leaky Gut und Immunreaktionen.

Bezieht man nun die Beobachtung ein, dass bei Verdauungsstörungen vermehrt auch Gedächtnis und Kognition leiden, so könnten hier noch wichtige Faktoren für ein besseres Verständnis vieler neurologischer Krankheiten, auch MS, und ihrer Behandlung verborgen liegen.

Wer aufmerksam mitgelesen hat, kann nun sicher nachvollziehen, dass die Dysbiose und ihre Auswirkungen – wie die Neuroinflammation oder das gestörte Immunsystem – einen wichtigen Beitrag zum Krankheitsgeschehen leisten. Diese These wird durch zahlreiche Studien untermauert. So wissen wir beispielsweise dank DNA-Analysen, dass bestimmte Einzeller wie Methanobrevibacter und Akkermansia sich bereitwillig in unserem Darm vermehren, während Bakterien wie Lactobacillus, Coprobacillus und Haemophilus bei MS-Patienten in deutlich geringerer Zahl vorkommen als in der Allgemeinbevölkerung.

Damit ist ziemlich klar, dass Dysbiose und ein zu durchlässiger Darm dem Gehirn nicht guttun – besonders wenn man gegen diesen Zustand nichts unternimmt. Die gute Nachricht ist jedoch, dass viele dieser neurologischen Einschränkungen offenbar reversibel sind. Und das beginnt mit dem Lebensstil (darauf gehe ich in Kapitel 5, Seite 79, näher ein).

Dysbiose und gestörte Mitochondrienfunktion

Zu den Folgen der Dysbiose zählt eine Schädigung der Mitochondrien. Ich zögere noch, die gestörte Mitochondrienfunktion zu einem separaten Thema zu machen. Einerseits hängt sie eng mit der Neuroinflammation zusammen, andererseits ist noch unklar, ob hier ein ursächlicher Zusammenhang besteht. Dennoch halte ich ihren Beitrag zur MS für wichtig genug, ihn wenigstens anzusprechen, auch wenn wir ihn noch nicht vollständig verstehen.

Die Mitochondrien sind für eine Vielzahl biochemischer Reaktionen im Körper verantwortlich. Am bekanntesten ist ihre Rolle als Energiefabrik in den Zellen, denn sie erzeugen Adenosintriphosphat (ATP), das der Körper als Energiequelle nutzt. Bei dieser Energieproduktion entstehen zwangsläufig auch freie Radikale, die vor allem als Ursache für oxidativen Stress bekannt sind. Unter normalen Umständen schützt der Körper die Mitochondrien und andere Zellen vor Schäden durch oxidativen Stress, indem er seine eigenen antioxidierenden Systeme aktiviert. Dieser Prozess sichert die optimale Funktion der Mitochondrien und illustriert wunderbar, wie gut unser Körper sein dynamisches Gleichgewicht eigenständig erhält. Wenn dieses Gleichgewicht aus verschiedensten Gründen leidet, können die Mitochondrien Schaden nehmen und noch mehr freie Radikale produzieren, was einen Teufelskreis vermehrter Zellschäden durch übermäßige Oxidation befeuert.[57]

Das ZNS mit seinem hohen Energiebedarf reagiert besonders empfindlich auf die Auswirkungen einer gestörten Mitochondrienfunktion. Bei Menschen mit MS wie auch in Tierstudien zu MS wurden in den Axonen und Neuronen der weißen Substanz im Gehirn geschädigte Mitochondrien entdeckt.

Schlecht funktionierende Mitochondrien scheinen bei der MS-Progression ein wesentlicher Faktor zu sein. Das könnte erklären, warum pharmazeutische Therapien, die auf eine Reduzierung der Neuroinflammation abzielen, die Progression bisher nicht nachhaltig stoppen konnten – denn die zugrundeliegende Mitochondriendysfunktion wird nicht angesprochen. Auch bei anderen neurodegenerativen Erkrankungen wie Alzheimer-, Parkinson- und Huntington-Krankheit liegt eine gestörte Mitochondrienfunktion vor. Welche Rolle den geschädigten Mitochondrien bei der Neurodegeneration zukommt, muss noch gründlicher erforscht werden. In jedem Fall ist sie ein wichtiger Aspekt der MS-Progression, den man sich in Zukunft genauer ansehen sollte.

Inzwischen sagen Sie sich vielleicht: »Das klingt ja alles faszinierend, aber was hat das konkret mit mir zu tun?« Die Antwort lautet: Ziemlich viel. Denn je besser wir verstehen, was das Mikrobiom zum Immunsystem beisteuert und inwiefern ein ungesundes Mikrobiom zu neurologischen Schäden beiträgt, desto besser können wir solchen Schäden durch einfache Maßnahmen entgegenwirken. Das ist das Wissen, das dem umfassenden Behandlungsplan zugrunde liegt, den ich entwickelt, persönlich erprobt und immer wieder verfeinert habe. Zum Beispiel kann man einer Dysbiose mit einfachen, leicht umzusetzenden Strategien vorbeugen. Damit kann man MS-Symptome lindern, was ich anhand meiner persönlichen Erfahrungen erläutern möchte.

> *Das Ziel ist die Erzeugung, Unterstützung und Erhaltung eines gesunden Mikrobioms, denn indem Sie die Ausgangsbedingungen beseitigen, die zu einem Leaky-Gut-Syndrom, Neuroinflammation, Immunstörungen und einer angegriffenen Darm-Hirn-Achse führen, können Sie sich nicht nur vor Demyelinisierung schützen, sondern sogar einer Remyelinisierung den Weg bahnen.*

4. Meine Reisen in den Dschungel

Fünfmal bin ich nach Ecuador gereist und habe an mehr als 60 Zeremonien mit Juan Uyunkar teilgenommen. Denn Juan teilte seine Kultur bereitwillig mit mir.

Bei diesen Aufenthalten hatte ich bereits Symptome wie häufiges Wasserlassen, gelegentliche Muskelkrämpfe, Schlafapnoe und gewisse Unregelmäßigkeiten der Atmung. Ich hatte aber keine Ahnung, dass diese Symptome auf etwas Ernstes hindeuten könnten oder gar auf MS.

Juan lebte mit seinen Kindern und seiner Frau Rosa, einer Juwelierin, in der Nähe der ecuadorianischen Hauptstadt Quito. Juan war ein traditioneller Medizinmann, der zugleich ein modernes Leben führte – er hatte ein Handy, fuhr Auto und liebte aktuelle Filme. Einmal waren Juan und ich weit abseits der Zivilisation im Urwald unterwegs und sammelten Pflanzen für ein Pfeilgift für die Jagd. Plötzlich meldete sich sein Telefon! Seine Familie wollte wissen, wie es ihm gehe und wie der Sommer sei.

Juan verständigte sich in einer Mischung aus Spanisch und Shuar und führte Zeremonien durch, für die er Natem verwendete, eine traditionelle Kräutermischung der Shuar für Heilzwecke. Die ganze Familie nahm daran teil, auch die eher unwilligen Kinder. Die Kinder fasteten, nahmen Kräuter, übergaben sich daraufhin und hatten nach dem Beten Visionen. (Diese Visionen waren nicht etwa Halluzinationen durch die Kräuter, sondern sie entstanden durch eine Abfolge zeremonieller Handlungen.)

Den Körper entmüllen

Nachdem Juan meine Geschichte kannte und Zeremonien mit mir durchgeführt hatte, erklärte er mir, mein Problem sei, dass ich voller Müll stecke. (Später wurde mir klar, dass er das fast jedem sagte.) Seine Standardbehandlung gegen Krankheiten bestand in der Entfernung dieses Mülls aus dem Darm: Vacía la basura – leere den Mülleimer. Dazu bräuchte auch ich Natem.

Juan stellte klar, dass er Natem nicht mit »experimentierfreudigen Hippies« teilen wolle, weil man diese heiligen Pflanzen nicht als Droge nehme. Außerdem betonte er, dass das Natem der Shuar nicht dem peruanischen Ayahuasca entspreche, einer Kräutermischung, die auch Blätter der psychoaktiven Pflanze Chacruna (Psychotria viridis) enthalte. Er stufte andere psychoaktive Mischungen, die im Westen als »Ayahuasca« gelten, vielmehr als Nervengifte ein, die er weder selber nutzte noch anderen anbot.

Für eine Natem-Zeremonie trinkt man für gewöhnlich einen Tee aus der Liane Banisteriopsis caapi und zwei anderen Blattsorten, die starke Alkaloide enthalten. Drei Tage lang wird für die Zubereitung eine große Portion dieser Heilkräuter mit Wasser gemischt und so lange gekocht, bis nur noch eine kleine Flasche dickflüssiger Sirup übrig ist.

Juan zufolge sollte dieses Präparat kaum oder keine halluzinogene Wirkung haben, dafür jedoch eine stark abführende: Während mein Körper den »Müll« ausscheide, käme es zu starkem Erbrechen und Durchfall. Als ich den Sirup zu mir nahm, erschauerte ich am ganzen Körper. Die Wirkung auf meine Verdauung entsprach genau dem, was Juan angekündigt hatte: Es war ein intensives Durchputzen, das 3 Tage dauerte.

Diese Natem-Behandlungen sorgten zwar für eine gewisse Entlastung von meinen Symptomen und mehr Vitalität, aber die Symptome verschwanden nicht vollständig, und meine Diagnose stand noch aus. Erst nach der MS-Diagnose griff ich die Idee einer Darmreinigung wieder auf, weil ich mich nach dieser Behandlung besser gefühlt und mehr Energie gehabt hatte.

Viele Mediziner empfehlen, das Ökosystem Darm mit oralen Probiotika zu behandeln, die dem Mikrobiom gute Bakterien hinzufügen sollen. Leider lässt sich das Mikrobiom jedoch nicht so einfach verändern.

Ob orale Probiotika dem Darm erfolgreich ein neues Mikrobiom im erforderlichen Ausmaß einimpfen können, ist nicht ausreichend belegt. Sinnvoller erscheint eine Ernährungsumstellung, die ein gesundes Mikrobiom fördert, z. B. allen Zucker zu streichen und auf abwechslungsreiche, vollwertige, fermentierte Lebensmittel mit hohem Ballaststoffanteil zu setzen. Bis sich dadurch die Zusammensetzung des Mikrobioms verändert, können allerdings Jahre vergehen.

Obwohl das menschliche Mikrobiom sich über mindestens 50 000 Jahre entwickelt hat, ist unser Verständnis davon immer noch sehr rudimentär. Und angesichts der vielen Umwelt- und Ernährungsfaktoren, die darauf Einfluss nehmen, dürfte es für Menschen nahezu unmöglich sein, über Kapseln oder Drinks wieder ein optimales Mikrobiom herzustellen. Wenn Sie also – wie ich – im Rahmen Ihrer MS-Behandlung auf ein verändertes Mikrobiom setzen möchten, dürfte eine Stuhltransplantation von einem gesunden Spender momentan die beste verfügbare Option sein.

Stuhltransplantation

Für eine Stuhltransplantation oder fäkale Mikrobiota-Transplantation (FMT) wird Stuhl von einem gesunden Spender aufbereitet, getestet und per Katheter in den Dickdarm des Empfängers eingebracht. Eine Dosis übertragenes Spendermaterial enthält normalerweise 50 Billionen koloniebildende Einheiten (KBE) mit über 1000 unterschiedlichen Spezies. Kommerzielle orale Probiotika hingegen liefern normalerweise nur Millionen bis Milliarden KBE mit nur etwa einem Dutzend verschiedener Spezies.

Vor einer Stuhltransplantation wird der Darm über einen Einlauf oder ein Klistier entleert, um möglichst viel von der vorhandenen Besiedelung zu entfernen. Der frische Stuhl kann mehrere Tage lang einmal täglich verabreicht werden, je mehr Dosen, desto besser die Chance auf eine Rekolonisierung mit einem neuen Mikrobiom. Manche Anbieter empfehlen eine einmalige Behandlung, andere empfehlen einen zehntägigen Durchgang. Die empfohlene Behandlungsanzahl ist bisher nicht standardisiert, weil es sich noch um eine neue Heilmethode handelt.

Erste Erfahrungen bei MS-Patienten

Doch auch bei MS haben Stuhltransplantationen eine Wirkung gezeigt. In einer Studie, die 2011 im *American Journal of Gastroenterology* erschien, meldeten der australische Gastroenterologe Dr. Thomas Borody und sein Team, dass sie bei 3 MS-Patienten (2 Männern und 1 Frau), die auf einen Rollstuhl angewiesen waren, probehalber Stuhltransplantationen gegen Verstopfung durchgeführt hatten. Dass die Verdauungsprobleme der Behandelten sich nach der FMT besserten, hatte das Team erwartet. Die Nebeneffekte allerdings waren überraschend: Bei zwei der Behandelten, die zuvor einen Dauerurinkatheter benötigt hatten, kehrte die Blasenfunktion zurück. Alle drei gewannen ihre Fähigkeit, ohne Hilfe gehen zu können, wieder. Bei einem Patienten ergab ein späteres Vergleichs-MRT (15 Jahre nach der FMT!) »kein Anzeichen für Krankheitsaktivität« und eine gestoppte Progression.[58]

Nachdem ich diesen Bericht gelesen hatte, wollte ich es selbst mit einer FMT probieren. Zum damaligen Zeitpunkt war der einzige Anbieter der FMT für Patienten, die keine Clostridium-Infektion hatten, auf den Bahamas. Mein Arzt, Bill Cody, der ebenfalls primär-progrediente MS hatte, empfahl mir die Taymount Clinic.

Dr. Cody hatte sich diversen Behandlungen unterzogen, auch einer FMT, und hatte sich erfolgreich seine Gehfähigkeit zurückerobert, obwohl er schon einen Rollstuhl benötigt hatte. Ich hatte mir auch ein YouTube-Video von einem MS-Patienten in meinem Alter und mit vergleichbaren Symptomen angesehen. Seine Verstopfung hatte gut auf die FMT-Therapie angesprochen, und auch bei ihm hatte die Gehfähigkeit profitiert. Auch von einem anderen MS-Patienten hatte ich gelesen, dessen Verstopfung nach nur 2 FMTs verschwunden war.

Meine Erfahrungen mit Stuhltransplantation

Diese inspirierenden Geschichten veranlassten mich zu einer Reise zur Taymount Clinic, wo ich an einer klinischen Studie teilnahm, die den Erfolg der FMT-Therapie bei diversen chronischen Erkrankungen einschließlich MS ermitteln sollte. Das Studiendesign war sehr einfach: Auf die sonnigen Bahamas fliegen, eine Serie FMT-Behandlungen absolvieren, die Behandlung in den nächsten 6 Monaten 10-mal zu Hause fortführen und die ganze Zeit alle Symptome aufschreiben. Zumindest hoffte ich, durch die Teilnahme wenigstens eines meiner chronischen

Stuhltransplantation bei Clostridium-difficile-Infektion

Bewährt hat sich die Stuhltransplantation bereits zur Behandlung von Clostridium difficile. Dieses Bakterium kann sich nach einer Schädigung der Mikrobiota durch Antibiotika im Darm ausbreiten. Bei einer Infektion mit Clostridium difficile kommt es unter anderem zu chronischer Diarrhö und einer schweren Entzündung des Dickdarms (Kolitis). Die von dem Bakterium erzeugten Endotoxine schädigen die Blut-Hirn-Schranke, erhöhen ihre Durchlässigkeit für Zytokine und provozieren Neuroinflammation. Stuhltransplantationen können fast 90 % dieser Infektionen heilen.

Symptome loszuwerden, nämlich die starke Verstopfung, die sich 4 Jahre zuvor während eines MS-Schubs entwickelt hatte. Aus Sicht der herkömmlichen Medizin beruhen die Darmprobleme vieler MS-Patienten schlicht auf der Demyelinisierung. Hier wird nicht anerkannt, dass ein unausgewogenes Mikrobiom dazu beitragen könnte.

In der ersten Behandlungswoche war ich enttäuscht, dass meine Verstopfung nicht besser wurde. Die Ärzte baten um Geduld. »Es dauert mindestens 3 Monate, bis die Darmflora wiederhergestellt ist«, sagten sie. In diesem Zeitraum könnten sich auch meine Symptome verändern.

Und tatsächlich wirkte sich die Veränderung meines Mikrobioms mit der Zeit spürbar auf meine Verdauung aus. Die Verstopfung ging um 30 % zurück. Sechs Monate nach meiner Reise auf die Bahamas besserten sich andere Symptome noch deutlicher: die Parästhesien, das Lhermitte-Zeichen (das Gefühl eines elektrischen Schlags, wenn man den Hals vorbeugt), die Fatigue, die Müdigkeit und die kognitiven Einschränkungen wurden allesamt besser. Insgesamt gingen meine Symptome um 50 % zurück, und bei der erneuten Testung des neurokognitiven Indexes hatten sich meine Ergebnisse in den Kategorien Aufmerksamkeit, Gedächtnis, Problemlösung und der Fähigkeit, fast alle menschlichen Emotionen zu identifizieren und zu erkennen (außer den unguten), dramatisch verbessert.

Für ein gesundes Mikrobiom sorgen

Wenn das Mikrobiom bei der Entstehung und Progression der MS eine wichtige Rolle spielt, leistet seine Gesundung einen wichtigen Beitrag zur Verlangsamung oder zum rechtzeitigen Aufhalten dieser Krankheit. Vielleicht ließe sich die Erkrankung dadurch sogar ganz verhindern.

Wir erfahren täglich mehr darüber, wie unverzichtbar das Mikrobiom für die menschliche Gesundheit ist. Bei MS und anderen Autoimmunerkrankungen spielt die Dysbiose eine spezielle Rolle, und wahrscheinlich gilt dies auch für viele andere Erkrankungen. Einerseits eignet sich die Stuhltransplantation, um die bakterielle Zusammensetzung des Mikrobioms rasant zu verändern, andererseits ist der Zeit- und Kostenaufwand für viele MS-Patienten nicht ideal oder überhaupt machbar.

Zum Glück habe ich während meiner ärztlichen Tätigkeit und im Verlauf meiner Reise mit MS gelernt, dass man ein gesundes Mikrobiom über Ernährung und Nahrungsergänzungsmittel auf vielerlei Weise unterstützen kann. Zwei einfache Strategien, mit denen Sie Ihr Mikrobiom optimal in Form bringen sind: abwechslungsreichere Ernährung (mehr Diversität) und ein hoher Anteil bestimmter Kohlenhydrate (Präbiotika).

Warum Diversität im Darm so wichtig ist

Von Juan stammt das Zitat: »Krank werden nur die, die den Dschungel verlassen.« Wenn Menschen zugunsten der modernen Welt ihre traditionelle, naturverbundene, indigene Lebensweise aufgeben und dann chronisch degenerative Krankheiten entwickeln, liegt das unter anderem an chemischen Substanzen, Umweltgiften, industriell erzeugter Nahrung und Stress. Ein entscheidender Grund könnte jedoch mit Veränderungen des Mikrobioms bei Kontakt mit der modernen, industrialisierten Welt zusammenhängen.

> *Bei traditioneller, natürlicher Lebensweise kommen Krankheiten wie Reizdarmsyndrom, koronare Herzkrankheit, Diabetes und MS bei indigenen Völkern kaum vor.*

Warum? Weil sie ein weitaus vielfältigeres Mikrobiom im Darm beherbergen. Die hohe Diversität ihrer Mikroben liegt unter anderem an ihrer sehr abwechslungsreichen Ernährung. Manche Darmbakterien haben einen sehr spezifischen Nährstoffbedarf. Wenn dieser nicht gedeckt wird, sterben sie ab. Unsere westliche Kultur setzt derzeit oft auf wenige Grundnahrungsmittel, die dank Kühlung, Transportketten und großer Lebensmittelkonzerne das ganze Jahr verfügbar sind. Und mit der deutlich geschrumpften Diversität der Lebensmittel ist auch unser Mikrobiom weitaus weniger divers als das von traditionellen, indigenen Völkern. Selbst mit einer »Steinzeiternährung« nach Paläo-Prinzipien (Seite 88) können Stadtbewohner die Ernährungsweise ursprünglicher Völker nicht nachstellen. Dennoch ist es möglich, die Vielfalt der Darmbakterien zu erhöhen und das Mikrobiom durch bakterienfreundliche Nahrungsmittel zu unterstützen.

Während meiner Stuhltransplantation in der Taymount Clinic erhielt ich einen einfachen Bogen für eine Ernährungsübersicht, der mir helfen sollte, vielfältiger zu essen. Dieser Bogen erwies sich als kostbares Werkzeug, das sich problemlos nachbauen lässt. Jede Woche erwarteten mich 50 freie Felder, in die ich eintragen sollte, was ich alles aß. Das Ziel bestand darin, bis zum Ende der Woche alle 50 auszufüllen, ohne mich ein einziges Mal zu wiederholen. Fleisch, Getreide, Gemüse, Öle, Kräuter und Gewürze, alles zählte mit. Brot wurde nur einmal gezählt, egal in welcher Form. Ich habe die 50 Punkte nicht immer erreicht, aber die Übersicht half mir, die nötige Abwechslung anzupeilen, um mein Mikrobiom gesund zu erhalten.

Mit Präbiotika das Mikrobiom unterstützen

Präbiotika umfassen bestimmte Ballaststoffe und komplexe Kohlenhydrate, die menschliche Verdauungsenzyme nicht zerlegen können – die Mikroorganismen im Darm hingegen durchaus. Wenn Mikroben unlösliche Pflanzenfasern und Kohlenhydrate über Fermentierung abbauen, erzeugen sie dabei Acetat, Propionat und Butyrat. Diese Verbindungen werden als kurzkettige Fettsäuren bezeichnet und sind für Zellen in der Darmschleimhaut die Hauptenergiequelle.[59] Die Wissenschaft geht auch der Vermutung nach, dass kurzkettige Fettsäuren an der Vorbeugung gegen bestimmte Krebsarten, entzündliche Erkrankungen, metabolisches Syndrom und Darmkrankheiten beteiligt sind. Außerdem beeinflussen kurzkettige Fettsäuren die Energieregulierung im Körper.[60]

Mehr Präbiotika können das Mikrobiom unterstützen, aber das gilt nur, wenn im Darm bereits gute Bakterien leben.

(Wenn die Darmflora insgesamt in keiner guten Verfassung ist, ist es nicht ratsam, Präbiotika zu verwenden, weil sich dann Probleme mit Gasbildung und Verdauungsstörungen eher verschlimmern könnten.) Grundsätzlich aber sind die nachfolgenden Präbiotika empfehlenswert, ob als vollwertige Lebensmittel oder als kommerzielle Nahrungsergänzungsmittel. Es gibt diverse Möglichkeiten, und man sollte sich keine großen Gedanken machen, welche die besten sind. Ein guter Anfang ist immer, mit reichlich Knoblauch, Zwiebeln und Lauch zu kochen. Wenn Sie ein neues Präbiotikum ausprobieren, das Ihnen nicht bekommt, lassen Sie es wieder weg. Ich habe es z. B. mit Topinambur versucht, vertrage ihn aber nicht und esse ihn daher nicht mehr.

Fructo-Oligo-Saccharide (FOS): Zu den Lebensmitteln mit einem hohen FOS-Anteil zählen Zwiebeln, Frühlingszwiebeln, Knoblauch, Lauch, Kichererbsen, Wassermelone, Tomaten, Spargel, Topinambur, Artischocken, Weizen, Gerste, Honig, Bananen, Löwenzahnblätter, Löwenzahnwurzel und Klettenwurzel.

Inulin: Wie FOS liegt auch Inulin in Löwenzahnwurzel, Chicorée-Wurzel und Topinambur in hoher Konzentration vor. Es findet sich aber auch in Artischocken, Spargel, Lauch, Zwiebeln, Bananen, Weizen, Maisfasern, Reis und Knoblauch.

Arabinogalactan: Eine komplexe Faser, die in Möhren, Radieschen, Erbsen, Mais, Weizen, Sorghum, Urdbohnen, frischer Kurkuma, Tomaten, Kokosfleisch, Kokosmehl und sogar Rotwein vorkommt. Eine Hauptquelle ist jedoch die Lärche, weshalb dieses Präbiotikum meist als Nahrungsergänzungsmittel eingenommen wird.

Beta-Glucane: Diese Polysaccharide liegen in Getreide wie Hafer und Gerste vor, aber auch in Pilzen, Algen und Brauhefe (Saccharomyces cerevisiae). Beta-Glucane werden gern in Form eines Nahrungsergänzungsmittels eingenommen und unterstützen auch das gesunde Immunsystem.

Polyphenole sind natürliche Verbindungen, die in diversen pflanzlichen Lebensmitteln vorkommen, darunter Früchte, Gemüse, Tee, Kaffee, Schokolade und Wein. Im Darm wirken sie wie Präbiotika und ernähren damit auch das Mikrobiom, denn die Darmbakterien verarbeiten sie gern zu kurzkettigen Fettsäuren weiter. Gute Polyphenolquellen sind: Kräuter und Gewürze, Beeren, Tee, Kakao, Bitterschokolade, gemahlener Leinsamen, Esskastanien, Pekannüsse, Mandeln (mit Häutchen) und viele andere pflanzliche Produkte.

5. Das Entzündungsfeuer löschen

Nun erfahren Sie, wie Sie durch Ernährung, Bewegung und ergänzende Nährstoffe die allgemeine Entzündungsbereitschaft Ihres Körpers senken können.

Eine Entzündung ist eine normale, gesunde Reaktion auf Verletzungen und eindringende Keime, die einen wichtigen Teil des Heilungsprozesses darstellt. Wenn sie allerdings chronisch wird, kann sie im ganzen Körper viel Schaden anrichten – von den Gelenken (Arthritis) bis hin zu den Blutgefäßen (KHK) und überall dazwischen. In ihrer heimtückischsten Form können Entzündungen aber auch zu neurodegenerativen Erkrankungen wie MS führen.

Die gute Nachricht ist, dass viele Formen chronischer Entzündung mit dem modernen Lebensstil zusammenhängen und daher durchaus zu beeinflussen sind. MS-Betroffene können leider nicht die Uhr zurückstellen und verhindern, dass sie diese Krankheit bekommen. Dennoch können wir ihren Einfluss signifikant zurückdrängen, indem wir die Ursachen der Neuroinflammation angehen. Womit wir bei meinem Leitspruch wären:

Die beste Medizin ist die Lebensweise.

Sport und Bewegung

Sport ist nicht unbedingt das Erste, das einem einfällt, um das Gehirn zu unterstützen. Bei Sichtung der einschlägigen Studien zeigt sich jedoch, dass Sport ein wichtiger Bestandteil des Behandlungskonzepts ist, wenn man das Fortschreiten neurodegenerativer Erkrankungen aufhalten will.[61]

Körperliche Aktivität tut dem zentralen Nervensystem ausgesprochen gut, ganz besonders in Bezug auf die Neuroinflammation. Dass Sport und Bewegung die Leistungsfähigkeit von Herz und Gefäßen stärken, Muskeltonus und -kraft verbessern und über die Ankurbelung des Stoffwechsels auch zur Gewichtskontrolle beitragen, ist bekannt. Hinzu kommen psychologische Vorteile – wegen der stimmungsaufhellenden Wirkung wird körperliche Aktivität auch bei Depressionen und Schizophrenie in die Behandlung einbezogen. Sport kann aber auch unmittelbar zur Prävention von Neurodegeneration beitragen, weil er das Immunsystem moduliert und die Entzündungstätigkeit reduziert.[62] Laut klinischen Studien kann körperliche Aktivität das Risiko für neurodegenerative Erkrankungen senken und die Progression des kognitiven Abbaus hinauszögern, der in die Alzheimer-Krankheit übergeht: Regelmäßige körperliche Aktivität kann das Alzheimer-Risiko erheblich reduzieren![63]

Warum Bewegung dem Gehirn so guttut

Bewegung ist einer der Faktoren, die die Neuroplastizität anregen und damit die Neurodegeneration im alternden Gehirn zu überwinden helfen. Unter Neuroplastizität versteht man die Fähigkeit des Gehirns, neue Verhaltensweisen zu erlernen und sich über andere Nervenverbindungen neu zu verdrahten. Zur Verbesserung der Neuroplastizität können unter anderem Kalorienrestriktion, tiefe Hirnstimulation (THS) und bestimmte Medikamente beitragen.[64]

Tierstudien kamen zu dem Ergebnis, dass körperliche Belastung die Neuroplastizität erhöht, indem sie die Dopaminproduktion und die Durchblutung des Gehirns anregt und für ein besseres Neurotransmitter-Gleichgewicht sorgt. Dabei sind nicht alle Bewegungsformen gleichwertig, denn wenn auch die Koordination gefordert ist, werden andere Hirnareale angeregt als bei einfachen, repetitiven Bewegungen im aeroben Training (z. B. auf dem Ergometer). Das aerobe Training umfasst alle Aktivitäten, die Sauerstoffverbrauch und Durchblutung erhöhen, wohingegen die Koordination eher bei Sportarten wie Fußball geschult wird, in denen zielorientierte Bewegungen und räumliche Orientierung gefragt sind. Beides hat eine ausgesprochen positive Wirkung auf Gehirn und Neuroplastizität. Sportarten wie Schwimmen oder Laufen, die sowohl Koordination als auch Kondition erfordern, können dabei einen Synergieeffekt haben und damit die Neuroplastizität optimal anregen.[65]

Ein Übersichtsarbeit zu Studien über die Wirkung von Sport bei kognitiv eingeschränkten Patienten ergab, dass körperlich aktive Erwachsene im Vergleich zu körperlich Inaktiven ein um 35 % niedrigeres Demenzrisiko hatten.[66] Die beste Wirkung auf die kognitive Funktion – besonders auf Arbeitsgedächtnis und Aufmerksamkeit – war bei Kombinationen aus aerobem Training und Krafttraining zu beobachten.

Zahlreiche Arbeiten zu Sport und Bewegung belegen deren Einfluss auf das Immunsystem über diverse Signalwege und weisen nach, dass Sport eine Vielzahl proinflammatorischer Zytokine (Seite 58) reduzieren kann, die im ganzen Körper das Entzündungsgeschehen befeuern.

Bei körperlicher Aktivität sollten Sie bedenken, dass es gerade bei MS-Patienten auf das richtige Maß ankommt. Überanstrengung ist eher kontraproduktiv. Die Multiple Sclerosis Society of Canada empfiehlt 2-mal pro Woche 30 Minuten mäßige aerobe Aktivität und ergänzend 2-mal pro Woche Krafttraining für größere Muskelgruppen.[67] Diese Empfehlungen gelten für MS-Patienten mit schubförmig-remittierenden oder progredienten Verlaufsformen bei geringfügiger bis moderater Behinderung. Die Deutsche Multiple Sklerose Gesellschaft bietet zu diesem Thema eine Broschüre zu »MS und Sport« an, die im Online-Shop erhältlich ist.[68] Das Beachten der eigenen Belastungsgrenzen ist für MS-Patienten besonders wichtig. Neben den negativen Auswirkungen einer Überlastung auf das Immunsystem geht es hier besonders um den Schutz vor Überhitzung, die eine verschlechterte Nervenleitfähigkeit, verstärkte Fatigue, verschwommenes Sehen oder Gleichgewichtsstörungen nach sich ziehen kann. Aqua-Gymnastik oder anderer Wassersport ist ideal, um einer Überwärmung vorzubeugen, und erleichtert die Aktivität zugleich deutlich. Krafttraining lässt sich mit oder ohne Geräte durchführen. Empfohlen wird ein Start mit leichter Belastung und langsamem Kraftaufbau. Zwischen den Trainingstagen sollte mindestens ein Tag Pause liegen. Eine ausgezeichnete Wahl ist Yoga, das zur Dehnung und Kräftigung der Muskeln beiträgt und die Atmungsfunktion stärkt. Jeder Trainingsplan sollte auch das Gleichgewicht schulen, um den neurologischen Schäden durch die pathologischen Veränderungen bei MS entgegenzuwirken. Entsprechende Übungen können dazu beitragen, dass Gehirn und Muskeln geschwächte Bereiche leichter kompensieren. Dabei sollte man aerobes Training einbeziehen und in 5-Minuten-Schritten steigern, um die Leistungsfähigkeit allmählich zu erhöhen. Grundsätzlich tut jede Form der Bewegung gut. Sie sollte aber unbedingt Spaß machen, damit Sie leichter regelmäßig dabeibleiben.

Die Rolle der Ernährung

Zu den stärksten Entzündungsfaktoren gehört die Nahrung, die wir zu uns nehmen. Allerdings sind die Ernährungsempfehlungen zur Eindämmung des Entzündungsgeschehens nicht gerade übersichtlich. Eine kluge Lebensmittelauswahl ist sehr wichtig, denn es gibt so vieles, was zur Neuroinflammation beitragen kann.

Ganz oben auf der Liste steht Zucker. Industriezucker und raffinierte Kohlenhydrate provozieren die Ausschüttung proinflammatorischer Zytokine (Seite 58). Der Durchschnittsverbrauch für Zucker liegt in Amerika bei rund 82 g pro Tag, in Deutschland erreichte er 2018/19 sogar 95 g pro Tag.[69] Die Weltgesundheitsorganisation WHO empfiehlt maximal 25 g pro Tag – das kann weniger sein, als in einer Portion Fruchtjoghurt steckt (die aber als »gesund« gilt). Zucker versteckt sich in Salatsaucen, Weißbrot, Cerealien, Würzmitteln, Getränken und vielem mehr. Achten Sie daher

Antientzündliche Ernährungsprinzipien

Alle Ernährungsformen, die Entzündungen eindämmen wollen, haben einige Prinzipien gemeinsam. Sie alle empfehlen:

- Öle und Fette mit mehrfach ungesättigten Fettsäuren wie Fisch, Leinöl und Sonnenblumenöl zu verwenden.
- Mehr Nüsse, Samen und Kerne zu verzehren.
- Keine raffinierten Kohlenhydrate wie Zucker jeder Art und Honig zu essen.
- Keine Transfette, wie sie in frittierten Speisen, industriell gefertigten Backwaren oder Margarine vorliegen können, zu sich zu nehmen. (Ausgewiesen sind Transfette bei den Inhaltsstoffen mit Angaben wie »teilweise gehärtete hydrogenisierte Öle«.)

bei allen verpackten, industriell erzeugten Produkten auf den Zuckergehalt. Gut belegt ist, dass Fruktose-Glukose-Sirup (SFCS), der anders verstoffwechselt wird als herkömmliche Saccharose und mit Übergewicht und Entzündung zusammenhängt, eine der schlechtesten Zuckerformen ist. Am besten verzichtet man ganz darauf.

> *Zu viel zugesetzter Zucker multipliziert sich leider: Je mehr Zucker wir zu uns nehmen, desto gieriger verlangt der Körper danach. Studien zufolge setzt Zuckerkonsum im Gehirn Veränderungen in Gang, die denen einer Alkohol- oder Drogensucht ähneln.*[70]

Auch mehrfach ungesättigte Fettsäuren sind nicht völlig unbedenklich, denn sie enthalten Omega-3- und Omega-6-Fettsäuren. Omega-6-Fettsäuren können Entzündungen Vorschub leisten, wenn man nicht im richtigen Verhältnis auch Omega-3-Fette aufnimmt. Das sollte man also im Hinterkopf behalten. Zu den Ölen mit hohem Omega-6-Anteil gehören Olivenöl, Distelöl, Sonnenblumenöl, Erdnussöl und unbestimmtes »Pflanzenöl«. Tendenziell verzehren wir derzeit zu viele Omega-6-Fette. Deshalb rate ich persönlich dazu, diesen Anteil zurückzuschrauben und sich eher auf Omega-3-Fettsäuren zu konzentrieren.

Sowohl Gluten (aus Weizen, Gerste und Roggen) als auch Kasein (ein Protein, das in den meisten Milchprodukten vorliegt) können Allergien auslösen. Gluten kann bei Menschen mit entsprechender genetischer Veranlagung zu Zöliakie führen, einer relativ seltenen Autoimmunerkrankung. Natürlich hat keineswegs jeder Mensch Probleme mit Gluten oder Kasein. Da beide Substanzen allerdings bei empfindlichen Menschen die Entzündungsbereitschaft verstärken können, raten manche Ernährungsansätze grundsätzlich davon ab.

Ernährungsstudien zu Fetten

Um ihre Krankheit besser zu kontrollieren und mehr Selbstwirksamkeit zu erleben, lassen sich MS-Patienten bereitwillig auf spezielle Ernährungsformen ein. 2012 kam eine Cochrane-Übersichtsarbeit zu Ernährungsinterventionen bei MS allerdings zu dem Ergebnis, dass die Ernährung keinen signifikanten Einfluss auf Progression oder Schubrisiko bei MS hat.[71] (Cochrane ist eine unabhängige Nonprofit-Organisation für evidenzbasierte Entscheidungen im Gesundheitswesen.) Das kann Patienten die Hoffnung rauben, es mit einer speziellen Diät zu versuchen. Lassen Sie sich nicht entmutigen, denn die Ernährung kann bei MS durchaus Lebensqualität und Fatigue-Symptome lindern, und eine laufende Studie zum Einfluss der Wahls-Diät auf MS sieht vielversprechend aus. Bitte beachten Sie auch, dass die Cochrane-Analyse signifikanten Einschränkungen unterlag, z. B. relativ begrenzten Einschlusskriterien: Von 923 publizierten Studien im Zusammenhang mit Ernährung und Supplementierung zur MS-Behandlung wurden für diese Analyse nur 6 randomisierte Arbeiten ausgewählt. Diese 6 Studien untersuchten mehrfach ungesättigte Fettsäuren, und zwar speziell die ergänzende Einnahme von Omega-3- und Omega-6-Fettsäuren. Die restlichen 917 Studien, in denen es um diverse Themen wie hypoallergene Ernährung und ergänzende Nährstoffe ging, wurden nicht einbezogen, weil sie nicht dem Studiendesign entsprachen. Als Ausschlusskriterium galt beispielsweise, dass eine Studie nicht randomisiert war (es gab keine unbehandelte Kontrollgruppe) oder dass die Studienendpunkte nicht den Kriterien der Cochrane-Analyse entsprachen. Das Ergebnis der Cochrane-Studie bezieht sich also allein auf die Rolle von Nahrungsfetten bei der MS-Behandlung. Dennoch kam die Studie insgesamt zu dem Ergebnis, dass eine Ernährungsintervention für die MS-Therapie keine klinische Relevanz hat. MS-Patienten sollten sich einfach an grundsätzliche Vorgaben für eine gesunde Ernährung halten.

Diese Schlussfolgerung blendet die Realität einer Ernährungsintervention aus: Im Gegensatz zur pharmazeutischen Forschung, bei der bestimmte chemische Substanzen überprüft werden, lässt sich die Wirkung eines einzelnen Nahrungsmittels oder Nährstoffs selten messen. Das liegt daran, dass eine vernünftige Ernährung abwechslungsreich sein muss, damit Synergien zwischen Lebensmitteln, Nährstoffen und Lebensstilanpassungen entstehen. Bei der erwähnten Cochrane-Studie waren die Einschlusskriterien für eine Ernährungsinterventionsstudie zu eng. So wurde nicht einmal 1 % der vorliegenden Studien zu Ernährungsumstellungen berücksichtigt, und man überging eine Fülle an nützlichen Informationen.

Historisch haben Fette einen schlechten Ruf, doch die aktuelle Forschung deutet darauf hin, dass bestimmte Fettarten nicht nur gesund, sondern für wichtige Körperfunktionen wie die Entwicklung und das Wachstum von Gehirn und Nervenzellmembranen, die Neurotransmittersynthese oder die Bildung der Zellmembran unerlässlich sind.[72]

Mehr Omega-3-Fettsäuren essen

Ganz oben auf der Liste der gesunden Fette stehen die Omega-3-Fettsäuren, die wir nur über die Ernährung oder über Ergänzungsmittel aufnehmen können. Omega-3-Fette umfassen die Untergruppen Docosahexaensäure (DHA) und Eicosapentaensäure (EPA). Auch wenn die Cochrane-Studie den Nutzen von Omega-3-Fettsäuren für die MS-Therapie nicht stützt, deuten doch viele andere Studien darauf hin, dass diese gesunden Fette vorteilhaft sein können, weil damit die Entzündungsmarker zurückgehen und weniger Rückfälle vorkommen. Sie könnten sogar die Wirkungen von Fatigue und Depressionen reduzieren, was die Lebensqualität der Patienten insgesamt verbessern kann.[73]

Bedenken Sie dabei auch, dass der Verzehr von Omega-3-Fetten über die Nahrung eine weitaus komplexere Zusammenstellung (und mitunter einfach mehr) an wertvollen Nährstoffen bedeutet als ein industriell erzeugtes Präparat. Das ist in meinen Augen einer der Hauptgründe dafür, dass die Forschung zu mehrfach ungesättigten Fettsäuren (bei der in der Regel die Wirkung einzelner Inhaltsstoffe überprüft wird) bisher keine positiven Ergebnisse erbracht hat. Studien zu echten Lebensmitteln sind sehr viel schwieriger durchzuführen, weil vollwertige Nahrung so viele Inhaltsstoffe gleichzeitig liefern. So viele Faktoren, die sich nicht konkret messen und feinjustieren lassen, sind etwas, das Forschende hassen!

DHA und EPA liegen im Gehirn in höheren Mengen vor als in anderen Körperteilen. Beide sind für die Entwicklung des Gehirns beim Fetus wie beim Säugling von elementarer Bedeutung.

Die Forschung zeigt, dass ein EPA-Mangel in der frühkindlichen Entwicklung zu einer schlechten Myelinisierung im Gehirn und schlechterer kognitiver Funktion führt.[74] Hoch dosierte Omega-3-Zufuhr scheint sich bei neurodegenerativen und neurologischen Erkrankungen positiv auszuwirken und auch Affektstörungen auszubalancieren. Der Nährstoff DHA wird für die Entwicklung der Nervenmembran benötigt, und zwar speziell im Sphingomyelin, einer phosphathaltigen Fettsäure in der Myelinscheide. Bei zu wenig DHA verändern sich räumliches Gedächtnis und Neurotransmission.

> *Omega-3-Fettsäuren (sowohl EPA als auch DHA) haben signifikanten Einfluss auf die Senkung der Neuroinflammation, indem sie die Bildung proinflammatorischer Zytokine hemmen und bestimmte biochemische Signalwege verändern, die dann entzündungshemmend wirken.*[75]

Studien zufolge haben Menschen mit einem höheren EPA-Spiegel im Serum ein geringeres Risiko für die Entstehung pathologischer Veränderungen im Gehirn (einschließlich einer Atrophie der grauen Substanz, was bei MS häufig auf kognitive Einschränkungen hindeutet) und ein geringeres Risiko für kognitiven Abbau und Demenz.[76] Eine Meta-Analyse kam umgekehrt zu dem Ergebnis, dass Menschen mit einem niedrigeren EPA- und DHA-Spiegel im Vergleich zur Kontrollgruppe ein erhöhtes Demenzrisiko hatten.[77]

Omega-3-Fettsäuren und Demenz

In einer Studie an mehr als 1500 gesunden Erwachsenen ohne Demenz wurde bei der Gruppe mit weniger DHA in den roten Blutkörperchen ein signifikant kleineres Gehirnvolumen gefunden, und sie schnitten auch bei Tests zu visuellem Gedächtnis, exekutiven Funktionen und abstraktem Denken schlechter ab.[78] Eine Laborstudie, in der Fischöl als Quelle von essenziellen Fettsäuren genutzt wurde, ergab eine Reduzierung der LPS-induzierten Entzündung, der Amyloid-Protein-Produktion und gegebenenfalls der Neuroinflammation bei neurodegenerativen Erkrankungen.[79] Diese beiden Studien unterstreichen die Bedeutung essenzieller Fettsäuren für die gesunde Hirnfunktion generell, ganz besonders aber in den Bereichen, die einen Einfluss auf die Symptomatik und Progression von MS haben.

Trotz der allgemeinen Akzeptanz, dass Omega-3-Fette für ein gesundes Gehirn unverzichtbar sind, erbrachten nicht alle klinischen Studien mit Alzheimer-Patienten vielversprechende Hinweise auf eine verbesserte kognitive Funktion. Positiv verliefen vor allem Studien mit Patienten im sehr frühen Stadium einer leichten kognitiven Einschränkung oder bei normaler Kognition.[80]

Dass bei Alzheimer-Patienten nicht alle Studien erfolgreich sind, könnte nachvollziehbare Gründe haben. Vielleicht war die tägliche EPA-Dosis nicht hoch genug für eine therapeutische Wirkung, die Behandlungsdauer nicht lang genug oder der kognitive Abbau in späteren Stadien schon irreversibel. Studien an Patienten mit mäßigem bis fortgeschrittenem Kognitionsverlust haben selten ein positives Ergebnis. Denkbar ist aber auch, dass Omega-3-Fettsäuren nur präventiv oder in frühen Stadien des kognitiven Abbaus von Nutzen sind.[81]

Forschungen an Alzheimer-Patienten mit ersten Einschränkungen oder normaler Kognition zeigen Verbesserungen in Bezug auf Arbeitsgedächtnis, verbales Kurzzeitgedächtnis und Lernfähigkeit. Zur Frage, inwiefern sich Omega-3-Fettsäuren optimal nutzen lassen, um das Auftreten von Demenz und neurodegenerativen Erkrankungen in einer alternden Gesellschaft zu reduzieren, sind weitere Studien notwendig.

Weitere Ernährungsstudien

2014 veröffentlichte die American Academy of Neurology eine umfassende Meta-Analyse alternativmedizinischer Behandlungsansätze bei MS mit breiter gefassten Einschlusskriterien.[82] Viele der untersuchten Therapien wurden als ineffektiv eingestuft, weil entweder das Ergebnis darauf hindeutete oder die Studienqualität zu gering war. Einige der geprüften Studien sahen jedoch vielversprechend aus. Nur 3 Studien zur Omega-3-Supplementierung bei insgesamt fettreduzierter Ernährung entsprachen den Kriterien dieser Meta-Analyse. Man kam zu dem Schluss, dass Omega-3-Gaben weder Schübe und Behinderung reduzieren noch Fatigue-Symptome lindern konnten. Geprüft wurden auch mehrere Cannabis-Studien (Seite 98). Hier erwiesen sich einige als gegebenenfalls hilfreich zur Reduzierung von Krampfneigung und Schmerzen.

HOLISM-Studie: Ein großes Forschungsprojekt unter der Leitung des St. Vincent's Hospital, Melbourne, beobachtete unter dem Akronym HOLISM (Health Outcomes and Lifestyle Intervention in a Sample of People with Multiple Sclerosis) international Therapieversuche bei 2000 Probanden mit bestätigter MS-Erkrankung und sammelte Daten zum Grad der Behinderung, zu Schüben und Ernährungsgewohnheiten.[83] Diese Daten wurden online erhoben und es gab 5 Jahre lang Nachuntersuchungen. Das Ergebnis war, dass ein hoher Verzehr von Obst, Gemüse und gesunden Fetten (Omega-3 und Omega-6) positiv mit einer höheren Lebensqualität (körperlich und mental) und weniger Behinderung insgesamt assoziiert war.

Die Gründe dafür sind noch unklar, doch man vermutet, dass die Polyphenole und Karotinoide aus Obst und Gemüse zu weniger Entzündungen beitragen, während gleichzeitig die Antioxidanzien MS-typische, schädliche Oxidationssignalwege unterbrechen.

Fettarme, pflanzliche Ernährung: Eine andere Studie untersuchte ein Jahr lang die Wirkung einer gesunden, fettarmen, stark pflanzlichen Ernährungsform im Vergleich zu einer Ernährung ohne jegliche Vorgaben.[84] Um zu prüfen, inwiefern eine pflanzenbetonte Ernährungsweise MS-Anzeichen und Symptomatik beeinflusste, wurden MRT-Aufnahmen des Gehirns gemacht und Schübe, Grad der Behinderung, BMI, Blutzuckerspiegel, Lebensqualitätsfaktoren und Ausmaß der Fatigue ermittelt. Die Gruppe, die sich stark pflanzlich ernähren sollte, verzehrte deutliche weniger Kalorien in Form von Fett. Bei dieser kleinen Studie waren im MRT und beim Grad der Behinderung keine nennenswerten Unterschiede zu erkennen, aber die Gruppe, die sich gesund ernährte, wies deutliche Verbesserungen in Bezug auf die Fatigue auf. Insgesamt konnte die Ernährung die Krankheitsprogression nicht verändern, aber doch die Fatigue abmildern, die zu den besonders einschränkenden MS-Symptomen zählt.

Mittelmeerdiät: Auch eine Kalorienrestriktion wurde in Bezug auf MS geprüft. In Kombination mit einer semivegetarischen

Ernährung, angelehnt an die Mittelmeerdiät, bei der 50 % der Energie über Kohlenhydrate (bei geringer Glutenaufnahme), 30 % über Proteine und mehr Fisch als Fleisch verzehrt werden, scheint eine knappe Kalorienzufuhr die Lebensqualität tendenziell zu verbessern. Es sind allerdings weitere Studien notwendig, um diese Ergebnisse zu bestätigen, denn diese Untersuchung beruhte auf einer Selbsteinstufung der Patienten in Form von höheren Werten bei der Lebensqualität (im Vergleich zur Kontrollgruppe.[85]

Ernährungs-Meta-Analyse: Eine Meta-Analyse zur Ernährung bei MS, die der Cochrane-Übersichtsstudie ähnelt und 2016 veröffentlicht wurde, untersuchte eine breitere Menge an Studien (von denen einige bereits erwähnt wurden).[86] In diesem Fall kamen die Autoren bei der Überprüfung von Studien zu Ernährung und Nahrungsergänzungsmitteln zu dem Ergebnis, dass ernährungsbedingte Faktoren bestimmte Krankheitsparameter von MS wie Fatigue, Schubanzahl und Behinderung beeinflussen können. Sie fanden auch Hinweise darauf, dass die Ernährung Einfluss auf die Krankheitsentstehung und Progression haben könnte.

> *Basierend auf Erkenntnissen aus anderen Arbeiten empfahl dieses Team eine gesunde Ernährung mit wenig Salz, Zucker und gesättigten Fetten. Der Rat lautete, dass man reichlich Obst und Gemüse essen und auf industriell erzeugte Produkte verzichten solle – und dass ein hoher Anteil von Fleisch und Milchprodukten in der Nahrung das MS-Risiko erhöhe.*

Diese Übersichtsarbeit sah auch eine Verbindung zwischen Adipositas in der Kindheit und Jugend und einem erhöhten MS-Risiko, unter anderem weil Übergewicht mit einer höheren Entzündungsbereitschaft einhergeht. Bei MS-Patienten ist starkes Übergewicht auch mit einer erhöhten Behinderung, geringeren Lebensqualität, stärkerer Fatigue und einer verzögerten Diagnose verbunden. Angesichts der Verbindung zwischen MS und Adipositas wäre eine gesunde Ernährung allen jungen Menschen, die ihr MS-Risiko senken möchten, dringend ans Herz zu legen.

Sinnvolle Ernährungsformen bei MS

Kaum jemand gräbt sich freiwillig durch ganze Berge von Studien, ohne beruflich in diesem Bereich tätig zu sein. Deshalb verlassen sich die meisten auf Diäten, die wissenschaftliche Erkenntnisse in ein mundgerechtes »Rezept« verpacken. Aber selbst dies ist gar nicht so einfach, weil es so endlos viele Möglichkeiten gibt, dass man nicht unbedingt intuitiv weiß, wo man anfangen soll oder welche Diät am meisten hilft. Das weiß ich aus persönlicher Erfahrung.

Intervallfasten

Studien zufolge könnte das intermittierende Fasten oder Intervallfasten, bei dem man während eines 24-Stunden-Zeitraums länger fastet als isst, die Hirnfunktion verbessern und vor kognitivem Abbau schützen. Es gibt diverse Intervallmodelle. Ich persönlich halte mich an die 16:8-Methode. Bei diesem Ansatz begrenzt man die Phase der Nahrungsaufnahme auf 8 Stunden am Tag. Dazwischen wird 16 Stunden gefastet. Einen Großteil dieser 16 Stunden verschläft man, was die Sache einfacher macht! Zudem gibt es Hinweise, dass der Verzicht auf spätes

Essen der Gesundheit mehr hilft als die verminderte Kalorienzufuhr an sich, weil Physiologie und Stoffwechsel dabei eher den natürlichen circadianen Rhythmen entsprechen. (Sie können Intervallfasten selbstverständlich mit jeder der nachfolgenden Ernährungsformen kombinieren, denn es handelt sich in erster Linie um eine Verhaltensumstellung.)

Ketogene Ernährung

Von ketogener Ernährung (Keto-Diät) haben Sie sicher schon einmal gehört. Diese Diät ist sehr restriktiv und daher gar nicht so leicht zu befolgen. Im Rahmen der MS-Therapie ist sie aber einen Versuch wert.

Es gibt viele Varianten der ketogenen Ernährung. Sie alle betonen eine sehr geringe Kohlenhydratzufuhr, hohen Fettanteil und mäßige Proteinaufnahme. Einige Keto-Diäten empfehlen für die Fettzufuhr vor allem Milchprodukte und erlauben Eier. Andere Varianten setzen auf die Einnahme von mittelkettigen Triglyzeriden als gesunde Fettquelle. Diese Version gestattet einen etwas höheren Kohlenhydratanteil.

Der menschliche Körper nutzt zur Glukoseerzeugung (die für die Energieproduktion (ATP) benötigt wird) am liebsten Kohlenhydrate. Bei ketogener Ernährung zwingt man ihn, stattdessen auf organische Verbindungen aus der Fettverbrennung zuzugreifen, die Ketone. Mit dieser Ernährungsform versetzt man den Körper daher in den Zustand der Ketose, in dem er Fettsäuren aus den Fettspeichern entnimmt, die in der Leber dann zu Ketonkörpern umgebaut werden. Dieser Prozess verwandelt den Körper in eine sehr effiziente Fettverbrennungsmaschine, was sowohl dem Körpergewicht als auch dem Blutzuckerspiegel guttut. Ketone können die Blut-Hirn-Schranke durchdringen und werden im Gehirn von den meisten Zellen bereitwillig anstelle von Glukose akzeptiert. Die Vorteile summieren sich mit der Zeit, denn je länger man die Low-Carb-Diät beibehält, desto effizienter nutzt das Gehirn Ketone als Energiequelle. Um in den Zustand der Ketose zu gelangen, muss man pro Tag weniger als 50 g Kohlenhydrate verzehren.

Die ketogene Diät wird seit langem in der Epilepsietherapie eingesetzt, wenn übliche Medikamente nicht wirken.[87] Warum sie hilft, ist bisher nicht abschließend geklärt.

Einige Studien konnten zeigen, dass Ketonkörper neuroprotektive Eigenschaften haben. Außerdem könnten sie die Bildung neuer Mitochondrien anregen. Ketonkörper erhöhen in den Mitochondrien den Glutathionspiegel (Glutathion schützt vor Zellschäden durch freie Radikale, Schwermetalle und andere Schadstoffe), haben antioxidative Eigenschaften, verbessern die Energieproduktion und tragen zu einer Normalisierung der neurologischen Funktion bei.

Mit einer ketogenen Ernährung kann man zwar den Glutathionspiegel anheben, doch es wäre viel einfacher, dafür direkt die Substanz oder deren Vorläufer N-Acetylcystein einzunehmen. Wegen dieser Eigenschaften der Ketonkörper kann eine Keto-Diät helfen, Folgen der Alterung und des damit verknüpften neuronalen Abbaus entgegenzuwirken. Und weil sich dabei zugleich der Blutzucker stabilisiert, ist eine Keto-Diät auch eine ausgezeichnete Therapie bei Typ-2-Diabetes.

Aufgrund gewisser Parallelen zur Epilepsiebehandlung besteht auch Interesse, Alzheimer-Patienten ketogen zu ernähren. In einer klinischen Studie mit Alzheimer-Patienten konnte eine ketogene Diät mit mittelkettigen Triglyzeriden (aus Kokosöl und Milchprodukten) bei bestimmten Formen der Alzheimer-Krankheit die kognitive Funktion verbessern. Außerdem scheinen Ketone zum Schutz vor der giftigen Wirkung der Beta-Amyloid-Proteine beizutragen.

Rein theoretisch könnte eine Keto-Diät sich bei MS aufgrund der schützenden biochemischen Eigenschaften der Ketone als hilfreich erweisen. Zum Beispiel wirkt sie diversen destruktiven Signalwegen entgegen, die bei MS aktiv werden. Sie reduziert die Oxidation, indem sie den Glutathionspiegel erhöht, unterstützt die Mitochondrien-Funktion, schützt vor neuronalen Schäden und hat eine entzündungshemmende Wirkung. Bisher lässt sich dieser Nutzen bei MS jedoch nicht durch klinische Studien erhärten. Und eine Keto-Diät ist gar nicht so einfach: Sie ist außerordentlich restriktiv, man muss auf vieles verzichten, und die Ernährungsumstellung geht weit über »Esst weniger Brot und Nudeln« hinaus, denn auch viele gesunde Früchte und Gemüsesorten haben einen hohen Kohlenhydratanteil. Die meisten Patienten halten eine Keto- oder Paläo-Diät daher kaum dauerhaft durch. Es geht also darum, eine Ernährungsform zu finden, bei der man viele Jahre bleiben kann.

Paläo-Diät (Wahls-Diät)

Die Ärztin und Professorin Terry Wahls litt einst unter schwerer MS. Heute ist sie für ihre Pionierarbeit bei der Bekämpfung dieser Krankheit durch Ernährung, Nahrungsergänzungsmittel und Lebensstilanpassung bekannt und hat intensive Forschungen zur »Steinzeitdiät« betrieben. Ihre modifizierte Version der Paläo-Diät (die sie in ihrer »Wahls-Diät« speziell für MS-Patienten beschreibt) soll das Ernährungsverhalten der Menschen in der Steinzeit imitieren. Damit fallen Dinge wie Pizza, Donuts oder Kekse sofort durch das Raster. Erlaubt sind stattdessen Fisch und mageres Fleisch, grüne Blattgemüse, Früchte mit kräftigen Farben, pflanzliche und tierische Fette, gesunde, mehrfach ungesättigte Fette und Öle und sehr wenig Kohlenhydrate. Eier und Gluten sind nicht gestattet, weil viele Menschen darauf allergisch oder mit erhöhter Entzündungstätigkeit reagieren.

Was ich an der Wahls-Diät befürworte, ist der Fokus auf möglichst viel Gemüse aller Art, Beeren und Fleisch von Weidetieren. Man soll jeden Tag ausdrücklich etliche große Portionen Obst und Gemüse verzehren, und zwar 3 Tassen Salat und grünes Blattgemüse, 3 Tassen Gemüse in anderen kräftigen Farben und 3 Tassen schwefelreiches Gemüse wie diverse Kohlarten (Brokkoli, Weißkohl, Blumenkohl und so weiter), aber auch Knoblauch und Zwiebeln.[88] Schwefelreiches Gemüse ist so empfehlenswert, weil es die Glutathionproduktion und die Entgiftung unterstützt. Ein hoher Anteil von grünem Blattgemüse wie Grünkohl, Spinat und Mangold liefert reichlich Vitamin K_2, das ein Co-Faktor für die Myelinproduktion ist. Stark pigmentierte Früchte und Gemüsearten wie Auberginen oder Beeren enthalten eine Menge Polyphenole für den Schutz der Nerven, die eine antioxidative Wirkung entfalten. Damit tragen auch sie zur Entzündungshemmung bei. Fleisch sollte von Tieren stammen, die nur mit Gras gefüttert wurden. Innereien und Fisch aus Wildfang sind ebenfalls akzeptabel.

Dr. Wahls hat 2 kleine klinische Studien veröffentlicht, die die Vorzüge des von ihr entwickelten Behandlungsansatzes evaluieren sollten. Neben der modifizierten Paläo-Ernährung gehören hierzu auch Nahrungsergänzungsmittel sowie Lebensstilfaktoren wie Massagen, neuromuskuläre Elektrostimulation, Akupunktur und Meditation.[89] Beide Studien ergaben, dass die MS-Patienten im Verlauf der einjährigen Untersuchung von einer zunehmenden Verbesserung in Bezug auf Fatigue, Stimmung und kognitive Symptome berichteten. Das sind wichtige Indikatoren, die starken Einfluss auf die Lebensqualität von MS-Patienten haben.

Die Paläo-Diät hat gewisse Ähnlichkeiten mit der ketogenen Diät, ist aber deutlich weniger restriktiv und langfristig leichter durchzuhalten. Die Auswahlkriterien sind flexibler, zumal die vollwertigen Kohlenhydrate aus vielen Früchten und Gemüsesorten nicht ausgeschlossen werden und man auch nicht jeden Tag die Makronährstoffe genau nachrechnen muss, um das »richtige« Verhältnis zu erzielen. Dr. Wahls hält die ketogene Ernährung längerfristig für kaum durchzuhalten und sorgt sich um mögliche Gesundheitsprobleme bei einer Daueranwendung. Sie befürchtet ein höheres Risiko für Nährstoffmängel, Hormonstörungen und ein gestörtes Mikrobiom. Ich persönlich halte jede Diät, die derart restriktiv ist und Nährstoffmängel hervorrufen kann, für problematisch.

Swank-Diät

Zu den bekanntesten Ernährungsinterventionen bei MS zählt die Swank-Diät, die das Fortschreiten der Krankheit über eine sehr geringe Aufnahme an gesättigten Fetten aufhalten will.[90] Die Fettaufnahme bleibt auf 50 g pro Tag beschränkt, von denen maximal 20 g gesättigte Fette sein dürfen. Gestattet sind 2 Portionen fettreduzierte Milchprodukte und 4 Portionen Getreideprodukte, auch Brot und Pasta, pro Tag. Eier sind ebenfalls erlaubt.

Die Beliebtheit dieser Diät beruht auf positiven Ergebnissen einer klinischen Studie, die Dr. Roy Swank Anfang der 1950er Jahre initiierte. Dabei zeigte sich, dass bei strenger Befolgung der Vorgaben in den 50 Jahren der Nachbeobachtung weniger Schübe und Behinderung zu beobachten waren und auch die Überlebensrate insgesamt besser war. Allerdings hat auch diese Studie gewisse Einschränkungen: Zunächst einmal gab es keine unbehandelte Kontrollgruppe. Zudem stiegen viele Studienteilnehmer im Laufe der Zeit aus. Und schließlich gab es damals noch keine MRT-Technologie, weshalb es nicht möglich war, die Gehirne der Teilnehmenden vor und nach der Studie darzustellen, um eventuelle Veränderungen qualitativ auszuwerten.

Nach meiner MS-Diagnose hielt ich mich 6 Monate lang strikt an die Swank-Diät, aber meine Symptome – und auch die im MRT entdeckten Läsionen – wurden deutlich schlimmer. Ich hinterfrage diesen Ernährungsansatz aus der Stoffwechselperspektive.

> *Das Gehirn setzt sich aus Fetten zusammen, sodass es mir widersinnig erscheint, einen Nährstoff zu limitieren, der für die neurologische Entwicklung und Funktion essenziell ist.*

Wichtig sind hochwertige Fette in Bioqualität. (An dieser Stelle möchte ich betonen, dass wir darauf achten sollten, keine Lebensmittel zu verzehren, die Fette enthalten, die mit giftigen Lösungsmitteln extrahiert und oxidiert oder erhitzt wurden.)

Auch die Hormonproduktion verlässt sich auf eine adäquate Cholesterolmenge (die der Körper aus Fett erzeugt), und wir wissen, dass das hormonelle Gleichgewicht bei der MS-Progression eine Rolle spielt. Auf welche Weise eine stark fettreduzierte Ernährungsform wie die Swank-Diät eine neurodegenerative Erkrankung positiv beeinflussen soll, ist noch immer unklar. Um diese Frage genauer zu verstehen, führt Dr. Wahls mit Unterstützung der amerikanischen National Multiple Sclerosis Society und Fördermitteln der Gesundheitsbehörde NIH eine klinische Studie durch, in der die Wirksamkeit von Paläo-Diät und Swank-Diät auf eine reduzierte Fatigue bei MS-Patienten verglichen wird.[91] Diese Studie war zum Zeitpunkt meiner Manuskriptlegung noch nicht abgeschlossen.

Mittelmeerdiät

Die Mittelmeerdiät ist großzügiger als der Paläo-Ansatz, denn sie bezieht auch bestimmte Lebensmittel ein, die bei Paläo kaum oder gar nicht verzehrt werden. Zur Mittelmeerdiät gehören Olivenöl, Vollkornprodukte, Gemüse, Fisch, Hülsenfrüchte und einige Milchprodukte. Es gibt keine Vorgaben zum Verhältnis der Kategorien. Insgesamt jedoch setzt diese Ernährung vor allem auf Obst und Gemüse, Hülsenfrüchte, Nüsse und Vollkorn. Rotes Fleisch kommt nur selten auf den Tisch, und auf Zucker und Fertigprodukte wird ganz verzichtet.

Bei der wissenschaftlichen Überprüfung der Mittelmeerdiät zeigte sich, dass sie Entzündungen und neurodegenerativen Erkrankungen entgegenwirkt. In einer Veröffentlichung heißt es, die Entzündungsprozesse liefen mit zunehmendem Alter schneller ab.[92] Altwerden erhöht das Risiko für entzündlich bedingte chronische Krankheiten wie Diabetes, Arthritis und neurodegenerative Störungen. Bei der Mittelmeerdiät setzt man der Entzündungsbereitschaft eine Fülle von Antioxidanzien und Phenolen entgegen. Epidemiologische Studien zeigen, dass Menschen, die sich konsequent an die Mittelmeerdiät halten, ein geringeres Risiko für chronische und neurodegenerative Erkrankungen haben. Wie bereits erwähnt, könnte (und sollte) man Gluten und anderes Getreide jedoch meiden, weil sie potenziell entzündlich und auch als Allergen wirken könnten.

Ich habe viele Ernährungsweisen durchprobiert und halte mich inzwischen weitgehend an die Mittelmeerdiät, bei der ich bestimmte Paläo-Aspekte berücksichtige (z. B. wenig Zucker und Weizen). Mein Rat? Lassen Sie sich nicht beirren. Informieren Sie sich eigenständig, entscheiden Sie selbst, welche Ernährung Ihnen zusagt (und auch machbar erscheint), und dann probieren Sie es aus. Notfalls der Reihe nach, aber nicht alles durcheinander, sonst finden Sie nie heraus, was Ihnen guttut und was nicht. Wer dabei methodisch vorgeht und alle Veränderungen während einer speziellen Diät notiert, die guten wie die schlechten, wird bald spüren, womit er oder sie sich am besten fühlt.

Wurmtherapie

Große Bevölkerungsstudien konnten zeigen, dass Autoimmunerkrankungen wie MS weitaus seltener bei Menschen mit Wurmbefall (Helminthen) auftreten. Parasitäre Würmer haben sich über Jahrtausende hinweg parallel zum Immunsystem von Säugetieren entwickelt. Um ihr Überleben zu sichern, wurden die Würmer sehr geschickt darin, die Immunreaktion ihrer Wirte so zu manipulieren, dass das Immunsystem möglichst gar nicht erst ansprang und sie attackierte. Diese Immunmodulierung des Wirts könnte umgekehrt wiederum den Wirt vor übertriebener Entzündungstätigkeit und Autoimmunreaktionen geschützt haben. Das ist eine Beobachtung, die sich an Tiermodellen zur Autoimmunität erhärten ließ: Mäuse, die mit Würmern infiziert wurden, sind vor einer MS-Progression geschützt. In Studien scheinen auch viele andere Parasiten diese schützende Wirkung zu erzielen.

Alternativ zur Infektion mit lebenden Wurmlarven sucht die Forschung auch nach aus Würmern gewonnenen chemischen Substanzen, die das Immunsystem modellieren und die schützende Wirkung der Infektion nachahmen könnten. Doch obwohl Wurminfektionen bei MS-Mäusen und in frühen klinischen Studien auch beim Menschen positive Ergebnisse erzielt haben, empfehle ich dringend, eine Wurmtherapie mit lebenden Larven oder Eiern nur unter Aufsicht eines entsprechend bewanderten Arztes oder im Rahmen einer kontrollierten klinischen Studie durchzuführen.

Nahrungsergänzungsmittel

Im Gegensatz zu Arzneimitteln werden Nahrungsergänzungsmittel und Heilpflanzen nicht in großen klinischen Studien getestet, doch auf diese Studien verlassen sich viele Ärzte bei ihren Verordnungen. Im Rahmen ihrer Ausbildung lernen Mediziner, bei allen Substanzen, deren Wirksamkeit und Sicherheit nicht durch klinische Studien bestätigt ist, sehr skeptisch zu sein.

Die Mittel, die ich Ihnen im Folgenden vorstelle, sind jedoch gründlich erforscht. Ich habe sie sowohl meinen Patienten empfohlen als auch selbst verwendet, oft sehr erfolgreich. Wie bei der Ernährung können manche besser wirken als andere. Ich liefere hier Informationen zur Wirkung, die ich

Kleine Studien zur Wurmtherapie bei MS-Patienten

Nach solchen Erkenntnissen kamen Überlegungen auf, Wurminfektionen bei Menschen mit Autoimmunerkrankungen als Therapieversuch auszuprobieren. Einige wenige MS-Studien verwendeten hierfür die Eier des Schweinepeitschenwurms, Trichuris suis, und die Larven des amerikanischen Hakenwurms, Necator americanus. Diese Studien waren klein und von kurzer Dauer, denn es ging in erster Linie um die Sicherheit. Bei einer Studie mit 5 MS-Patienten wurden nach Einsatz von Trichuris suis während der Behandlung und bis zu 2 Monate danach weniger neue ZNS-Läsionen beobachtet. Gleichzeitig stiegen im Blut die Werte von 2 entzündungshemmenden Zytokinen.
Eine zweite Studie an 12 MS-Patienten, in der unterschiedliche Wurmarten eingesetzt wurden, ergab im Vergleich zu einer nicht infizierten Kontrollgruppe weniger Schübe und MRT-Veränderungen. Unerwünschte Ereignisse wurden bisher nicht gemeldet.

für nützlich halte, damit Sie gut informiert entscheiden können, was Sie ausprobieren möchten.

Außerdem bespreche ich einige Arzneimittel, die aufgrund ihrer Wirksamkeit bei anderen Krankheitsbildern auch für die MS-Behandlung vielversprechend erscheinen. Ehe Sie auf eigene Faust Nahrungsergänzungsmittel einnehmen, ziehen Sie bitte einen erfahrenen Arzt für Naturheilkunde hinzu. Es ist immer eine gute Idee, bei der Behandlung nicht gegeneinander, sondern miteinander zu arbeiten! Allerdings ist es meiner Erfahrung nach oft wenig fruchtbar, Ärzte ohne naturheilkundliche Zusatzausbildung in Bezug auf Ergänzungsmittel nach ihrer Einschätzung zu fragen.

Chinesischer Raupenpilz (Cordyceps sinensis)

Cordyceps – auch als Dong Chon Xia Cao oder Chinesischer Raupenpilz bezeichnet – ist ein Pilz, der kleine Raupen und Käfer besiedelt, die auf dem tibetischen Hochplateau vorkommen. Da Cordyceps relativ selten ist, gilt er als begehrtes, luxuriöses Tonikum für Energie, Immunsystem und ein langes Leben. In China, Tibet, Korea und Japan hat seine Verwendung in der traditionellen Medizin lange Tradition. Man behandelt damit nicht nur Infektionen, Krebs und chronische entzündliche Krankheiten, sondern auch das Herz, neurologische Erkrankungen und Störungen der Hirnfunktion wie Gedächtnisverlust und Senilität. Für all diese traditionellen Indikationen gilt Cordyceps als Adaptogen, also als Mittel, das zu erhöhter Widerstandsfähigkeit des Körpers führt.

Rosmarinsäure

Rosmarinsäure ist ein Extrakt der Rosmarinpflanze. Sie unterstützt das Immunsystem, die gesunde Schilddrüsenfunktion und eine normale Histaminproduktion. Achtung: Wenn Rosmarinsäure (wie bei mir) den Magen reizt, können Sie dagegen Eibischwurzel einnehmen.

Im Tierversuch konnte Rosmarinsäure als Einzelsubstanz das Myelinwachstum im Corpus callosum, dem Bereich, der die rechte und linke Gehirnhälfte verbindet, stimulieren und die Produktion von Oligodendrozyten anregen. Außerdem wirkt sie neurprotektiv.

Glutathion

Diese antioxidative Substanz wird zunehmend mit der kognitiven Funktion bei älteren Erwachsenen in Verbindung gebracht.[93] Aktuelle Studien prüfen, woran das liegen könnte und warum Menschen mit einem höheren Glutathionspiegel im Blut bessere kognitive Funktionen aufweisen als solche mit einem normalen oder niedrigen Spiegel. Ganz allgemein reduziert Glutathion oxidativen Stress im Gehirn, indem es die Zellen bei der Selbstreparatur unterstützt, was wiederum zur Erhaltung neuronaler Verbindungen beiträgt.

Vitamin D_3

Dass MS in Gebieten mit begrenzter Sonnenscheindauer häufiger vorkommt, ist keine Überraschung, denn ein niedriger Vitamin-D-Spiegel korreliert eng mit Autoimmunstörungen. Forschende haben eine klare Verbindung zwischen einem niedrigen Vitamin-D-Spiegel und verschiedenen neurologischen und kognitiven Beeinträchtigungen gefunden. In Nordamerika werden die höchsten MS-Raten in Kanada beobachtet, danach folgt der US-Bundesstaat Vermont. Das niedrigste MS-Risiko haben Menschen, die in Texas geboren und aufgewachsen sind. Und wer in Äquatornähe lebt, erkrankt nahezu nie an MS.

Ich habe meinen Patienten bei Autoimmunerkrankungen stets großzügig Vitamin D verordnet, und nachdem ich meine eigene Diagnose kannte, habe ich es auch selbst eingenommen.

Bei Verordnungen beginne ich normalerweise mit 2000 Internationalen Einheiten (IE) pro Tag, und zwar zeitlich unbegrenzt. Meine Patienten sagen dann oft: »Das ist aber viel Vitamin D!« Stimmt. Und das ist Absicht. Je schneller Sie Ihren Vitamin-D-Spiegel anheben und auf diesem Niveau halten können, desto besser stehen die Chancen auf eine normale Immunreaktion.

Fischöl

Kennen Sie die Aussage »Fisch ist Nahrung fürs Gehirn«? Sie ist wahr. Forschungsteams konnten einen unmittelbaren Zusammenhang zwischen Omega-3-Fetten aus fettem Fisch (wie Thunfisch oder Lachs) und kognitiver Gesundheit nachweisen. Menschen mit wenig Omega-3-Fetten (wie DHA und EPA) im Blutplasma haben ein größeres Risiko für visuelle Einschränkungen, Lernstörungen, einen Rückgang der kognitiven Gesundheit und bestimmte Formen von Demenz einschließlich der Alzheimer-Krankheit.

Mehr Fisch zu essen, ist da eine echte Hilfe. Ich gebe mir Mühe, täglich 2 Teelöffel Lebertran (vom Kabeljau) einzunehmen. Bei einem Schub verdoppele ich diese Menge.

Ein zusätzlicher Vorteil ist, dass Fischöl während eines aktiven MS-Schubs dazu beitragen kann, das Entzündungsgeschehen zu bremsen. In dieser Situation empfehle ich 5-mal am Tag 1 Teelöffel Fischöl. Das habe ich selbst ausprobiert und fand es hilfreich. Ziehen Sie es ruhig in Erwägung.

Fumarat (DMF)

Dimethylfumarat (DMF) beziehungsweise Fumarsäuredimethylester wird aus Fumarsäure gewonnen und zur Behandlung von Psoriasis eingesetzt, die wie MS auf Autoimmunprozessen beruht.

Die Wirkmechanismen sind noch nicht vollständig geklärt – es scheinen diverse Faktoren zusammenzukommen. Die entzündungshemmenden Eigenschaften von DMF haben eine positive Wirkung auf das Immunsystem, indem sie Autoimmunreaktionen dämpfen. Auf Makrophagen, Mikroglia und Neuronen wirkt DMF antioxidativ und neuroprotektiv.[94] Laborversuche legen nahe, dass die starke antioxidative Wirkung über die Beeinflussung des Glutathionspiegels zustande kommt, und Glutathion gilt als wichtiger antioxidativer Wirkstoff. Es wird im Körper synthetisiert, bei der Oxidation verbraucht und in der Leber zur Wiederverwendung zurückgewonnen. Fumarinsäure scheint selbst bei niedriger Eigenproduktion den Glutathionspiegel zu erhöhen, weil es das Glutathionrecycling hochreguliert, indem es eines der hierfür benötigten Enzyme unterstützt.[95]

Studien mit DMF bei MS-Patienten

Frühe klinische Studien zum Einsatz von DMF bei MS-Patienten hatten nur wenige

Teilnehmende, erschienen im Hinblick auf Sicherheit und Wirksamkeit allerdings vielversprechend. Danach begannen größere, multizentrische Studien.

Untersucht wird auch die mögliche Rolle von Fumarinsäureestern bei der Heilung von Schädel-Hirn-Traumata, die langfristig einen Risikofaktor für Neurodegeneration darstellen. Tierstudien zeigen, dass Neuronen hier womöglich über die entzündungshemmende Aktivität geschützt werden.[96]

DMF-Anwendung

DMF ist als verschreibungspflichtiges Arzneimittel verfügbar. (Ich habe es ausprobiert, aber mir hat es nicht geholfen.) Studien belegen eine hohe Sicherheit bei nur geringfügigen unerwünschten Wirkungen wie Magen-Darm-Beschwerden und vorübergehender Hautrötung. Zu den Magen-Darm-Beschwerden gehören leichte bis mäßige Diarrhö, Übelkeit, Erbrechen und Bauchschmerzen. Diese Nebenwirkungen werden tendenziell im Laufe der Zeit schwächer. Wechselwirkungen mit anderen Arzneimitteln sind nicht bekannt, und auch in der Schwangerschaft scheint das Mittel unbedenklich zu sein.

Es gibt Fumarinsäure auch als Nahrungsergänzungsmittel, aber hier ist unklar, ob es ausreichend aufgenommen wird, um eine Wirkung zu entfalten. Hirtentäschelkraut und andere Heilpflanzen enthalten von Natur aus die säuerlich schmeckende Fumarinsäure. Einige dieser Pflanzen werden traditionell als Heilmittel gegen Hautprobleme eingesetzt, aber bisher gibt es keine Studien, die eine Wirksamkeit für die MS-Behandlung belegen.

CONFIRM-Studie

Auf 2 Jahre angelegt war die multizentrische Studie »Comparator and an Oral Fumarate in Relapsing-Remitting Multiple Sclerosis« (CONFIRM), an der über 1400 Patienten teilnahmen. Die Patienten nahmen während des 2-jährigen Studienzeitraums entweder eine von zwei Dosierungen DMF, ein Placebo oder den Vergleichswirkstoff Glatirameracetat (GA) ein. Im Vergleich zur Placebogruppe wurde bei der höheren DMF-Dosis eine um 51 % geringere Schubrate beobachtet, bei der niedrigeren Dosis immerhin noch eine um 44 % niedrigere Rate. Zugleich erwies sich die Wirkung der DMF-Medikation als eindrucksvoller als die GA-Gabe – hier gingen die Schübe im Vergleich zur Placebogruppe nur um 29 % zurück. Auch in Bezug auf die Reduzierung der Anzahl neuer oder vergrößerter Läsionen erwies sich DMF als überlegen (allerdings wurden die hierfür erforderlichen MRT-Scans nur bei einer Untergruppe der Teilnehmenden durchgeführt). Die reduzierte Schubrate wirkte sich positiv auf die allgemeine Lebensqualität der Teilnehmenden aus.
Klinische Folgestudien konnten die Ergebnisse der CONFIRM-Studie bestätigen: Es stellte sich heraus, dass ein Behandlungsbeginn in frühen Stadien der MS sich als sehr vorteilhaft erwies, besonders, wenn vor Beginn der neurologischen Schädigung damit begonnen wurde.

Resveratrol

Resveratrol ist ein Polyphenol aus Trauben und Rotwein, das für die herzschützende Wirkung von Wein verantwortlich ist. Als starkes Antioxidans schützt es die Neuronen über eine Eindämmung von Entzündungen. Zellstudien konnten belegen, dass Resveratrol die Produktion von Amyloid-Proteinen reduziert und Mikroglia vor Schäden bewahrt.[97] Tierstudien legen nahe, dass Resveratrol die Entstehung von Beta-Amyloid-Plaques hemmen und die Neuroinflammation reduzieren könnte.[98] Dass Resveratrol die Gehirnfunktion verbessert, indem es Gefäße entspannt und zur besseren Durchblutung des Gehirns beiträgt, haben andere Studien nachgewiesen.

Untersuchungen deuten darauf hin, dass Resveratrol wahrscheinlich bei den meisten neurodegenerativen Krankheiten hilfreich ist.[99] Bei der Parkinson-Krankheit kann es oxidativen Stress reduzieren, der durch die Ansammlung von Lewy-Körperchen entsteht. Bei der Huntington-Krankheit könnte die geringere Oxidation durch gestörte Mitochondrienfunktion und Ansammlung von Huntingtin-Proteinen (HTT) ausschlaggebend sein. (Das Huntingtin-Protein ist im gesamten Körper nachzuweisen. Die höchste Konzentration findet sich jedoch im Gehirn, und zwar in den Neuronen und den Gliazellen.)[100] Bei der Alzheimer-Krankheit könnte Resveratrol oxidativen Stress durch Amyloid-beta-Proteine reduzieren. Und bei MS kann die Substanz Neuronen vor der giftigen Wirkung von Glutamat schützen.[101]

Eine Tierstudie kam allerdings zu dem Ergebnis, dass Resveratrol die autoimmunbedingte Demyelinisierung womöglich verschlimmert.[102] Eine spätere Studie wiederum fand Hinweise, dass es zur Remyelinisierung beiträgt. Um besser zu verstehen, inwiefern MS-Betroffene von Resveratrol profitieren könnten, sind weitere Studien erforderlich. Bis dahin gönne ich mir Resveratrol in Form eines Glases Rotwein zum Abendessen.

Curcumin

Das indische Gewürz Kurkuma (Curcuma longa) mit seiner leuchtend goldgelben Farbe scheint vielversprechende neuroprotektive Eigenschaften zu haben. Es enthält Curcumin, ein Polyphenol, das aus gutem Grund zu einem äußerst beliebten Nahrungsergänzungsmittel avanciert ist. Curcumin ist eine pflanzliche Substanz, zu der ausgezeichnete Daten vorliegen, da sie gesundheitlich so breite Vorteile bietet. Man weiß, dass Curcumin im gesamten Körper Entzündungsreaktionen in Schach hält und historisch z. B. gegen Gelenkentzündungen (Arthritis) eingesetzt wurde.[103] Weil es die Blut-Hirn-Schranke überwindet, kann es auch die Neuronen gut schützen. Curcumin reduziert Entzündungstätigkeit und Oxidation, und es gibt ermutigende Ergebnisse in Bezug auf eine Reduktion der Amyloid-beta-Produktion und vorhandener Plaques. Man weiß, dass Curcumin den durch Amyloid-beta hervorgerufenen kognitiven Abbau und auch die Mikroglia-Aktivität bremsen kann. Damit trägt es zur Verlangsamung oder Verhinderung der Neurodegeneration bei. Studien an Mensch und Tier ergaben, dass Curcumin kognitive Funktion und Gedächtnisleistung verbessern kann. Das könnte an seiner antioxidativen Wirkung liegen – oder es unterstützt die Entwicklung neuer Neuronen. In Tierstudien konnte Curcumin in Hirnarealen, die mit dem Gedächtnis in Verbindung stehen, die Bildung von Nervenzellen und auch das Wachstum von neuronalen Dendriten erhöhen. Der Langzeitkonsum sollte daher das Gedächtnis stärken. Tatsächlich gibt es viele Studien, denen zufolge Curcumin die Kognition insgesamt verbessern kann.

Deshalb prüft die Forschung, ob man Curcumin präventiv gegen das Fortschreiten von Parkinson- oder Alzheimer-Krankheit einsetzen könnte.[104] Auch als Schutzfaktor gegen Neuroinflammation erscheint es vielversprechend, denn es wird ja über die Blut-Hirn-Schranke resorbiert und bleibt im Gehirn aktiv. Offenbar beeinflusst Curcumin das Entzündungsgeschehen auf vielerlei Weise, z. B. indem es oxidativem Stress und einer gestörten Mitochondrienfunktion entgegenwirkt, die beide unmittelbar an neurodegenerativen Prozessen beteiligt sind.

Viele Erkenntnisse zur Wirkung von Curcumin auf die Neurodegeneration stammen aus Zell- und Tierstudien, aber es gibt auch erste klinische Studien mit unterschiedlichem Ergebnis.[105] Eine Auswertung von 5 klinischen Studien zu Curcumin und kognitivem Abbau kam zu dem Ergebnis, dass nur 2 der 5 Ansätze positiv ausfielen. In beiden ging es um gesunde Teilnehmende ohne eine diagnostizierte neurodegenerative Erkrankung. Verwendet wurden für die Studien unterschiedliche Marken und Darreichungsformen mit Dosierungen von 400–4000 mg pro Tag. Interessanterweise hatten niedrigere Gaben eine bessere Wirkung und erzeugten keine Nebenwirkungen, wohingegen hoch dosiertes Curcumin teilweise mit Verdauungsbeschwerden assoziiert war. Die beiden positiven Studien zeigten sowohl bei kurzfristiger als auch bei langfristiger Einnahme von Curcumin Verbesserungen. Die 3 anderen Studien ergaben keine signifikante Verbesserung der kognitiven Funktion. In 2 dieser 3 Studien waren allerdings auch Patienten mit nachgewiesener Alzheimer-Krankheit eingeschlossen. Eine chronische Neurodegeneration rückgängig zu machen, ist eine echte Herausforderung mit geringen Erfolgschancen. In der negativen Studie mit gesunden Probanden gab es in der Placebogruppe keinen kognitiven Abbau. Daher ließ sich am Ende des Studienzeitraums kein erkennbarer Unterschied zwischen den Behandelten und der Placebogruppe feststellen.

Ein beliebtes Marketingthema der Hersteller von Curcuminpräparaten ist die Bioverfügbarkeit. Die Wahrheit ist jedoch eher unkompliziert. Man sollte Curcumin oder Curcuminextrakte immer mit Fett (oder den essenziellen Ölen von Kurkuma) einnehmen, um die Resorption zu erleichtern.[106] Curcumin ist schlecht wasserlöslich und wird im Körper zu anderen Substanzen umgebaut, weshalb es im Blut schwer nachweisbar ist. Aufgrund seiner fettlöslichen Eigenschaften kann es jedoch gut die Blut-Hirn-Schranke durchdringen und dann als Wirkstoff im Gehirn nachgewiesen werden. Ich nehme Curcumin in Form von »Golden Milk« zu mir, einer Mischung aus Kokosmilch mit Curcumin und Honig, die man heiß oder kalt trinken kann. Ergänzend nehme ich täglich Kapseln mit Curcumin-Extrakten, die mit essenziellen Ölen gemischt sind. Dieses von mir entwickelte Produkt trägt den Namen Enfla-Mend.

Indisches Basilikum

Auch das Indische Basilikum (Ocimum tenuiflorum) wird seit Jahrtausenden medizinisch genutzt und mittlerweile in Bezug auf mögliche Vorzüge bei neurodegenerativen Krankheiten untersucht. Die meisten Studien laufen bisher im Reagenzglas oder an Tieren, doch vieles deutet darauf hin, dass Indisches Basilikum tatsächlich eine neuroprotektive Wirkung haben könnte. Eine Studie kam zu dem Ergebnis, dass ein Äthanolauszug von Ocimum tenuiflorum bei jüngeren Ratten die kognitive Funktion verbesserte, indem es die Aktivität der Cholinacetyltransferase (ChAT) aufrechterhielt. ChAT fördert die Produktion des Neurotransmitters Acetylcholin, auf den wir Menschen für Kognition, Lernen, Gedächtnis und Muskelkontrolle angewiesen sind. Diese Studie ist deshalb von Bedeutung, weil aus noch unklaren Gründen mitunter auch relativ junge Menschen an Demenz erkranken. Die Versuche an jüngeren Tieren könnten somit auf eine positive Wirkung von Indischem Basilikum bei dieser Gruppe hindeuten.

In einer anderen Studie wurden menschliche Zellen in einem In-vitro-Modell für neurodegenerative Erkrankungen einem Äthanolextrakt von Ocimum tenuiflorum ausgesetzt. Hier konnte der Extrakt das Absterben von Nervenzellen verhindern und den ChAT-Spiegel für eine anhaltende Acetylcholinproduktion aufrechterhalten.

Ich nehme Indisches Basilikum in Form von Kapseln oder heißem Tee zu mir. Es stammt zwar aus Asien, gedeiht jedoch hier in Vermont bestens. Ein Freund von mir züchtet es erfolgreich auf seiner Farm Zack Woods. Indisches Basilikum ist auch online erhältlich.

Ashwagandha

Ashwagandha (Withania somnifera) ist ein weiteres Mittel aus der traditionellen Kräuterheilkunde, das wissenschaftlich gründlich untersucht wurde. Die Ergebnisse deuten darauf hin, dass es ebenfalls gegen Neuroinflammation helfen könnte. Ashwagandha ist eine adaptogene Pflanze, die dem Körper über eine Modulierung der Hypothalamus-Hypophysen-Nebennierenrinden-Achse (HPA-Achse, Seite 68) hilft, mit inneren und äußeren Stressfaktoren angemessen umzugehen. Wenn die HPA-Achse wegen Dauerstress (ein typisches Problem unserer heutigen Lebensweise) chronisch aktiviert bleibt, kann es zu einem dauerhaft erhöhten oder gestörten Kortisolspiegel kommen. Studien zufolge kann ein chronisch erhöhter Kortisolspiegel sich ungünstig auf Kognition und Gedächtnis auswirken. Neben der Modellierung der HPA-Achse kann Ashwagandha auch über andere biochemische Mechanismen wirken.

Eine In-vitro-Studie an menschlichen Nervenzellen kam zu dem Ergebnis, dass Ashwagandha der Bildung von Beta-Amyloid-Proteinen entgegenwirkt. Und in einer Studie an Ratten konnten Ashwagandha und Withanolid A (einer der wichtigsten bioaktiven Stoffe in Ashwagandha) Beeinträchtigungen des räumlichen Gedächtnisses fast vollständig rückgängig machen. Bei diesem Beispiel ist es denkbar, dass Ashwagandha die antioxidative Aktivität fördert und oxidativen Stress abmildert.

Wie Kurkuma nehme ich auch Ashwagandha gern in flüssiger Form mit Kokosmilch und Honig zu mir. Das traditionelle Rezept aus Ostindien wird mit Kuhmilch zubereitet.

Endocannabinoide (CBD-Produkte)

In vielen amerikanischen Bundesstaaten wurde der Verkauf von Cannabis zu medizinischen Zwecken legalisiert, und das Interesse an der Rolle des endocannabinoiden Systems im Körper wächst. Bis vor kurzem wurde hierzu an den Universitäten nichts gelehrt, sodass dieses System für medizinische Therapien nie im Fokus stand. Wovon ist hier also die Rede? Das endogene endocannabinoide System ist mit diversen anderen Systemen im Körper verbunden und unterstützt die Kommunikation und Koordinierung verschiedener Zelltypen. Seine wichtigste Aufgabe besteht offenbar darin, im ganzen Körper das Gleichgewicht zu erhalten. Verschiedene Cannabinoidrezeptoren sind über den Körper verteilt und beeinflussen viele verschiedene Systeme. Der interessanteste Aspekt in Bezug auf neurodegenerative Erkrankungen ist, dass Cannabinoide im Körper von Natur aus vorkommen. Und die Cannabinoide, die aus Cannabispflanzen extrahiert werden, können nachweislich zur Regulierung von Immunsystem und Nervensystem beitragen. Im Nervensystem moderieren Cannabinoide die Synapsen und die Ausschüttung von Neurotransmittern. Im Immunsystem beeinflussen Cannabinoide die Entzündungsreaktion, indem sie bestimmte Immunzellen wie die Mikroglia (die Cannabinoid-Rezeptoren haben) hemmen. Das kann chronische Entzündungen eindämmen und letztlich die Neuronen schützen.[107]

Eine Aktivierung bestimmter Endocannabinoid-Rezeptoren kann nachweislich die Progression einer Neurodegeneration hinauszögern.

Tierstudien ergaben, dass Inhaltsstoffe von Cannabinoiden Entzündungen im Nervensystem reduzieren und neurologische Symptome lindern können. Und viele neuroinflammatorische Prozesse, die bei ALS eine Rolle spielen, lassen sich durch die Aktivierung von Endocannabinoid-Rezeptoren ein Stück weit beeinflussen.

Ein zweiter Weg, wie Endocannabinoide sowohl die Neuronen schützen als auch Entzündungen hemmen können, verläuft über die Hemmung erregender Substanzen wie Glutamat. Glutamat ist eine Aminosäure, die das Nervensystem übertrieben erregen und oxidativen Stress vermehren kann. Ein Beispiel ist eine überempfindliche Reaktion auf Natriumglutamat, die körperlich z. B. Migräne auslösen kann.

Bei MS kann Glutamat die Krankheitsprogression beschleunigen, während das Endocannabinoidsystem sie potenziell eher dämpft.

Allerdings war die Forschung zu Endocannabinoiden nicht immer ermutigend. Bisher konnten Studien zur MS-Therapie mit synthetischen Cannabinoiden eine gewisse Wirksamkeit in Bezug auf Schmerzen und Spastiken nachweisen, aber nicht unbedingt in Bezug auf andere Symptome.

Mir persönlich haben Cannabis-Produkte (CBD) nichts gebracht. Ich frage mich, ob die Begeisterung für CBD nicht eher von Konzernen getrieben wird, die auf die Vermarktung solcher Produkte setzen. Doch während ich selbst skeptisch bleibe, haben andere mir berichtet, dass es ihnen helfen konnte.

Eine bessere Sauerstoffversorgung erzielen

Das Gehirn braucht Sauerstoff. Ein hoher Sauerstoffspiegel im ZNS hemmt in Tierstudien tatsächlich die Demyelinisierung. Sauerstoff wird vom Blut durch den Körper transportiert und stimuliert die Freisetzung von Wachstumsfaktoren und Stammzellen, um Heilung zu ermöglichen. Die Sauerstoffversorgung des Gehirns lässt sich mit diversen einfachen Aktivitäten verbessern, darunter

- Sport treiben,
- Yoga machen,
- Atemübungen durchführen (z. B. abwechselnd durch das eine und das andere Nasenloch einatmen und ausatmen),
- für erholsamen Schlaf sorgen und
- auf giftige Genussmittel wie Alkohol und Zigaretten verzichten.

Drei technische Therapieansätze für eine signifikant verbesserte Sauerstoffversorgung sind die hyperbare Sauerstofftherapie, eine Langzeit-Sauerstofftherapie und die venöse Angioplastie.

Hyperbare Sauerstofftherapie

Ich persönlich habe von der hyperbaren Sauerstofftherapie nicht profitiert, andere MS-Patienten hingegen durchaus. Für die hyperbare Sauerstofftherapie (HBO) sitzt man in einer Druckkammer. Der Luftdruck wird dann bis auf das Dreifache des Normaldrucks erhöht, wodurch die Lunge mehr Sauerstoff verarbeiten kann, als wenn man bei normalem Luftdruck reinen Sauerstoff zuführen würde. Die Studienlage ist nicht eindeutig, was allerdings teilweise an inkonsistenten Standards für eine HBO-Therapie liegen mag. Die wissenschaftlichen Daten für den Einsatz der hyperbaren Sauerstofftherapie zur Behandlung von Autoimmunerkrankungen und gegen Neuroinflammation gelten als unzureichend. Andererseits setzen MS-Betroffene die hyperbare Sauerstofftherapie seit Jahrzehnten auf eigene Faust ein und vermelden positive

HBO-Informationen für Ärzte

Professor Philip James ist Experte für hyperbare Sauerstofftherapie und empfiehlt das folgende therapeutische Vorgehen:

- Planen Sie zunächst in einem Zeitraum von 4–6 Wochen mindestens 20 Sitzungen ein, danach im Idealfall 1 pro Woche.
- Beginnen Sie für die ersten 5 Sitzungen mit einem Sauerstoffdruck von 1,5 bar.
- Sofern keine erkennbare positive Reaktion erfolgt, erhöhten Sie den Druck für die nächsten 5 Sitzungen auf 1,75 bar.
- Wenn der Erfolg immer noch ausbleibt, wird der Druck für die restlichen Sitzungen auf 2 bar erhöht. Setzen Sie als Arzt Ihre Patienten keinem höheren Druck aus. Über 2 bar ist die Dosis-Reaktions-Kurve sehr erratisch, und die sekundäre Vasokonstriktion könnte ungünstiger sein als die Vorteile durch die erhöhte Sauerstoffzufuhr.

Ergebnisse, insbesondere zur Blasenkontrolle.

In dem Zeitraum, in dem die Patienten die Therapie aktiv durchführten, lassen sich damit MS-Symptome stabilisieren, die Progression verlangsamen und möglicherweise auch kognitive Probleme beheben.

Nach Auslaufen der Therapie gehen diese Vorteile allerdings mit der Zeit wieder zurück. Für ein optimales Ergebnis sollte eine hyperbare Sauerstofftherapie mindestens einmal pro Woche durchgeführt werden. Das ist eine durchaus vernünftige Empfehlung, denn die meisten anderen Arzneimittel bei MS müssen täglich eingenommen oder injiziert werden.

Sauerstoffkonzentratoren

Ein Sauerstoffkonzentrator ist ein elektronisch gesteuertes Gerät, das Sauerstoff aus der Umgebungsluft entnimmt und Stickstoff ausfiltert. Den gereinigten Sauerstoff liefert es dann über eine Maske oder über eine Nasensonde. Empfohlen werden Geräte mit einer Flussrate von 12 Litern pro Minute, mit denen sich die Sauerstofftherapie auch bei körperlicher Belastung durchführen lässt. Im Idealfall nutzen Sie Ihren Sauerstoffkonzentrator 3-mal pro Woche beim Intervalltraining. Ein Sauerstoffkonzentrator ist nicht gerade geräuschlos, doch man kann das Gerät beim Schlafen in ein Nebenzimmer stellen. Von dort aus führt dann nur ein feiner Schlauch ins Schlafzimmer, der die mit Sauerstoff angereicherte Luft in den Kopfkissenbezug leitet und so die ganze Nacht in der Nähe von Mund und Nase den Umgebungssauerstoff erhöht. Auch das kann die Sauerstoffsättigung verbessern.

Ich versuche, meinen Sauerstoffspiegel über Tiefenatmung aus dem Zwerchfell zu erhöhen. Die nötige Technik dafür habe ich in Yogakursen gelernt. Mit einem Pulsoximeter, das preisgünstig und rezeptfrei erhältlich ist, kann man den Sauerstoffgehalt im Blut problemlos zu Hause messen. Daran kann man sehr gut ablesen, wie die Atemtechnik den Sauerstoffspiegel beeinflusst.

Venöse perkutane transluminale Angioplastie (PTA)

Die Hypothese, dass die bei MS beobachteten Schäden am ZNS auf eine chronische zerebrospinale venöse Insuffizienz (CCSVI) zurückgehen könnten, stammt von dem italienischen Forscher Dr. Paolo Zamboni. Bei einer CCSVI läuft das Blut nicht ordnungsgemäß aus Gehirn und Rückenmark ab. Dagegen entwickelte Dr. Zamboni ein Verfahren, in dem er die blockierten oder verengten Venen über eine Ballondilatation eröffnete beziehungsweise den Blutabfluss aus dem Gehirn über einen Stent sicherstellte. Bei MS-Patienten ging es dabei in der Regel um die Vena jugularis interna, die Vena azygos oder die Vena renalis sinistra. Studien zu möglichen Zusammenhängen zwischen venösen Problemen und MS kamen zu unterschiedlichen Ergebnissen. Die amerikanische FDA, aber auch die Deutsche MS-Gesellschaft und andere Fachgesellschaften haben in Bezug auf die Sicherheit und Wirksamkeit der PTA eine Warnung ausgesprochen. Dennoch könnte sie irgendwann eine hilfreiche neue Option darstellten, die offenbar schon vielen MS-Patienten geholfen hat.

6. Blank liegende Nerven neu isolieren

Bei MS-Patienten ist der Spiegel des Nervenwachstumsfaktors oft zu niedrig. Könnte eine Erhöhung durch bestimmte Substanzen die Myelinneubildung fördern?

Lassen Sie uns noch einmal rekapitulieren: Nerven haben eine isolierende Myelinscheide, die die Axone schützt und die Weiterleitung von Nervenimpulsen durch das ZNS beschleunigt. Auch die Bedeutung der Demyelinisierung und deren Bezug zu neurodegenerativen Erkrankungen wie MS haben wir bereits besprochen. Remyelinisierung ist daher ein potenziell ermutigender Weg, um die Krankheitsprogression hinauszuzögern, zu stoppen oder gar rückgängig zu machen. Um zu meiner Ausgangsmetapher zurückzukehren: Eine Remyelinisierung ist wie die Neuisolierung blank liegender Elektrodrähte. Indem wir die äußere Hülle wiederherstellen, schützen wir die korrekte Signalübermittlung.

Das Spannende daran ist, dass das Gehirn durchaus gewisse Möglichkeiten zur Selbstreparatur hat und dass dabei vermutlich Neutrophine wie der Nervenwachstumsfaktor (NGF) eine Schlüsselrolle spielen. In Kapitel 3 habe ich den Zusammenhang zwischen hohen NGF-Spiegeln und Neuroinflammation erklärt (Seite 59). Der NGF könnte auch die Neuroplastizität und die Fähigkeit zur Myelinregeneration positiv beeinflussen. Er könnte ebenfalls die adaptive Plastizität unterstützen, also die natürliche Fähigkeit des Gehirns, über das Erzeugen neurotropher Faktoren (wie NGF) nervenschädigende Ereignisse zu kompensieren. Andere neurotrophe Faktoren wirken Oxidation und einer gestörten Mitochondrienfunktion entgegen. NGF ist ein komplexes Thema, zu dem noch immer Studien laufen. Einige davon sind auch für MS-Patienten relevant. Wegen des möglichen Potenzials einer Neurotrophin-Behandlung sind insbesondere Pharmahersteller in diesem Bereich engagiert. Es stehen auch andere Behandlungsoptionen im Raum, darunter 2 neue Ansätze zu Stammzellentherapie und dem Einsatz von Neuropeptiden.

Was bedeutet das nun? Wir können schon jetzt Maßnahmen ergreifen – beispielsweise den Einsatz bestimmter Nahrungsergänzungsmittel –, um die Häufigkeit und

Intensität von MS-Schüben herabzusetzen, die zur Demyelinisierung führen. Daneben können wir den Körper bei Selbstreparatur und Remyelinisierung unterstützen.

Der NGF-Spiegel im Körper lässt sich beispielsweise durch Mittel wie PQQ (Seite 106) erhöhen. Andere Mittel wirken nicht auf den Nervenwachstumsfaktor, können aber die Neuroinflammation dämpfen und das Acetylcholin unterstützen, das wiederum Gedächtnis und Lernen stabilisiert.

Welche Rolle der Nervenwachstumsfaktor (NGF) spielt

Bei Menschen mit MS, Alzheimer- oder Parkinson-Krankheit ist der NGF-Spiegel in der Regel niedrig. NGF gehört zu einer Gruppe von Proteinen, die als Neurotrophine bezeichnet werden. Sie haben Anteil an der Entwicklung neuer Neuronen und reparieren und regenerieren geschädigte Neuronen. (Die Neurotrophine wiederum gehören zu 1 von 3 Familien, die zusammen eine bestimmte Klasse Wachstumsfaktoren bilden, die neurotrophen Faktoren.) NGF kontrolliert nun die wichtige Funktion der Reparatur der Myelinscheide. Außerdem hat NGF noch weitere, scheinbar nicht damit in Verbindung stehende Aufgaben, darunter den Schutz von Pankreaszellen und das Ausbalancieren von Immun- und Hormonaktivität. Möglicherweise ist er zudem an der Reparatur des Herzens nach einem Herzinfarkt und dem Wiederaufbau beschädigter Blutgefäße beteiligt. Und wenn sich so viele Systeme auf den Nervenwachstumsfaktor stützen, müsste ein hoher NGF-Spiegel auch zum Schutz vor neurodegenerativen Erkrankungen beitragen, oder? Doch so einfach ist es leider nicht. Erinnern wir uns an das Konzept des Gleichgewichts: Auch zu viel des Guten kann schädlich sein.

Wissenschaftlich sind zum NGF immer noch sehr viele Fragen offen, denn er hat im Körper eine sehr komplexe Rolle inne. Zum Beispiel setzen wie schon geschildert die Mastzellen unter bisher nicht vollständig verstandenen Bedingungen im Rahmen ihrer Entzündungsreaktion bei allergischen Reaktionen NGF frei. Mastzellen tauchen bei bestimmten Autoimmunerkrankungen in großer Zahl im Blutstrom auf. Und bei manchen Autoimmunerkrankungen wie der rheumatoiden Arthritis wird ein hoher NGF-Spiegel mit einer höheren Schmerzempfindlichkeit in Verbindung gebracht. (Das hat die Pharmahersteller zunächst dazu verleitet, Arzneimittel zu entwickeln, die NGF blockieren oder absenken, um Schmerzen zu reduzieren.[108]) MS-Betroffene mit einem hohen Schmerz- und Entzündungslevel haben häufig ungewöhnlich hohe Mengen NGF in der Rückenmarksflüssigkeit.[109] Das gilt teilweise aber auch für MS-Betroffene, die keine Schmerzen haben. Auch in den Plaque-Ablagerungen im Gehirn von MS-Patienten ist ein hoher Anteil Mastzellen zu finden.[110]

> *Obwohl hohe NGF-Spiegel mit Entzündung und Autoimmunität in Verbindung stehen, könnte der NGF-Beitrag zur Remyelinisierung bedeuten, dass er für die Heilung neurologischer Schäden bei MS letztlich doch als hilfreich einzustufen ist. Studien zufolge kann NGF Myelin reparieren und das Gehirn schützen.*

Anstatt also NGF als gut oder schlecht zu bewerten, sollte man lieber an das richtige Gleichgewicht denken. Die hohen NGF-Spiegel bei MS sind unter Umständen nicht die

Ursache der Gewebeschädigung, sondern eine Reaktion darauf. Wahrscheinlich ist ein ausgewogener NGF-Spiegel in der Regel gesund und sinnvoll – nur zu viel oder zu wenig ist schädlich. Trotz nach wie vor offener Fragen scheint der NGF das Nervensystem unter den richtigen Umständen und in der richtigen Menge positiv zu beeinflussen. Meiner Einschätzung nach ist es im Rahmen einer ganzheitlichen MS-Therapie in der Regel vorteilhaft, ihn zu erhöhen.

Wie man den NGF erhöhen kann

MS ist eine Krankheit, die durch Schäden an der Myelinscheide charakterisiert ist. Eine Remyelinisierung kann daher die Progression verlangsamen und Symptome lindern. Eine Erhöhung des NGF-Spiegels im Körper könnte diese Remyelinisierung fördern. Während ich diese Zeilen schreibe, ist noch kein Arzneimittel bekannt, das den NGF erhöhen könnte. Es gibt jedoch 2 natürliche Substanzklassen, die im Tiermodell die NGF-Produktion verbessern konnten.

Die eine wurde in einer Pflanze gefunden, die andere in einem Pilz. Bei diesen Stoffen handelt es sich um

- Turmerone (aus Kurkuma) und
- Diterpenderivate aus dem Pilz Hericium erinaceus.

In Studien konnte zudem das Flavonoid Quercetin die Myelinisierung verbessern, und zwar möglicherweise über einen anderen Wirkmechanismus als die NGF-Produktion. Ergänzend wird für die Myelinsynthese auch Vitamin B_{12} benötigt.

Turmeron

Neben Curcumin ist auch Turmeron ein wichtiger bioaktiver Wirkstoff in Kurkuma. Es hat entzündungshemmende Eigenschaften, die besonders die Mikroglia beeinflussen. Außerdem kann Turmeron die Produktion neuronaler Stammzellen (Seite 108) fördern, die zur Neubildung von Neuronen und zur Reparatur von Nervenschäden in der Lage sind.

Igel-Stachelbart (Hericium erinaceus)

Diese Heilpflanze, der Igel-Stachelbart (mitunter auch als Affenkopfpilz oder Löwenmähne bezeichnet), hat ein ziemlich skurriles Aussehen. Es ist ein auffällig großer Baumpilz, der aussieht, als hätte er einen dichten weißen Bart oder eine Mähne. Der Igel-Stachelbart enthält viele bioaktive Substanzen, insbesondere Hercenone und Erinacine, denen neuroregenerative und neuroprotektive Wirkungen zugeschrieben werden. Studien deuten darauf hin, dass diese Wirkstoffe dazu beitragen, dass weniger Amyloid-beta-Plaques abgelagert werden und neuropathische Schmerzen zurückgehen. Erfreulicherweise können sie die Blut-Hirn-Schranke passieren und ihre Wirkung daher unmittelbar im ZNS entfalten.

Es gibt auch Meldungen, denen zufolge Igel-Stachelbart die NGF-Produktion in Nervenzellen fördert und Nervenzellen vor Schäden durch Neuroinflammation infolge von oxidativem Stress schützt. Neurotrophe Faktoren wie jene, die im Igel-Stachelbart entdeckt wurden, sind sehr wichtig für die Erhaltung der Struktur von Neuronen, die den Neurotransmitter Acetylcholin erzeugen.

Kleine klinische Studien mit Hericium erinaceus

Bisher gab es nur 2 kleinere klinische Studien zu diesem Pilz. In der einen erhielten Erwachsene mit leichter kognitiver Beeinträchtigung 16 Wochen lang 3-mal täglich 250 mg Hericium erinaceus in Tablettenform (96 % Trockenpulver). Ihre kognitive Funktion verbesserte sich dabei erheblich. Einen Monat nach Absetzen des Mittels gingen die kognitiven Werte der Probanden dann zurück. Für eine zweite Studie nahmen Frauen nach der Menopause 4 Wochen lang täglich 2 g Hericium erinaceus zu sich. Im Vergleich zu einer zweiten Gruppe, die das Mittel nicht erhielt, gingen Angst und Depression bei den behandelten Frauen zurück.[111]

Im Labor konnte Hericium-erinaceus-Extrakt nach Hirnverletzungen die Myelinisierung und das Nervenwachstum verbessern. Außerdem schützt er Nerven vor den Toxinen, die zur Entstehung der Parkinson-Krankheit führen. Tierstudien kamen zu dem Ergebnis, dass Hericium erinaceus vor Gedächtnisstörungen schützt und amyloide Plaques reduziert.[112]

Je nach Stärke beträgt die therapeutische Dosis für Hericium erinaceus bis zu 5 g pro Tag. Achten Sie auf ein Mittel, das eher den Fruchtkörper verwendet als das Mycel, in dem keine Wirkstoffe enthalten sind. Die meisten erhältlichen Präparate bestehen in erster Linie nicht aus dem Pilz, sondern aus den Mycelfäden. Studien (an deren Durchführung ich beteiligt war) kamen zu dem Ergebnis, dass das Mycel keine nachweisbaren aktiven Bestandteile enthält. Achten Sie also beim Kauf auf Produkte mit dem eigentlichen Fruchtkörper. Bei mir in Vermont gibt es glücklicherweise einige Biopilzzüchter, die den Igel-Stachelbart anbauen. Ich gebe ihn in Suppen und Pfannengerichte. Am besten schmeckt ein Igel-Stachelbart natürlich, wenn man ihn selbst im Wald gefunden hat. (Wie bei jedem Wildpilz gilt dies natürlich nur, wenn man ihn eindeutig identifizieren kann.) Der Fruchtkörper zeigt sich im Frühherbst und schmeckt ausgezeichnet. Früher habe ich Kapseln eingenommen, aber seit ich den Pilz frisch bekomme, esse ich ihn nur noch in dieser Form.

Igel-Stachelbart scheint sehr sicher zu sein und keine unerwünschten Wirkungen zu haben. Im Einzelfall kann es dennoch zu Überempfindlichkeitsreaktionen oder auch Allergien kommen.

Quercetin zur Remyelinisierung

Quercetin ist ein Flavonoid, also ein natürliches Pigment, das in vielen pflanzlichen Lebensmitteln wie Beeren, Äpfeln, Trauben, Kirschen, Rotwein, Zwiebeln und grünem Tee vorkommt. Es hat starke antioxidative Eigenschaften. Studien am Menschen legen nahe, dass es vor neurodegenerativen Erkrankungen schützen kann. Im Tiermodell für MS konnte Quercetin zudem einer Demyelinisierung vorbeugen und die Remyelinisierung geschädigter Neuronen beschleunigen. Auch die Wirkung von Quercetin auf eine perinatale zerebrale Hypoxie/Ischämie (Sauerstoffmangel während der Geburt beim Neugeborenen) wurde untersucht. In solchen Fällen besteht die Gefahr, dass Gehirnzellen nicht myelinisiert werden. Im Tiermodell konnte Quercetin bei zerebraler Hypoxie die Anzahl der Zellen erhöhen, die Oligodendrozyten hervorbringen, und die wiederum werden für die Myelinisierung benötigt. Zusätzlich schützt Quercetin bereits vorhandene Oligodendrozyten. In diesem Tiermodell hat Quercetin neben der Myelinisierung auch die kognitive Leistung der Tiere verbessern können. Da Quercetin auch das Acetylcholin-Neurotransmitter-System unterstützt, könnte es auch neuroprotektive Eigenschaften haben.

PQQ ist ein neuroprotektiver Nährstoff

Pyrrolochinolinchinon (PQQ) ist ein neuroprotektiver Nährstoff, der in vielen Gemüsesorten vorkommt, darunter Spinat, grüne Paprika, Kiwis, Tofu und grüner Tee. Er ist auch in der menschlichen Muttermilch enthalten. PQQ ist als Nahrungsergänzungsmittel erhältlich. Im Gehirn unterstützt PQQ die Heilung und fördert das Wachstum neuer Nervenzellen. Auch die Produktion neuer Mitochondrien und die ATP-Erzeugung profitieren von PQQ, und es wirkt Oxidationsschäden entgegen.[113] In einer Studie ließ sich die Mitochondrienfunktion durch eine tägliche Einnahme von 13 mg PQQ verbessern. Über eine gesunde Ernährung mit viel Gemüse kann man bis zu 1 mg pro Tag zu sich nehmen. In einer anderen Studie, in der die Teilnehmenden 20 mg PQQ am Tag zu sich nahmen, ging der Entzündungsmarker C-reaktives Protein (CRP) zurück.[114]

Daneben stimuliert PQQ zumindest im Labor den Nervenwachstumsfaktor (NGF) in Gehirnzellen. Theoretisch sollte eine Erhöhung des NGF-Spiegels Nervenwachstum und -reparatur anregen und über die verbesserte Neuroplastizität Gedächtnis und Lernfähigkeit stärken.[115] Studien an älteren Tieren zeigen, dass diese dank einer erhöhten NGF-Produktion bei PQQ-Gabe schneller etwas Neues lernen und es sich auch länger merken.

Außerdem konnte PQQ im Tierversuch bei traumatischen Hirnverletzungen proinflammatorische Zytokine eindämmen und so zu einer verminderten Neuroinflammation beitragen.[116] Unter Umständen bremst es auch einen Prozess, bei dem Neuronen durch eine Überaktivierung der Glutamatrezeptoren geschädigt werden oder gar absterben (Exitotoxizität). Eine Tierstudie kam zu dem Ergebnis, dass PQQ dazu beitragen konnte, die neurotoxischen Wirkungen von Glutamat auf Gehirnzellen zu neutralisieren. So konnten oxidative Schäden signifikant gemindert werden. Beteiligt ist PQQ auch am effizienten Einsatz von Coenzym Q10 und Vitamin D_3. Diese Erkenntnis ist wichtig, weil Coenzym Q10 stark antioxidativ und entzündungshemmend wirkt und weil ein niedriger Vitamin-D_3-Spiegel mit Autoimmunität und neurologischen wie kognitiven Beeinträchtigungen in Verbindung gebracht wird.

Vitamin B_{12} wird zur Myelinbildung gebraucht

Für die normale Myelinbildung benötigt der Körper Vitamin B_{12} (Cobalamin). Ohne ausreichend Vitamin B_{12} leidet das Myelin. Zu den Symptomen eines Vitamin-B_{12}-Mangels zählen Taubheit und Prickeln in Händen und Füßen, Fatigue, Gleichgewichtsstörungen und Gedächtnisprobleme. (Alle diese Symptome können auch bei MS-Betroffenen auftreten.) Es gibt zwar keinen Beleg dafür, dass sich MS-Symptome durch Vitamin-B_{12}-Einnahme verbessern, aber da es ein Cofaktor der Myelinproduktion ist, kann man die Einnahme zumindest in Erwägung ziehen. Interessant ist auch, dass Vitamin B_{12} Fatigue lindert. Damit könnte es diesem verbreiteten und sehr unangenehmen Symptom bei MS entgegenwirken.

Biotin als Nervennahrung

Biotin gehört zum Vitamin-B-Komplex und steckt in vielen Lebensmitteln. Gute Quellen sind Eigelb, Innereien, Käse, grünes Blattgemüse, Süßkartoffeln, Nüsse, Samen und roher Blumenkohl. Es gilt als essenzielles Vitamin, das direkt aus der Nahrung aufgenommen werden muss, weil der menschliche Körper es nicht selbst herstellen kann.

Erforderlich ist Biotin für viele wichtige Stoffwechselprozesse wie die Fettsäuresynthese (und Fettsäuren brauchen wir für die Myelinproduktion), aber auch die Umwandlung von Nährstoffen in Energie, damit der Körper das Gewebe ausreichend mit Sauerstoff versorgen kann.

> *Biotin gehört zu den bestuntersuchten natürlichen Substanzen in Bezug auf seine mögliche Wirkung bei MS-Patienten, weil es die Energieversorgung geschädigter Nerven verbessern und demyelinisierte Bereiche reparieren kann.*[117]

Für die tägliche Zufuhr für Erwachsene gibt es nur Schätzwerte, keine Empfehlungen. Diese liegen für Erwachsene bei 30 µg pro Tag, in der Schwangerschaft bei bis zu 60 µg. Biotin gilt als unbedenklich, denn es ist wasserlöslich – was der Körper nicht braucht, wird über den Urin ausgeschieden.[118]

MS-Studien mit MD1003

In einer kleinen Studie an 23 Teilnehmern mit progredienter MS waren bei Einnahme von MD1003 innerhalb von 2–8 Monaten bei 91 % Verbesserungen zu beobachten.[119] In einer randomisierten, placebokontrollierten Doppelblindstudie mit 154 Teilnehmenden mit primär- oder sekundär-progredienter MS zeigte sich bei denjenigen, die MD1003 erhielten, eine signifikante Verbesserung der Mobilität im Vergleich zur Placebogruppe. Ermittelt wurde dieser Wert anhand der Kurtzke Expanded Disability Status Scale (EDSS), und die Besserung war noch 2 Jahre später messbar. Die Anzahl derjenigen, die mit MD1003 eine Besserung erfuhren, nahm mit der Zeit sogar noch zu, was dafür spricht, die Therapie langfristig beizubehalten. Schätzungen zufolge ging das Progressionsrisiko für die MS-Betroffenen in dieser Studie, die MD1003 erhielten, um 67 % zurück.[120] Zwei weitere randomisierte, kontrollierte Studien beobachteten bei Teilnehmenden, die MD1003 erhielten, im Vergleich zur Placebogruppe eine leichte Verbesserung bei der progressiven Optikusneuritis.[121] Und in einer Tierstudie zu MS schien MD1003 Nerven im Rückenmark vor Demyelinisierung zu schützen.[122]

MD1003: hoch dosiertes Biotin

Studien zur Verwendung von Biotin bei MS wurden mit einer hochkonzentrierten, pharmazeutischen Version dieses Vitamins, MD1003, durchgeführt. MD1003 ist eine Megadosis mit 100–300, mitunter auch 600 mg Biotin. Das ist rund 10 000-mal mehr als die übliche Tagesmenge, die wir über die Ernährung aufnehmen, und immer noch 300-mal mehr als die übliche Dosis in einem Nahrungsergänzungsmittel. Selbst solche Megadosen sind jedoch gut verträglich. In hohen Mengen scheint Biotin die Myelinproduktion zu fördern und kann die Fähigkeit der Nerven verbessern, elektrische Signale zu leiten. Mein MS-Spezialist am Brigham and Women's Hospital in Boston hat mir dreimal täglich 100 mg verordnet, die ich auch einnehme.

Die meisten Studien am Menschen, die hoch dosiertes Biotin gegen MS einsetzen, erbrachten positive Ergebnisse mit einer verbesserten Funktion. Aber wie bei vielen Behandlungsoptionen sind auch hier weitere Forschungsarbeiten erforderlich, um Risiken und Vorteile genauer zu verstehen. Nicht alle Studien zu hoch dosiertem Biotin fielen positiv aus. In einer kleinen Studie stiegen die Anzeichen für Entzündungen bei einer Behandlung mit hoch dosiertem Biotin an und die durchschnittliche Schubrate verdreifachte sich gegenüber dem Vorjahr.[123] Außerdem sollte man beachten, dass Biotin selbst in kleinen Dosen bestimmte Blutwerte verfälschen kann. Dies gilt insbesondere für Untersuchungen der Schilddrüsen- und Herzfunktion.[124] Wenn Sie also Biotin einnehmen, sollten Sie dies bei Blutabnahmen für Laborwerte immer angeben. Und wer hoch dosiertes Biotin einnimmt, sollte in Erwägung ziehen, das Präparat einige Tage vor einer Blutabnahme abzusetzen.

Stammzellentherapie

Bei Menschen mit einer aggressiven MS-Form könnte eine Stammzellentherapie die Krankheitsaktivität möglicherweise verlangsamen und Schäden am Nervensystem reparieren. Gegenwärtig gilt die Stammzellentherapie als experimentelle Methode und ist weder in den USA noch in Europa als MS-Therapie anerkannt. Dennoch laufen weltweit kleine klinische Studien dazu. Teilweise sind die Erstergebnisse ermutigend, doch die jüngste Studie zum Zeitpunkt meiner Manuskriptlegung konnte keinen Nutzen feststellen.

Stammzellen sind undifferenzierte Zellen aus einem sehr frühen Entwicklungsstadium. Stammzellen von menschlichen Embryonen existieren nur ganz zu Beginn der Embryonalentwicklung. Diese Zellen sind pluripotent – das heißt, aus ihnen kann jede erdenkliche Körperzelle werden. Gewebespezifische Stammzellen (auch als adulte oder somatische Stammzellen bezeichnet), die im Verlauf der Fetalentwicklung entstehen und lebenslang im Körper bleiben, sind stärker spezialisiert. Für gewöhnlich erzeugen solche Stammzellen die verschiedenen Zelltypen für das spezielle Gewebe oder Organ, in dem sie vorliegen. Zum Beispiel können sich hämatopoietische (blutbildende) Stammzellen aus dem Knochenmark zu roten oder weißen Blutkörperchen und zu Blutplättchen entwickeln, nicht aber zu Leberzellen oder Gehirnzellen. Umgekehrt können Stammzellen, die in der Leber und im Gehirn vorliegen, keine Blutkörperchen bilden. Gewebespezifische neuronale Stammzellen finden sich beim Fetus wie beim Erwachsenen in Gehirn und Rückenmark. Solche neuronalen Stammzellen bilden Neuronen, Oligodendrozyten (myelinerzeugende Zellen) und Astrozyten (die das Gehirn nähren und unterstützen). Ein weiterer Zelltyp, die mesenchymale Stammzelle (MSC), kommt im Knochenmark, im Blut und in Fettzellen vor und lässt sich im Labor zu unterschiedlichen Organ- und Gewebezellen weiterentwickeln.

In Bezug auf MS konzentriert sich die Stammzellenforschung vor allem auf 2 Ziele: Erstens geht es um Möglichkeiten, das Immunsystem so zu modellieren, dass Angriffe auf das Myelin verhindert werden. Weil die Immunzellen, die im Blut zirkulieren, im Knochenmark gebildet werden, wird derzeit erforscht, ob eine hämopoietische Stammzellentransplantation (HSCT) die gesunde Immunreaktion wiederherstellen könnte. Für diese Methode werden Patienten mit progressiven MS-Formen aus Knochenmark isolierte Stammzellen transplantiert. Man hofft, dass diese das Knochenmark neu besiedeln und über diesen Neustart ein gesundes Immunsystem bewirken können. Leider gehört zu diesem Vorgehen eine vorübergehende teilweise oder sogar vollständige Zerstörung des Immunsystems des Empfängers. Damit steigt das Risiko für eine lebensbedrohliche Infektion extrem an.

Der zweite stammzellbasierte Behandlungsansatz konzentriert sich auf die Neuroregeneration. Hier möchte man Stammzellen in spezialisierte Zellen verwandeln, die gezielt die Reparatur bereits vorhandener Myelinschäden anregen. Diese Zellen könnte man anschließend ins Blut oder in die Rückenmarksflüssigkeit injizieren.

Interessanterweise konnten Stammzellentherapien in Verbindung mit Polyphenolen wie Curcumin oder Resveratrol typische MS-Entzündungen im Labor positiv beeinflussen. Für die MS-Behandlung scheint die Stammzellentherapie ein spannendes Feld zu sein. Insbesondere die Aussicht auf eine Unterstützung der Remyelinisierung macht Hoffnung, aber bisher bewegt sich die Forschung noch in einem sehr frühen Stadium. Ehe man Aussagen zu Sicherheit und Wirksamkeit treffen kann, sind weitere klinische Studien erforderlich. In einzelnen Ländern kam es in Stammzellenkliniken zu Todesfällen, also sollte man dies sehr aufmerksam beobachten. Die internationalen Multiple-Sklerose-Gesellschaften sind eine gute Anlaufstelle, um sich über den Stand der Forschung zur Stammzellentherapie zu informieren.

Neuropeptide

In manchen Teilen der Welt sind Peptidtherapien seit Jahrzehnten verfügbar. In den USA hingegen sind FDA-zugelassene Peptidbehandlungen noch relativ neu. Peptide sind kurze Aminosäureketten (und Aminosäuren die Bausteine für Proteine). Unser Körper erzeugt die enorme Bandbreite von rund 300 000 Peptiden für nahezu alle bekannten (und die bisher unbekannten!) biochemischen Prozesse, die uns das Leben ermöglichen. Mit einer Peptidtherapie lassen sich diverse Symptome behandeln, von denen viele mit den negativen Folgen der Alterung zusammenhängen. Viele der eingesetzten Peptide kommen in der Natur vor, andere werden im Labor hergestellt. Meistens werden sie injiziert.

Untersucht wurde bisher das Potenzial zur Behandlung von Alzheimer- und Parkinson-Krankheit und zunehmend auch von MS. Studien lassen vermuten, dass manche Peptide schützende und regenerative Eigenschaften haben könnten, die denen des Nervenwachstumsfaktors ähneln. Diese Peptide scheinen Neuronen vor Entzündung und Verletzung zu bewahren und die Nervenregeneration zu fördern. Zu den Peptiden, die möglicherweise für die MS-Behandlung infrage kommen, zählen:

Thymosin beta-4, ein synthetisches Peptid, das derzeit für verschiedene Anwendungen untersucht wird. Es konnte die Anzahl der Oligodendrozyten-Vorläuferzellen erhöhen, die im Gehirn die Myelinisierung unterstützen. Ich spritze mir dieses Präparat täglich. Es kostet 400 Dollar im Monat, und ich finde es sehr hilfreich, obwohl meine Versicherung es nicht zahlt.

Cerebrolysin wird parenteral (nicht oral) verabreicht. Das Mittel wirkt Amyloid-Plaque-Ablagerungen entgegen und erhöht den Spiegel des Wachstumsfaktors BDNF (Brain-derived neurotrophic factor). Ein höherer BDNF-Spiegel im Blut wird mit verbesserten kognitiven Funktionen in Verbindung gebracht.

BPC-157 ist ein synthetisches Peptid, das nach Verletzungen die Remyelinisierung von Nervenzellen fördert. Ursprünglich wurde es aus Magensäure synthetisiert.

Glatirameracetat

Glatirameracetat ist in den USA ein von der FDA zugelassenes Arzneimittel. In der EU ist Glatirameracetat ebenfalls zur Behandlung der schubförmigen MS zugelassen. Das synthetische Neuropeptid aus Aminosäuren, die im Myelin vorkommen, reduziert bei schubförmig-remittierender MS die Schubraten. Glatirameracetat hat praktisch keine ernsten Nebenwirkungen und konnte in einem 2-Jahres-Zeitraum die Anzahl der MS-Schübe um 30 % senken. Es ist eines der ersten Medikamente, das in frühen MS-Stadien eingesetzt wird. Ich habe 10 Jahre lang täglich eine Injektion erhalten, wurde dann jedoch für 6 Monate auf Dimethylfumarat umgestellt und dann auf Ocrelizumab. Welche Wirkstoffe helfen, ist schwer zu sagen. Normalerweise muss man die Behandlung dem Fortschreiten der MS anpassen.

Leider ist eine Peptidtherapie sehr kostspielig, und viele möglicherweise hilfreiche Neuropeptide stehen derzeit nur in der Forschung zur Verfügung. Dennoch möchte ich davon berichten, weil es sich um ein medizinisch vielversprechendes Thema handelt. Eines Tages sind die Präparate hoffentlich erschwinglicher und werden dann vielleicht häufiger gegen neurodegenerative und Autoimmunerkrankungen aller Art verordnet.

So können Sie die Remyelinisierung der Nerven anregen

Für ein möglichst effektives Krankheitsmanagement bei MS empfehle ich, antiinflammatorische, neuroregenerative und neuroprotektive Strategien zu kombinieren. Auf antiinflammatorische (entzündungshemmende) Ansätze bin ich in Kapitel 5 (Seite 79) näher eingegangen. Hier kommen nun meine (wissenschaftlich fundierten) Empfehlungen für die Neuroregeneration – langfristig und nach einem akuten Schub. Den dritten Punkt, den Schutz der Neuronen, sehen wir uns in Kapitel 8 (Seite 129) genauer an. Sie werden feststellen, dass manche Naturheilmittel in mehr als einer Kategorie auftauchen. Das zeugt von ihrem breiten Spektrum potenziell günstiger Einflüsse.

Essen (und trinken): reichlich Beeren zu sich nehmen.

Empfehlenswerte Heilkräuter und Nahrungsergänzungsmittel:
- Hericium erinaceus (ein Pilz)
- PQQ
- Rosmarinsäure aus echtem Rosmarin
- essenzielle Öle (Turmerone) aus Curcumin bzw. Kurkuma
- Quercetin
- Biotin
- Iod
- Schilddrüsenhormon

Injektionen: Peptidtherapie, z. B. mit Thymosin beta-4.

7. Wie Hormone und MS zusammenhängen

Welche Rolle aus dem Gleichgewicht geraten Hormone bei MS spielen könnten, ist ein spannendes Forschungsgebiet. Zum Teil resultieren daraus schon therapeutische Optionen.

Wie bereits dargelegt ist die Forschung sich einig: Bei MS kommt es zu Entzündungen im Gehirn und Schäden an der schützenden Myelinscheide um die Nervenzellen. Bekannt ist auch, dass Hormone bei der Gesunderhaltung von Gehirn und zentralem Nervensystem eine wichtige Rolle spielen. Wenn man diese Informationen zusammenfügt, wird klar, dass wir für eine effektive MS-Behandlung auch die Rolle der Hormone im Körper verstehen müssen. Und wir müssen wissen, wie man das hormonelle Gleichgewicht herstellt und erhält.

Hormone werden beim Menschen vom endokrinen System und von den Nervensystemen erzeugt. Sie dienen dazu, Körpersysteme zu regulieren – von den Systemen für Verdauung, Reproduktion, Kreislauf oder Atmung bis hin zu den Nervensystemen. Mit den Stoffwechseldetails der Hormonproduktion und ihrer Funktionen kennen Sie sich vermutlich nicht aus. Bestimmt sind Ihnen jedoch die Namen und die wichtigsten Wirkungen von Hormonen wie Adrenalin, Östrogen, Testosteron, Oxytocin und Melatonin vertraut. Melatonin z. B., das sogenannte Schlafhormon, reduziert bestimmte Nervenaktivitäten im Gehirn sowie den Dopaminspiegel in den Augen. Beides hilft dem Körper zu entspannen und zur Ruhe zu kommen.

Die meisten Hormone werden vom endokrinen System gebildet, das verschiedene, im ganzen Körper verteilte Drüsen umfasst. Sind diese Hormone erst einmal ausgeschüttet, so reisen sie über das Blut an ihr Ziel, wo sie bestimmte Rezeptoren besetzen und so ihre Wirkung entfalten.

Hormonproduktion in Gehirn, ZNS und Darm

Das Gehirn ist Teil des ZNS und fungiert zugleich als ein endokrines Organ. Zum Beispiel wird im Gehirn ein Schilddrüsenhormon (Seite 116) in eine aktivere Form umgewandelt, die der Körper nutzen kann. Das

Gehirn besitzt Rezeptoren für bestimmte endokrine Hormone und ist Teil einer wichtigen Rückkopplungsschleife, an der neben der Hypophyse (die die Hormonproduktion reguliert) diverse Organe mitwirken, deren Funktion von diesen Hormonen abhängt. Daher ist das Gehirn in der Lage, Körperfunktionen zu regulieren und anzupassen. Diese Aufgabe erfüllt es über die Produktion von Neurotransmittern wie Serotonin und Dopamin. Einige Hormone, die von Gehirn und ZNS erzeugt werden, sind Neurosteroide. Sie werden aus Cholesterol synthetisiert und sind an der Myelinisierung, aber auch an Wachstum, Differenzierung und Erhaltung von Neuronen beteiligt. (Weil Cholesterol für die Hormonproduktion so wichtig ist, rate ich MS-Patienten eher zur Vorsicht beim Einsatz von Statinen zur Senkung des Cholesterinspiegels. Und weil der Körper diese Substanz aus Fett synthetisiert, rate ich außerdem zum Verzehr verschiedener gesunder Fette, ganz besonders Omega-3-Fettsäuren (Seite 83).

Das neuroendokrine System wird vom Hypothalamus gesteuert und reguliert eine Vielzahl von physiologischen Prozessen, darunter Stoffwechsel, Sexualsystem, Blutdruck und Wachstum.[125]

Aktuelle Studien legen nahe, dass neuroendokrines System und Immunsystem einen »Dialog« führen, über den die körperliche Reaktion auf Verletzungen und Entzündungen reguliert wird. Das könnte uns dazu verhelfen, besser zu verstehen, wie sich bestimmte Erkrankungen des ZNS entwickeln.[126]

> *Auch die Bakterien aus dem menschlichen Mikrobiom beeinflussen die Hormonproduktion. Unsere Darmbakterien z. B. erzeugen fast 50 % des Dopamins, das der Körper benötigt. Darüber hinaus hat das Mikrobiom Einfluss auf die Umwandlung von Schilddrüsenhormon und auf die Melatoninproduktion.*

Aus diesem Grunde rate ich dringend davon ab, stark verarbeitete Lebensmittel zu verzehren. Viele dieser Produkte können Chemikalien und Konservierungsstoffe enthalten, die das hormonelle Gleichgewicht stören können.

So wirken Hormone

Hormone erfüllen 2 Funktionen: Sie dienen als Botenstoff, und sie regulieren Körpersysteme. Manchmal bilden 2 Hormone eine Art Rückkopplungsschleife. In solchen Fällen ist Hormon X ein Botenstoff, der je nach Bedarf eine endokrine Drüse stimuliert oder herunterreguliert. Diese Drüse schüttet dann mehr oder weniger von einem zweiten Hormon (Hormon Y) aus.

Ein Beispiel: Wenn der gewünschte Schilddrüsenhormonspiegel erreicht ist, erhält der Körper über solche Rückkopplung eine entsprechende Botschaft. Dann signalisiert das Gehirn der Hypophyse, weniger Thyreoidea-stimulierendes Hormon (TSH) freizusetzen. Wenn im Blut nun weniger TSH vorliegt, ist dies ein Signal für die Schilddrüse, weniger Schilddrüsenhormon auszuschütten.

Gut abgestimmt sorgen solche Rückkopplungen dafür, dass die Zellen stets die richtige Menge der nötigen Hormone erhalten und das körpereigene Gleichgewicht bestehen bleibt. Manchmal jedoch entgleisen solche Regulierungen, und es wird zu viel oder zu wenig von einem Hormon freigesetzt. Das kann Zellen und Gewebe schädigen. Schlimmstenfalls setzt ein Dominoeffekt ein, der auch andere Hormone aus dem Gleichgewicht bringt, was wiederum zu neuen Gesundheitsproblemen führt.

Die Hormone hängen auch vom Alter ab

Wenn wir älter werden, geht die Hormonproduktion von Natur aus zurück, was bei Männern wie bei Frauen körperliche und psychische Veränderungen in Gang setzt. Wie schnell die Hormone abnehmen und in welchem Tempo wir somit altern, hängt nicht nur von den Genen ab, sondern auch von Lebensstil, Ernährungsform, körperlicher Aktivität, Gewicht (BMI), Beziehungsstatus, sozialem Engagement und anderen Faktoren. Zum Beispiel kann der Testosteronspiegel durch Rauchen oder übermäßige Gewichtszunahme schneller absinken.[127] Stress durch Arbeitslosigkeit oder eine Scheidung kann den Kortisolspiegel ansteigen lassen und hierüber zu Übergewicht und geschädigten Neuronen führen. Bei Frauen bedeutet der altersbedingte Östrogenabfall in Kombination mit der höheren Lebenserwartung, dass sie im Alter vermehrt kognitiven Veränderungen unterworfen sind und häufiger als Männer die Alzheimer-Krankheit entwickeln.

Der Alterungsprozess ist also komplex und unterliegt vielen weiteren Faktoren, die zusammenkommen, nicht einer einzigen Hormonumstellung.[128]

Die Rolle der Hormone bei MS

Kurzfristig wie langfristig können Hormone die Gesundheit von Gehirn und ZNS sowohl positiv als auch negativ beeinflussen. Ein Beispiel hierfür ist die Wirkung von Hormonen auf Neuronen bei MS. Die genauen Zusammenhänge sind bisher noch unklar, doch Neurosteroide können dazu beitragen, Schweregrad und Progression bei MS abzufedern. Sie können nämlich Oligodendrozyten zu neuroprotektiven und remyelinisierenden Aktionen veranlassen, um Schäden an der Myelinscheide zu reduzieren und zu reparieren.

Viele Studien zum Einfluss von Hormonen auf neurodegenerative Erkrankungen

Hormone und Kognition

Veränderungen des Hormonspiegels können verschiedene kognitive Symptome nach sich ziehen, z. B.:

- Man verliert den Faden, kann Aufgaben schlecht priorisieren und hat Schwierigkeiten mit dem linearen Denken.
- Man greift im Gespräch plötzlich zu Phrasen wie »Du weißt schon«, um Wortfindungsstörungen zu überspielen.
- Probleme mit Kurz- und Langzeitgedächtnis: Man braucht länger, um sich gezielt zu erinnern, die Erinnerungen sind weniger genau, Ereignisse in jüngerer Vergangenheit fallen einem schlechter ein.

konzentrieren sich bisher auf die Alzheimer-Krankheit, weshalb ich mich in diesem Kapitel immer wieder auf solche Studien beziehe. Die Studienlage zu Hormonen und MS ist zwar noch relativ dünn, aber die Implikationen sind dieselben.

Was Schilddrüsenhormone mit MS zu tun haben

Über die Hormone Triiodothyronin (T3) und Thyroxin (T4) reguliert die Schilddrüse die Stoffwechselrate und andere Bausteine unserer Gesundheit, darunter Atmung, Herzrate, zentrales und peripheres Nervensystem, Körpergewicht, Muskelkraft, den Menstruationszyklus, die Körpertemperatur und den Cholesterinspiegel. Daneben unterstützen die Schilddrüsenhormone die Funktion des zentralen Nervensystems und interagieren mit vielen Facetten des Nervensystems, um uns geistig fit zu halten. Auch die Reifung der Oligodendrozyten und die Myelinisierung unterliegen dem Einfluss von Schilddrüsenhormonsignalen. Darüber hinaus interagieren Schilddrüsenhormone mit Acetylcholin, das die Gedächtnisfunktion verbessert und kognitivem Abbau entgegenwirkt. Ein niedriger Schilddrüsenhormonspiegel kann eine unzureichende Produktion von Acetylcholin nach sich ziehen. Untersuchungen zeigen, dass der Acetylcholinspiegel bei Alzheimer-Patienten mit Fortschreiten der Erkrankung abnimmt.[129]

T3 und T4 sind Hormone, die für die normale Stoffwechselfunktion unverzichtbar sind. 80 % des T3, das als aktives Schilddrüsenhormon gilt, stammen aus der Deiodierung, einem Prozess, bei dem Organe wie Leber und Nieren dem Vorläuferhormon T4 eines von vier Iod-Molekülen entziehen. Bei diesem Prozess entsteht auch ein inaktives Schilddrüsenhormon, das reverse T3 (rT3). Die restlichen 20 % T3 erzeugt die Schilddrüse über die Kombination von Iod aus der Ernährung mit der Aminosäure Tyrosin, ebenso die komplette Menge T4.

Das aktive Schilddrüsenhormon T3 regt den Nervenwachstumsfaktor (NGF) an und dieser wiederum unterstützt Nervenwachstum und -funktion, die Dendritenbildung und die Myelinisierung. Außerdem fördert T3 die Remyelinisierung, indem es Oligodendrozyten-Vorläuferzellen (OPC) unterstützt. Ohne adäquates Schilddrüsenhormon gibt es zu wenig reife, aktive Oligodendrozyten-Vorläuferzellen und die Fähigkeit, Myelin zu reparieren, bleibt begrenzt.[130]

Das Gehirn ist extrem auf Schilddrüsenhormon angewiesen. Man geht davon aus, dass bei niedrigem Schilddrüsenhormonspiegel der Hippocampus schrumpft, also der Teil des Gehirns, der Erinnerungen aus dem Kurzzeit- ins Langzeitgedächtnis übergehen lässt, räumliche Erinnerungen und Orientierung ermöglicht und das Lernvermögen unterstützt.

Dem Hippocampus kommt eine besondere Bedeutung zu, weil er der Teil des Gehirns ist, der bei Alzheimer-Patienten am frühesten Schaden nimmt. Ausreichende Mengen Schilddrüsenhormon können außerdem zum Schutz vor Demenz beitragen, indem sie ein Protein blockieren, das die Amyloid-Produktion fördert. Das schützt indirekt vor Plaque-Ablagerungen. Andererseits kann ein zu niedriger Spiegel des Schilddrüsenhormons die Schleusentore für eine verstärkte Amyloid-Produktion und entsprechende Schäden im Gehirn öffnen.[131]

Erwachsene, die eine Schilddrüsenunterfunktion (Hypothyreose) entwickeln, berichten oft von Gedächtnisproblemen, Verwirrtheit und Schwierigkeiten beim Erlernen neuer Tätigkeiten. Glücklicherweise sind die Symptome bei der Schilddrüsenunterfunktion Erwachsener reversibel, indem man den Hormonspiegel und die Körpertemperatur wiederherstellt.

Das Schilddrüsenhormon kann nämlich über seinen Einfluss auf das kardiovaskuläre System indirekt zu Demenz beitragen. Eine Hypothyreose ist ein signifikanter Risikofaktor für eine koronare Herzkrankheit (KHK). Infolge dieser Erkrankung kann durch ein geschädigtes Gefäßsystem der Blutzufluss zum Gehirn leiden. Eine verminderte Durchblutung und die entsprechend unzureichende Versorgung des Gehirns mit Sauerstoff und Nährstoffen können dem Gehirn schaden und das Alzheimer-Risiko erhöhen.[132]

Schilddrüsenhormon ist für das Gehirn derart wichtig, dass eine unzureichende Versorgung während der Fetalentwicklung im Mutterleib (z. B. wegen Iodmangel) dazu führt, dass Gehirn und Neuronen nicht richtig ausreifen. Das wiederum zieht irreversible mentale Defizite in Form von Kretinismus nach sich.

Die bekannte Framingham-Studie, eine sehr große klinische Studie der Boston University, erhob über knapp 13 Jahre die Gesundheitsdaten von fast 2000 Menschen, um mehr über Risikofaktoren für verschiedene Krankheiten in Erfahrung zu bringen. Dabei zeigte sich, dass Frauen mit atypischen TSH-Werten (einem Hinweis auf zu viel oder zu wenig Schilddrüsenhormon) ein mehr als doppelt so hohes Alzheimer-Risiko hatten wie Frauen mit normalen TSH-Werten.[133]

Therapeutischer T3-Einsatz bei MS

Im Vergleich zu gesunden Vergleichspersonen haben MS-Patienten mehr Schilddrüsenerkrankungen. Eine Studie stellte bei MS-Patienten ein signifikant höheres Risiko für zusätzliche autoimmunbedingte Schilddrüsenerkrankungen wie Morbus Basedow (Schilddrüsenüberfunktion) und Hashimoto-Thyreoiditis (Schilddrüsenunterfunktion) fest.[134] Das erwähne ich an dieser Stelle, weil Menschen mit Autoimmunerkrankungen empfänglicher für eine weitere solche Krankheit sind – das könnte die Korrelation zwischen MS und diesen Schilddrüsenproblemen erklären.

In Tierstudien konnten tägliche Injektionen von T3, der aktiven Form des Schilddrüsenhormons, zur Remyelinisierung beitragen. In diesen Studien konnten ergänzende Gaben Schilddrüsenhormon zudem neurologische Symptome bei Tieren lindern und die Proliferation und Aktivierung der Oligodendrozyten-Vorläuferzellen fördern.[135] An der Oregon Health and Science University wird Schilddrüsenhormon aufgrund seines wichtigen Beitrags zum Myelinschutz und zur Förderung der Remyelinisierung als potenzielles Mittel gegen MS erforscht.

Eine T3-Supplementierung gehört bei MS nicht zur Standardtherapie. Ich persönlich betrachte sie allerdings als eine der 3 wichtigsten Maßnahmen gegen meine Fatigue und den Nebel im Gehirn. Wenn während eines MS-Schubs eine Demyelinisierung auftritt, erzeugt der Körper mehr rT3, das die Wirkung des aktiven T3-Hormons blockiert. Reverses T3 setzt die Stoffwechselaktivität in Körper und ZNS herab. In Fastenzeiten oder in Trauerphasen wird die Stoffwechselrate normalerweise gedrosselt, um Energie zu sparen. Wenn das rT3 jedoch

Hormonspiegel bestimmen und beobachten

Manche Hormone sind für die Gehirngesundheit so wichtig, dass man sie im Rahmen der MS-Therapie regelmäßig bestimmen und den Verlauf beobachten sollte. Das kann jeder Mediziner veranlassen, der einen ganzheitlichen Ansatz vertritt.
Was die Schilddrüse angeht, gehöre ich zu der wachsenden Anzahl Ärzte, die klassische Testverfahren wie die TSH-Bestimmung skeptisch sehen, denn Patienten können trotz »normaler« Laborwerte Symptome aufweisen, die etwas anderes vermuten lassen.
Bitte sprechen Sie mit Ihrem Arzt, wenn Sie mehr als ein Symptom für eine eventuelle subklinische Schilddrüsenunterfunktion haben. Hierzu zählen chronische Müdigkeit und Antriebslosigkeit, unerklärliche Gewichtszunahme, Depressionen, Verstopfung oder eine permanent niedrige Körpertemperatur. In solchen Fällen gehen die Symptome zurück, wenn man Schilddrüsenhormon verabreicht, und das schützt das Gehirn.
Neben dem Hausarzt als erstem Ansprechpartner können Sie sich mit der Frage, ob Sie eine Hormontherapie brauchen oder nicht, auch an einen erfahrenen Spezialisten für Naturheilkunde oder einen Schilddrüsenspezialisten wenden.

langfristig hoch bleibt, kann diese ansonsten gesunde Verlangsamung chronisch werden. Das verläuft analog zur Entzündungsreaktion: Eine gewisse Entzündung unterstützt das Gewebe bei der Heilung, aber zu viel ist schädlich. Bei rT3 können überhöhte Werte zu einer signifikanten, stark einschränkenden Fatigue beitragen. Wenn man nun dem Körper T3 zuführt, kann dies der Fatigue, unter der MS-Patienten leiden, besonders nach einem Schub die Spitze nehmen und den Betroffenen zu einem klareren Kopf verhelfen. Interessanterweise regen Schilddrüsenhormone die Myelinisierung an.

Ich nehme alle paar Jahre 3 Monate lang 2-mal täglich je 5 µg T3. Diese Dosierung hat bei mir eine positive Wirkung. Zusätzlich nehme ich ein von mir entwickeltes Produkt, Thyroid Px, das Iod, Selen und schilddrüsenaktivierende Heilpflanzen kombiniert. Meine MRT-Scans zeigen, dass einige Läsionen mit der Zeit kleiner geworden oder gar verschwunden sind. Ich kann zwar nicht mit Bestimmtheit sagen, woran das liegt, da manche MS-Läsionen tatsächlich mit der Zeit von selbst heilen, doch ich führe ihr Verschwinden teilweise auf die natürlichen Selbstheilungskräfte des Körpers zurück und teilweise auf die Naturheilpräparate, die ich einnehme.

Östrogene und MS

Zur Gruppe der Östrogene (oder Estrogene) zählen beispielsweise Estron, Estradiol (vorherrschend) und Estriol (das mildeste Östrogen; es wird in der Schwangerschaft produziert). Als die wichtigsten weiblichen Sexualhormone haben Östrogene Einfluss auf Reproduktion und Knochendichte, aber auch in signifikantem Maße auf Gehirn und ZNS. Neuronen besitzen Östrogenrezeptoren, die den Nervenwachstumsfaktor verstärken und damit zum Schutz der Zellen vor Neurodegeneration beitragen können.[136]

Östrogen fördert das Nervenwachstum, sorgt dafür, dass das Immunsystem Autoimmunreaktionen drosselt, und fördert die Reparatur von geschädigten Gehirnzellen.

Außerdem kann Östrogen die Durchblutung anregen, was wiederum die Sauerstoff- und Nährstoffversorgung des Gehirns verbessert.[137] Bei Frauen ist Östrogen der hormonelle Faktor, der das verbale Gedächtnis, den Sprachfluss und die Sprache insgesamt verbessert.

Bei MS scheint Östrogen die Schwere der Symptome zu beeinflussen. Im dritten Schwangerschaftstrimester, in dem der Estriolspiegel bei der Frau am höchsten ist, kommen MS-Schübe zu 70 % seltener vor. Nach der Schwangerschaft hingegen, wenn die Östrogenspiegel zurückgehen, schreitet die Krankheit wieder fort und es kommt vermehrt zu Schüben. Die Ursachen für diese Veränderungen sind unklar. Man geht davon aus, dass Östrogen die Immunaktivität beeinflusst, denn auch andere Autoimmunerkrankungen wie rheumatoide Arthritis oder Psoriasis gehen in der Schwangerschaft zurück.[138]

Außerdem schützt Östrogen die Nerven, trägt zum Abtransport von Beta-Amyloid bei und beeinflusst die Produktion von Serotonin, Acetylcholin, Noradrenalin und anderen Neurotransmittern im Gehirn. Diese Neurotransmitter können Stimmungslage und Emotionen beeinflussen. Das komplexe Zusammenspiel von Hormonen wie Östrogen und Neurotransmittern wird intensiv erforscht. Dennoch bleibt hier noch viel zu tun.[139]

Therapeutischer Östrogen-Einsatz bei MS

Östrogen zählt zu den bestuntersuchten Hormonen, aber lassen Sie sich nicht täuschen: Seine Geschichte und die Rolle der Östrogentherapie ist weder einfach noch geradlinig. Bekannt ist seine schützende Wirkung auf Nervenwachstum, Myelinisierung, Hippocampus und die allgemeine Gehirngesundheit. Bei Männern wie Frauen geht der Östrogenspiegel – und damit auch seine Schutzwirkung – mit zunehmendem Alter zurück. Eine Hormontherapie kann den Spiegel stabilisieren und so den Schutz erhöhen.[140]

Frauen erkranken häufiger und in früheren Lebensphasen an MS und anderen Autoimmunerkrankungen als Männer. Woran das liegt, ist ungeklärt, aber junge Männer haben einen höheren Testosteronspiegel als ältere, und möglicherweise übt Testosteron eine schützende Wirkung aus. Wenn Männer jedoch an MS erkranken, verläuft die Krankheit überraschenderweise eher heftiger.

Frauen haben auch ein höheres Alzheimer-Risiko als Männer. Ein Grund dafür könnte der abrupte Östrogenabfall in der Menopause sein, mit dem die neuroprotektiven, immunmodulierenden und entzündungshemmenden Eigenschaften von Östrogen wegfallen.[141] Auch eine antioxidative Wirkung wurde festgestellt. Deshalb erscheint die Annahme verführerisch, dass eine Östrogenbehandlung automatisch zur Linderung neurodegenerativer Erkrankungen wie MS oder Alzheimer beitragen sollte.

In manchen Fällen trifft das tatsächlich zu, doch bei MS und Alzheimer-Krankheit kommt es maßgeblich auf die spezielle Form des Östrogens und den Zeitpunkt des Behandlungsbeginns an.

Estriol ist bei MS das hilfreichste Östrogen: In Tierstudien konnte es zur Reparatur von Gehirnzellen beitragen, indem es gesunde Synapsen erhält und Immunveränderungen einleitet, welche die Wirkung von Autoimmunerkrankungen dämpfen.[142] In einer auf 2 Jahre angelegten Studie erhielten 164 Frauen mit schubförmig remittierender MS orales Estriol oder ein Placebo, jeweils in Kombination mit einem üblichen MS-Medikament. Die Frauen mit der Estriol-Kombination hatten signifikant weniger Schübe als die Frauen, die kein Hormon bekamen. Bei anderen Merkmalen wie der Anzahl und Größe der Läsionen im Gehirn oder dem Grad der Behinderung war jedoch kein Unterschied zu beobachten. Daher kam das Team zu dem Schluss, dass die Ergebnisse zwar ermutigend seien, man jedoch größere Studien bräuchte, um festzustellen, ob eine Estriol-Therapie erfolgreich sei.[143]

Für orale Kontrazeptiva, die aus synthetischen Östrogenen bestehen und kein Estriol enthalten, ließ sich bei MS weder eine vorbeugende noch eine schubmindernde oder symptomlindernde Wirkung nachweisen.[144]

Meta-Analyse zur Hormonersatztherapie: Ob die Östrogentherapie also das Gehirn schützt, ist nach wie vor umstritten und nicht ausreichend erforscht. 2017 erschien eine Meta-Analyse, die 22 klinische Studien an Frauen mit einer langfristigen Hormonersatztherapie unter die Lupe nahm. Sie kam zu dem Fazit, dass eine Dauertherapie mit Hormonen nicht denselben Schutz bietet wie natürliches Östrogen. Vielmehr zeigten sich sowohl bei reiner Östrogengabe als auch bei kombinierter Östrogen-Progesteron-Therapie ein höheres Risiko für Schlaganfall, Herzinfarkt und Gallenblasenerkrankungen. Frauen, die eine Hormonkombination erhielten, hatten auch ein erhöhtes Demenzrisiko. Die einzigen Vorteile der Hormontherapie waren bei dieser Analyse eine Vorbeugung gegen Knochenbrüche und die Linderung von menopausalen Symptomen.[145]

Hormonersatztherapie und Alzheimer: Ebenfalls 2017 wurde eine klinische Studie aus Finnland veröffentlicht, die in Bezug auf die gehirnschützende Wirkung der Hormonersatztherapie keine klaren Ergebnisse brachte. Diese sehr breit angelegte Studie prüfte Gesundheitsdaten aus den Krankenakten von über 200 000 Frauen aus einem Zeitraum von über 10 Jahren. Dabei zeigte sich, dass Frauen, die Östrogen, Progesteron oder eine Kombination dieser beiden Hormone weniger als 10 Jahre lang eingenommen hatten, ein erhöhtes Alzheimer-Risiko aufwiesen. Bei Frauen, die länger als 10 Jahre nur Östrogen bekommen hatten, lag allerdings ein geringeres Alzheimer-Risiko vor. In Kombination mit Östrogen blieb das Risiko unverändert. Außerdem stellte sich heraus, dass eine Hormonersatztherapie bei Frauen über 75 Jahre keine gehirnschützende Wirkung entfaltete. Insgesamt kamen die Forscher daher zu dem Schluss, dass eine Hormonersatztherapie das künftige Alzheimer-Risiko nicht signifikant beeinflusst.[146]

Zeitpunkt und Hormonform: Die Ergebnisse dieser Studien erscheinen mitunter verwirrend oder widersprüchlich. Teilweise liegt das daran, wann die Behandlungen stattfinden oder welche Hormone verwendet werden. Eine Theorie besagt, dass eine vorbeugende Wirkung gegen die Alzheimer-Krankheit nur möglich ist, wenn die Hormonersatztherapie in einem »kritischen Zeitfenster« beginnt, nämlich sehr kurz nach dem Östrogenabfall in der Menopause und lange vor den ersten kognitiven Veränderungen. Wenn die Hormone erst eingenommen werden, nachdem sich das Gehirn schon verändert hat, könnte diese Therapie leider sogar schaden.[147] In den oben genannten Studien erhielten die Frauen höchstwahrscheinlich synthetisches Östrogen und Progesteron in den am häufigsten verordneten Formen wie Premarin und Progestin.

Transdermales Östrogen und Progesteron: Eine kleine klinische Studie ergab, dass oberflächlich auf die Haut aufgetragenes (transdermales) Östrogen in Kombination mit Progesteron dazu beitragen konnte, Amyloid-Ablagerungen im Gehirn abzubauen, sofern die Behandlung kurz nach Beginn der Menopause einsetzte. Zwei andere Gruppen dieser Studie erhielten entweder eine orale Hormonersatztherapie oder ein Placebo. Bei beiden Gruppen zeigte sich keine Wirkung auf Amyloid-Ablagerungen. Obwohl es sich um eine kleine Studie handelte, könnte man daraus schließen, dass eine Hormonersatztherapie unter Umständen eher transdermal als oral erfolgen sollte. Bestätigt wurde zudem, dass ein Erfolg entscheidend vom frühzeitigen Behandlungsbeginn abhängt.[148] Ob tatsächlich eine neuroprotektive Wirkung vorliegt und wie die Hormone optimal zu verabreichen wären, müssen weitere Untersuchungen klären.

Männern mit MS kann ich Estriol nicht empfehlen, sofern sie keine weiblichen Geschlechtsmerkmale wie größere Brüste entwickeln möchten. Frauen rate ich zu einem Therapieversuch unter Aufsicht des behandelnden Arztes mit niedrig dosiertem Estriol.

Progesteron und MS

Neuere Forschungen deuten darauf hin, dass Progesteron nicht nur in den Eierstöcken, sondern auch von Neuronen erzeugt wird. Es handelt sich also um ein Neurosteroid. Das in den Neuronen erzeugte Progesteron unterstützt das Dendritenwachstum und möglicherweise auch die Myelinreparatur. Unabhängig vom Entstehungsort kommen Progesteron und sein Stoffwechselprodukt Allopregnanolon daher als Mittel gegen neurodegenerative Erkrankungen in Betracht. Hier sind weitere Studien erforderlich.[149]

Wie Östrogen ist auch Progesteron vor allem wegen seiner Bedeutung im weiblichen Zyklus und während der Schwangerschaft bekannt. Jüngere Studien zeigen, dass Progesteron auch neuroendokrin eine signifikante Rolle zukommt. Das könnte zu wichtigen Erkenntnissen bei der Prävention neurodegenerativer Erkrankungen führen. Studien zufolge kann Progesteron nach einer Umwandlung in aktive Metaboliten (insbesondere Allopregnanolon) Neuronen zur Förderung der Myelinreparatur anregen.

Therapeutischer Progesteron-Einsatz bei MS

In Tierstudien wirkten Progesteron und Allopregnanolon entzündungshemmend und konnten Myelin schützen.[150] Studien am Menschen existierten zum Zeitpunkt der Manuskriptabgabe noch nicht. Bei der Behandlung mit Progestinen, der synthetischen Version von Progesteron, zeigte sich bisher kein klinischer Beitrag zum Schutz des Myelins. Allerdings könnte natürliches, bioidentisches Progesteron bessere Ergebnisse bringen und sollte daher genauer untersucht werden.[151]

Testosteron und MS

Das primäre männliche Sexualhormon Testosteron ist zuständig für Sexualtrieb, Knochen- und Muskelaufbau, Fettverteilung und die Bildung roter Blutkörperchen. Frauen produzieren ebenfalls Testosteron, aber in geringeren Mengen als Männer. Im Körper wird Testosteron in Dihydrotestosteron (DHT) und Estradiol zerlegt, was es weiter erschwert, die Wirkung zu erfassen.

Testosteron und DHT haben wichtige Funktionen in Bezug auf die Kognition inne. In speziellen Hirnarealen wie dem Hippocampus liegen im Gehirn Testosteronrezeptoren vor. Außerdem regt das Hormon die Nervendifferenzierung an und unterstützt die Nervenkommunikation.[152]

Wie Östrogen beeinflusst auch Testosteron bestimmte kognitive Fähigkeiten. Zum Beispiel sind bei Männern (und bei Frauen mit überdurchschnittlichem Testosteronspiegel) räumliche Kognition, Orientierungssinn und räumliches Gedächtnis (wichtig für den Umgang mit Werkzeug oder auch beim Tanzen) stärker ausgeprägt als bei Personen, deren Körper stärker von Östrogen beeinflusst ist.

Bei einem zu geringen Testosteronspiegel werden die Arterien im Gehirn schwächer, und es kommt leichter zu einem Schlaganfall oder einem Blutgerinnsel. Bei geschädigten Gefäßen leidet die Durchblutung. Die Zellen erhalten zu wenig Sauerstoff und Nährstoffe, und das beeinträchtigt Gedächtnis und Kognition.

Therapeutischer Testosteron-Einsatz bei MS

Der Zusammenhang zwischen Testosteronspiegel und neurodegenerativen Erkrankungen wie MS oder Alzheimer-Krankheit ist unklar und zu wenig erforscht. Die Theorie, dass der Testosteronspiegel bei Männern mit MS niedriger ist als normal, wird von mehreren Studien gestützt. In einer weiteren Studie hatten Frauen mit MS einen signifikant niedrigeren Testosteronspiegel als gesunde Frauen.[153] Einige, aber nicht alle Studien ermittelten zudem bei Männern mit Alzheimer-Krankheit einen niedrigeren Testosteronspiegel als bei einer Kontrollgruppe aus nicht erkrankten Männern. Daraus wurde die These abgeleitet, dass Testosteron (ähnlich wie Östrogen) der Ansammlung von Amyloid-beta entgegenwirken könnte. Wenn der Hormonspiegel absinkt, geht auch die Schutzwirkung verloren.[154]

Es gibt nur wenige Studien zur Behandlung neurologischer Erkrankungen wie MS mit Testosteron – und die Ergebnisse sind nicht eindeutig. In vitro bestehen Hinweise, dass Testosteron Entzündungen entgegenwirkt. Ob es allerdings auch die Neuronen schützen kann, ist weniger klar. In einer Studie konnte die Verabreichung von DHT, einem Stoffwechselprodukt von Testosteron, bei Tieren die Neuroinflammation senken und vor Oxidation schützen.[155]

Eine gewisse neuroprotektive Wirkung ist bei der Interaktion mit dem Hippocampus zu beobachten, was dem Gedächtnis hilft.[156] In einer klinischen Studie verbesserten sich bei Männern mit der Alzheimer-Krankheit durch Testosterongaben das räumliche Gedächtnis und die Lebensqualität insgesamt, ohne jedoch andere Aspekte der Erkrankung zu beeinflussen.[157]

Um besser zu verstehen, welche Rolle Testosteron für Gehirn und Nerven spielt und wie es therapeutisch einsetzbar ist, sind weitere Forschungsarbeiten erforderlich. Ich persönlich würde ergänzendes Testosteron angesichts der mageren Studienlage nur bei nachweislich niedrigem Spiegel empfehlen.

Pregnenolon und MS

Das »Mutterhormon« Pregnenolon wird aus Cholesterin gebildet und ist ein Baustein für andere Hormone wie Testosteron, Progesteron und Östrogen.[158] Produziert wird es in Nebennieren, Eierstöcken, Hoden und sogar dem ZNS. Weil es als Vorstufe für andere Hormone dient, ist Pregnenolon das am stärksten im Gehirn vertretene Hormon. Wissenschaftler haben festgestellt, dass Pregnenolon eine ähnliche Wirkung entfaltet wie Neurotransmitter und somit Gedächtnis, Konzentration und Denkvermögen stärken und Gedächtnisverlust entgegenwirken kann.

Therapeutischer Pregnenolon-Einsatz bei MS

Bei MS variiert der Pregnenolonspiegel je nach Typ und Stadium der Erkrankung. Männer mit schubförmig-remittierender MS haben einen erhöhten Pregnenolonspiegel.[159] Grundsätzlich geht der Pregnenolonspiegel bei Männern wie Frauen mit zunehmendem Alter zurück. Dieser Rückgang scheint auch für Demenz von Bedeutung zu sein. Da viele andere Hormone mit Einfluss auf das Gehirn auf Pregnenolon basieren, kann Pregnenolonmangel sich indirekt – aber signifikant – auf das Gehirn auswirken. Zusätzlich aktiviert Pregnenolon auch selbst Schaltstellen im Gehirn, die zur Verbesserung des Kommunikationsnetzes dort und zum Schutz der Neuronen beitragen.[160]

Der Zusammenhang zwischen Pregnenolon und Demenz wird von der Beobachtung gestützt, dass Alzheimer-Patienten weniger Pregnenolon und dessen Metabolit Allopregnanolon im Gehirn haben als gesunde Vergleichsgruppen.[161] In Tierstudien konnte die Verabreichung von Pregnenolon zudem unmittelbar das Gedächtnis verbessern.[162] Ob eine Supplementierung mit Pregnenolon Demenz vorbeugen oder behandeln kann, muss die Wissenschaft noch klären.

Ich selbst nehme das von mir entwickelte Präparat Adrenal Px DHEA ein, in dem Pregnenolon in Kombination mit Dehydroepiandrosteron (DHEA) vorliegt, einem Nebennierenhormon, das die Erzeugung anderer Hormone wie Testosteron und Östrogen unterstützt. Der DHEA-Spiegel erreicht im frühen Erwachsenenalter seinen Höhepunkt. Eine ergänzende Einnahme kann theoretisch bestimmte typische Alterserscheinungen ansprechen. Außerdem kann man damit auf Symptome einer Nebenniereninsuffizienz und Fatigue einwirken. Mein Rezept schenkt mir mehr Energie, scheint sonstige Symptome jedoch nicht zu beeinflussen.

Das Stresshormon Kortisol und MS

Das Stresshormon Kortisol wird von den Nebennierenrinde erzeugt. Normalerweise steigt der Kortisolspiegel morgens an und weckt uns damit aus dem Schlaf. Im Tagesverlauf sinkt er dann wieder ab, bis wir uns wieder schlafen legen. Gut ausbalanciert wirkt Kortisol mit verschiedenen Körpersystemen zusammen, reduziert Entzündungen, reguliert den Blutdruck, erhöht den Blutzuckerspiegel und unterstützt den Schlafrhythmus. Wir schütten es aber auch in emotional und/oder körperlich belastenden Situationen aus. Kortisol zählt zu den Kampf-oder-Flucht-Hormonen, die dem Körper als Reaktion auf eine lebensgefährliche Situation einen extremen Energieschub verschaffen. Und auch schwierige Emotionen wie Einsamkeit oder sozialer Gesichtsverlust können eine Kortisolausschüttung bewirken.[163]

Grundsätzlich steuert Kortisol Motivation, Furcht und Stimmungslage. Wie bei anderen Hormonen besteht eine Rückkopplungsschleife: Wenn das Gehirn die Botschaft empfängt, dass der Kortisolspiegel für die normale Funktion zu niedrig ist, ist dies für das Nebennierensystem das Signal, mehr Kortisol auszuschütten. Und wie bei anderen Hormonen kommt es auch bei Kortisol auf das richtige Gleichgewicht an. Anhaltender Stress kann den Kortisolspiegel anheben und zu gesundheitlichen Problemen wie koronarer Herzkrankheit, Gedächtnis- und Konzentrationsschwäche, Schlafstörungen und Gewichtszunahme führen. Ein chronisch überhöhter Kortisolspiegel lässt zudem den Hippocampus schrumpfen, verändert die Neuronenreifung und kann ihre Effizienz und Funktionalität irreversibel beeinträchtigen. Dadurch wird die Kommunikation zwischen verschiedenen Bereichen des Gehirns gehemmt.[164] Dass ein chronisch erhöhter Kortisolspiegel mit beschleunigter Alterung und bei älteren Erwachsenen mit verminderten kognitiven Funktionen einhergeht, ist somit kaum überraschend.

Im Gegensatz zu anderen Hormonen steigt der Kortisolspiegel mit zunehmendem Alter von Natur aus an. Einer der Faktoren, die dazu beitragen, dürfte die höhere Stressempfindlichkeit älterer Menschen sein, die zu einer stärkeren Kortisolreaktion führt. Diese Beobachtung gilt besonders für ältere Frauen.

Eine mögliche Erklärung für die erhöhte Kortisolsensitivität wäre das geringere Hippocampusvolumen bei älteren Erwachsenen. Ob dieses Phänomen der Gehirnschrumpfung durch zu viel Kortisol entsteht oder die Ursache einer erhöhten Kortisolausschüttung ist, weiß man noch nicht genau. Studien besagen, dass das Gedächtnis bei älteren Menschen bei niedrigerer Stressschwelle nachlässt. Jüngere hingegen tolerieren aufgrund ihres größeren Hippocampusvolumens ein deutlich höheres Stresslevel, ohne dass ihr Gedächtnis darunter leidet. Möglicherweise schadet ein erhöhter Kortisolspiegel bei älteren Erwachsenen dem Gehirn und anderen Körpersystemen und erhöht damit das Risiko für die typischen Gedächtnisprobleme im höheren Alter.

Untersuchungen ergaben, dass bei älteren Patienten mit Demenz die HPA-Achse (Seite 68) aus dem Gleichgewicht gerät, was zu erhöhter Kortisolsekretion führt.[165]

Aber Alter und Stress sind nicht die einzigen Ursachen eines hohen Kortisolspiegels.

Eine chronisch hohe Kortisolausschüttung kann auch auf eine Nebennierenerkrankung zurückgehen, das Cushing-Syndrom. Patienten mit Cushing-Syndrom weisen aufgrund der übermäßigen Kortisolmenge oft eine Gehirnatrophie und kognitive Einschränkungen auf.[166]

Ein weiterer Hinweis auf den Zusammenhang zwischen Kortisol und kognitiven Funktionen ergibt sich aus typischen Nebenwirkungen einer Kortisontherapie. Kortison ist die pharmazeutische Version von Kortisol und wird bei Gelenkbeschwerden und anderen Problemen als entzündungshemmendes Mittel eingesetzt. Schon bald nach seiner Entwicklung und Testung stellte sich heraus, dass die unerwünschten Wirkungen ähnlich ausfallen wie bei übermäßiger Kortisolausschüttung.[167]

Therapeutischer Kortison-Einsatz bei MS

Methylprednisolon ist ein intravenös zu verabreichendes Prednison (ein Kortikosteroid). Bei MS-Patienten wird es gern zur Behandlung akuter, symptomatischer Schübe eingesetzt. In diesem Fall verabreicht man 3–5 Tage lang täglich 1 g intravenös. Ich habe nur einmal nach einem schweren Schub Prednison erhalten, das tatsächlich bestimmte Symptome lindern konnte, darunter meine Tachykardie (Herzrasen) und den Verlust der Gehfähigkeit. Bei manchen Patienten geht eine Kortisonbehandlung mit unerwünschten Wirkungen auf das Gehirn einher, darunter Angst, Störungen der Merkfähigkeit und der Konzentration und anderes.[168] Bei langfristiger, oraler Einnahme von Kortikosteroiden nimmt das Volumen des Hippocampus ab. Die langfristige Ausprägung der Behinderung und die MS-Progression lassen sich durch orales Kortison überraschenderweise dadurch beeinflussen. Ich teile die Beobachtung vieler anderer MS-Patienten, dass intravenös verabreichtes Prednison mich nachts wachhält. Eine ernstere Folge längerer Steroidverwendung kann Osteoporose sein. Wenn ich doch einmal Prednison benötige, bitte ich darum, es morgens so früh wie möglich zu erhalten. Das erhöht die Chance, dass ich trotzdem ungestört schlafen kann. Außerdem nehme ich am Abend nach solchen Infusionen handelsübliche Kapseln mit 6 mg Melatonin, Baldrian und Hopfen ein, unmittelbar vor dem Schlafengehen.

Obwohl viele Mediziner meine Therapie skeptisch betrachten, habe ich mehr Energie, wenn ich mittags eine geringe Dosis von 5 mg Hydrocortison einnehme. Diese geringe Dosis beeinflusst weder die Blutwerte, noch unterdrückt sie die HPA-Achse (Seite 68). Tatsächlich ist der Kortisolspiegel bei MS-Patienten tendenziell erniedrigt. Das könnte zu Schüben prädisponieren. Diese Behandlung gestatte ich mir maximal 3 Monate im Jahr. Wichtig ist, dass sie etwas ganz anderes ist als eine Therapie mit Methylprednisolon.

Das Schlafhormon Melatonin und MS

Melatonin wird primär im Gehirn erzeugt, und zwar von der Zirbeldrüse (Epiphyse). Aber auch Verdauungstrakt und Immunzellen bilden Melatonin. Das Schlafhormon Melatonin sorgt für die Erhaltung des Schlaf-Wach-Rhythmus (circadianer Rhythmus). Nachts erreicht der Melatoninspiegel seinen Höhepunkt und macht uns schläfrig; bei Tageslicht ist der Spiegel am niedrigsten. Dass der Melatoninspiegel mit zunehmendem Alter von Natur aus zurückgeht, ist eine denkbare Erklärung für das Phänomen, dass ältere Erwachsene mehr Schlafstörungen haben als jüngere.

Schlafstörungen und die daraus resultierende Müdigkeit kennen auch MS-Patienten. Einer der Gründe ist ihr ungewöhnlich niedriger Melatoninspiegel, wobei nicht klar ist, ob ein niedriger Melatoninspiegel ein Risikofaktor für MS ist. Eine große Studie an Schichtarbeitern ergab, dass Nachtschichten zum einen die natürliche Melatoninsekretion verändern, zum anderen aber auch das MS-Risiko erhöhen können.[169]

> *Studien deuten darauf hin, dass bei MS-Patienten eine verminderte Melatoninproduktion vorliegt. Das könnte auf eine gestörte Epiphysenfunktion zurückgehen.*

Bei manchen MS-Betroffenen (auch bei mir) besteht eine saisonale Variabilität für das Aufflammen der Symptome und die Häufigkeit der Schübe. Symptome machen sich dann eher im Frühling und Sommer bemerkbar als im Herbst und Winter. Im Frühling und Sommer sinkt in nördlichen Breiten (wo MS häufiger auftritt) der Melatoninspiegel ab. Einige Studien legen nahe, dass die geringere Krankheitsaktivität im Herbst und Winter etwas mit dem zu dieser Zeit von Natur aus höheren Melatoninspiegel zu tun haben könnte.

Melatonin hat eine starke antioxidative und zugleich neuroprotektive Wirkung. Es kann die Bildung von Beta-Amyloid-Plaques reduzieren und die Produktion des Neurotransmitters Acetylcholin unterstützen. Das macht es zu einem wichtigen Hormon für die Regulierung von Gedächtnis und Kognition. Im MS-Tiermodell konnte Melatonin die Schwere der Symptome und Verhaltensdefizite lindern. Störungen der Melatoninproduktion wurden auch bei Menschen mit Alzheimer- und Parkinson-Krankheit beobachtet.

Therapeutischer Melatonin-Einsatz bei MS

Zur Wirkung von Melatonin bei MS haben bisher in erster Linie In-vitro- oder Tierstudien stattgefunden. Im Tiermodell konnte hoch dosiertes Melatonin Krankheitssymptome lindern.[170] Eine klinische Studie an Menschen prüfte den Nutzen von Melatonin bei MS-Patienten. Hier hatte Melatonin eine signifikante antioxidative Wirkung, ohne jedoch Fatigue-Symptome signifikant zu verbessern.[171] Die Beziehung zwischen Melatonin und Autoimmunerkrankungen ist komplex, doch bei MS scheint es hilfreich zu sein. Zum Beispiel erfahren MS-Patienten regelmäßig eine symptomatische Besserung, wenn die Tage kürzer werden und der Melatoninspiegel im Körper etwas ansteigt.

Im Labor kann Melatonin die Autoimmunreaktion dämpfen und eine Schutzwirkung entwickeln.[172] Außerdem hat es eine deutliche antioxidative Wirkung. Übermäßiger oxidativer Stress kann ein Faktor sein, der bei MS zur Krankheitsprogression beiträgt.[173] Um den möglichen Nutzen einer Melatonin-Supplementierung zu bestimmen, sind weitere Studien erforderlich.

Die bisher geschilderten Erkenntnisse verdeutlichen, dass ein gesundes Gehirn auf ein ausgewogenes endokrines System angewiesen ist. Neben Hormonbehandlungen können Sie auch auf Komplementärstrategien zurückgreifen, um dieses Gleichgewicht zu erreichen: gesunde Ernährung, ein vernünftiges Körpergewicht (BMI beachten), ausreichend schlafen, Stress gut dosieren und sich in Achtsamkeit üben. Weitere Informationen zu diesen Strategien und meine persönlichen Erfahrungen damit lesen Sie bitte in den entsprechenden Kapiteln nach.

8. Die Bedeutung der Neurotransmitter bei MS

In diesem Kapitel tauchen wir tiefer in den Stand der Forschung zu Neurotransmittern ein und klären ihren Beitrag zur Gesunderhaltung sowie ihre Bedeutung für MS.

Neurodegenerative Erkrankungen sind ein weites Feld, auf dem noch viele Fragen offen sind. In den letzten Kapiteln haben wir gesehen, dass es 2 Möglichkeiten gibt, dagegen vorzugehen: neuroprotektiv (Nerven vor Schäden schützen) und neurorestaurativ (Nervenregeneration fördern).[174] Am effektivsten ist es natürlich, Schäden von vorneherein zu verhindern und das gesunde Nervensystem zu erhalten. Um einem Ungleichgewicht vorzubeugen, ehe es zu Symptomen kommt und die Krankheit an Fahrt gewinnt, müssen wir das Nervensystem noch besser verstehen. Möglicherweise findet man im Rahmen weiterer Studien natürliche Substanzen und Arzneimittel, die das Nervensystem vor Oxidation und Neuroinflammation schützen und die Krankheitsprogression verhindern können.

Die Wiederherstellung von Nerven durch Reparaturprozesse erscheint geboten, sobald Symptome geschädigter Nerven auftauchen. Bei vielen Erkrankungen haben solche Reparaturversuche deutlich niedrigere Erfolgsaussichten. Dennoch gibt es auch hier Hoffnung für MS-Patienten.

Im ersten Kapitel (Seite 13) habe ich erklärt, dass die Myelinscheide die Axone umhüllt und schützt, die für die Weitergabe elektrischer Signale aus dem Gehirn zuständig sind. Wenn das Myelin und die Axone Schaden nehmen, kommt es zu Übertragungsstörungen im ZNS, auf denen viele der bisher geschilderten körperlichen und kognitiven Symptome beruhen. Das könnte eine Erklärung dafür sein, dass Therapien, die gezielt bestimmte Neurotransmitter einsetzen, für Schutz und Regeneration der Neuronen vielversprechend erscheinen.

Sehen wir uns zunächst an, wie Nervenimpulse im Körper erzeugt und übertragen werden und was Neurotransmitter damit zu tun haben.

Neurotransmitter sind chemische Botenstoffe

Neurotransmitter ermöglichen es den Neuronen, miteinander zu kommunizieren. Ohne zu tief in diese komplexe Materie einzutauchen, kann man sich das folgendermaßen vorstellen:

Neuronen (und einige andere Zelltypen) synthetisieren Neurotransmitter, die in kleinen Bläschen (Vesikel) im Bereich der Axonenden gespeichert werden. Als Reaktion auf bestimmte sensorische Reize läuft ein elektrisches Signal (Aktionspotenzial) über den gesamten Nerv zu dessen Axon, wo es die Freisetzung dieser Neurotransmitter an den präsynaptischen Endknöpfchen auslöst. (Die Synapse ist die Lücke zwischen dem Axon eines Nervs und dem Dendriten eines anderen.) Neurotransmitter haben die Aufgabe, das Aktionspotenzial über die Synapse zu befördern, so wie ein Boot Passagiere über einen Kanal transportiert. Auf der anderen Seite docken sie dann mithilfe von bindungsbereiten Rezeptoren an der postsynaptischen Region an. Die Neurotransmitter aktivieren die Rezeptoren und lösen damit das nächste Aktionspotenzial aus. Etwas einfacher ausgedrückt nehmen die Neurotransmitter ein elektrisches Signal auf, verwandeln es in ein chemisches Signal, um die Synapse überqueren zu können, und geben es dann als elektrisches Signal weiter. Am Ende gelangen die Signale auf diese Weise zu anderen Körperteilen und lösen dort spezielle Reaktionen aus.

Es gibt verschiedene Neurotransmitter

Neurotransmitter wirken in der Regel entweder erregend oder hemmend. Erregende Neurotransmitter können ein Aktionspotenzial auslösen. In diese Kategorie fallen Glutamat, Adrenalin und Noradrenalin. Hemmende Neurotransmitter verhindern die Entstehung eines Aktionspotenzials. Zu dieser Kategorie gehören γ-Aminobuttersäure (GABA), Glycin und Serotonin. Allerdings sind Neurotransmitter komplex und ihre Wirkung nicht immer gleich. In Abhängigkeit vom Krankheitsbild oder von vorhandenen Rezeptoren können manche sowohl hemmend als auch erregend wirken. Dass einige Neurotransmitter auch hormonale Wirkungen haben können, macht die Sache noch komplizierter.

Die wichtigsten Neurotransmitter

Acetylcholin kann erregend oder hemmend wirken. Es stimuliert u.a. Muskelkontraktionen.
GABA wirkt hemmend auf das ZNS. Es hat beruhigende Wirkung.
Dopamin kann erregend oder hemmend wirken. Dopamin ist besonders wichtig für belohnungsmotiviertes Verhalten.
Serotonin (5-Hydroxytryptamin) wirkt hemmend sowie stimmungsregulierend.
Glutamat wirkt erregend. Glutamat im Übermaß wirkt neurotoxisch.
Histamin kann erregend oder hemmend wirken.
Adrenalin und **Noradrenalin** wirken erregend. Diese Botenstoffe haben Bezug zur Kampf-oder-Flucht-Reaktion.

Ungleichgewichte bei den Neurotransmittern können unterschiedliche Ursachen haben, z. B. eine zu geringe Produktion oder eine zu rasche Verstoffwechselung (zu schneller Abbau) durch Enzyme. In gesundem Zustand herrscht zwischen den wichtigsten Neurotransmittern ein spezifisches, ausbalanciertes Verhältnis. Ein Ungleichgewicht kann zahlreiche Gesundheitsprobleme wie Abgeschlagenheit, Schmerzen, Schlafstörungen, Depressionen und Neurodegeneration nach sich ziehen.

Serotonin

Serotonin ist der vermutlich »beliebteste« Neurotransmitter und zählt auch zu den bekanntesten. In bestimmten Zusammenhängen wird es auch als Hormon eingestuft. Wegen seines angenehmen Einflusses auf die Stimmungslage wird es gern als »Glückshormon« bezeichnet.

Die chemische Bezeichnung für Serotonin lautet 5-Hydroxytryptophan (5-HTP). Es existiert vor allem im Verdauungstrakt, in geringerem Umfang auch im Nervensystem und in den Blutplättchen. In der richtigen Menge hilft Serotonin bei der Regulierung von Appetit, Emotionen, Sexualfunktion und Kognition. Daneben hat es eine indirekte Wirkung auf Nervensystem und motorische Funktionen. Als Melatoninvorläufer trägt es zudem (wieder indirekt) zur Regulierung eines stabilen Schlaf-Wach-Rhythmus bei.

Untersuchungen zufolge gehen Depressionen auf Serotoninmangel oder auf ein Ungleichgewicht im Zusammenhang mit dieser Substanz zurück. Interessanterweise sind Depressionen bei neurodegenerativen Erkrankungen wie MS, Parkinson-Krankheit und Alzheimer-Krankheit ein verbreitetes Phänomen. Teilweise könnte dies daran liegen, dass diese Krankheiten selbst das Serotoningleichgewicht stören. Verschreibungspflichtige Arzneimittel zur Behandlung von Depressionen zielen zur Erhöhung des Serotoninspiegels vor allem auf biochemische Signalwege ab.[175]

Wie andere Neurotransmitter unterstützt Serotonin die Kommunikation zwischen Neuronen. Es reguliert die Darmfunktion und hemmt den Appetit. Weil es auch in den Plättchen vorkommt, hat es Anteil an der Blutgerinnung zur Wundheilung. Trotz der Einstufung als Glückshormon kommt es bei medikamentöser Erhöhung des Serotoninspiegels als Nebenwirkung unter anderem zu einem Absinken der Libido und nachlassender sexueller Leistungsfähigkeit. Das Verführerische an Drogen wie Ecstasy und LSD liegt unter anderem daran, dass sie den Serotoninspiegel anheben, was sich angenehm anfühlt.

Serotonin wird in Nervenzellen aus der essenziellen Aminosäure Tryptophan gebildet. Tryptophan steckt in proteinreichen Lebensmitteln wie Fleisch, Lachs, Soja, Eiern, Nüssen und Käse. Den Serotoninspiegel kann man aber nicht nur durch mehr Tryptophan aus der Ernährung, sondern auch durch Lichttherapie und Sport anheben.

Wie bei vielen anderen Hormonen sinkt auch bei Serotonin der Spiegel mit zunehmendem Alter ab. Eine Studie der Johns Hopkins University fand heraus, dass ältere Menschen mit leichten kognitiven Einschränkungen im Vergleich zu Gleichaltrigen mit normaler Hirnfunktion weniger Serotonin hatten. Ein geringerer Serotoninspiegel korreliert auch mit schlechteren Ergebnissen bei Merkfähigkeitstests.[176]

Serotonin und der Verdauungstrakt

In erster Linie steckt Serotonin im Verdauungstrakt. Aus diesem Grund ist es ein wichtiger Faktor der Darm-Hirn-Achse. Ein gesundes Verdauungssystem ist maßgeblich für unsere Stimmung und unser Sicherheitsgefühl. Wenn das Mikrobiom im Darm aus dem Gleichgewicht gerät, kann dies auch das Serotoningleichgewicht stören und zu Affektstörungen führen. Umgekehrt kann eine Veränderung der Umgebung, z. B. extremer Stress, auch die Mikrobiota im Darm negativ beeinflussen. Erste Studien deuten darauf hin, dass bei Menschen mit Depressionen und Angst die Symptome nachlassen können, wenn sie Probiotika einnehmen. Das scheint aber nur so lange zu gelten, wie man diese Präparate einnimmt.[177]

Probiotische Nahrungsergänzungsmittel wirken also nur vorübergehend, erzeugen jedoch kein neues, gesundes Mikrobiom, das sich eigenständig weitervermehrt.

Das Mikrobiom beeinflusst auch neurodegenerative Erkrankungen. Aus der Alzheimer-Forschung wissen wir, dass eine Anpassung der Bakterienzusammensetzung (über kurzkettige Fettsäuren oder Probiotika) im Darm das Gedächtnis verbessern und die Zunahme der amyloiden Plaques hinauszögern kann.[178]

Verstopfung ist ein anderes typisches Symptom bei MS. Arzneimittel, die das Serotonin anheben, könnten auch die Motilität des Verdauungstrakts verbessern und vor Darmträgheit bewahren. Dass diese Arzneimittel helfen, liegt daran, dass der Darm über Serotoninrezeptoren verfügt, die eine Acetylcholinausschüttung in Gang setzen können. Das stimuliert auch die Bewegung des Dickdarms. Mehr Informationen zu Arzneimitteln zur Behandlung von Verstopfung finden Sie im Abschnitt Für einen gesunden Darm (Seite 159).

Serotonin und MS

In der MS-Forschung gehört Serotonin zu den am gründlichsten untersuchten Neurotransmittern. Tendenziell haben MS-Patienten zu wenig Tryptophan, was zu der geringen Serotoninproduktion beitragen könnte. Außerdem haben MS-Patienten einen niedrigen Serotoninspiegel im Gehirn. Produktion und Stoffwechsel sind aber nicht nur bei Serotonin, sondern auch bei Melatonin erniedrigt. Das Ungleichgewicht bei Serotonin könnte zu mentalen Symptomen wie Fatigue und Depression beitragen, 2 häufigen und frustrierenden Symptomen bei MS. Je tiefer der Serotoninspiegel absinkt, desto schlimmer wird die Fatigue.

Selektive Serotonin-Wiederaufnahme-Hemmer (SSRI), die zur Gruppe der Antidepressiva gehören, können die Serotoninverfügbarkeit erhöhen. Unter Umständen können SSRI auch die Bildung neuer MS-Läsionen mindern, aber diese These ist noch nicht belegt. Immerhin können SSRI stressbezogene MS-Schübe minimieren.

MS-Studie mit dem SSRI Fluoxetin: In einer Untersuchung wurde verglichen, wie es MS-Patienten gesundheitlich erging, wenn die eine Gruppe SSRI bekam, die andere hingegen nicht. Es ging dabei um die Frage, ob Antidepressiva die Krankheitsprogression längerfristig signifikant ändern. In Bezug auf Behinderung durch MS und Fortschreiten

Die Wirkung von Rhodiola auf Serotonin

Rhodiola rosea ist eine adaptogene Heilpflanze mit ausgezeichnetem Einfluss auf die gesunde Stressreaktion – einschließlich sämtlicher Vorteile für Schlaf, Gedächtnis und Aufmerksamkeit, die damit zusammenhängen. Die Rhodiola-Wurzel enthält verschiedene bioaktive Substanzen, die zu den Salidrosiden zählen. Rhodiola (besonders die Salidroside darin) kann Neuronen vor Beta-Amyloid schützen, die Produktion von Acetylcholin reguliert und die Reparatur von Neuronen unterstützt. Auch über seine antioxidative Wirkung kann Rhodiola die Nervenzellen schützen. In Tierstudien erhöhte es im Hippocampus die 5-HTP-Menge (eine Serotonin-Vorstufe).

Ich beziehe Rhodiola aus Anbau in Kanada und Alaska, nicht die Wildform aus Asien, wo es zu den gefährdeten Arten zählt. Die Einnahme erfolgt als Tee oder aber als Kapsel (das von mir entwickelte Produkt Adrenal Px Balance). Der traditionelle Name von Rhodiola lautet Rosenwurz, weil die Pflanze einen feinen Rosenduft verströmt. Die meisten derartigen Kräuter verhelfen zu stabiler Energie und sind wohltuender als Kaffee.

der Erkrankung konnte diese Studie keine signifikante Schutzwirkung für den SSRI Fluoxetin feststellen.[179] Andere Studien hingegen kamen bei Tier und Mensch zu dem Ergebnis, dass Fluoxetin neuronalen Schäden durch MS vorbeugen und durch seinen positiven Einfluss auf das Immunsystem zum Schutz vor Läsionen und zu einer langsameren Progression beitragen könnte.[180]Das letzte Wort ist also noch nicht gesprochen, und wir brauchen längere und größere Studien, um festzustellen, ob Fluoxetin MS wirklich ein Stück weit ausbremsen kann.

Über die Bestimmung des Neurotransmitterspiegels kann man herausfinden, was ein Patient individuell benötigt. Bei niedrigen Serotoninwerten könnten manche MS-Patienten mit Depressionen davon profitieren, täglich 200 mg der Serotonin-Vorstufe 5-HTP einzunehmen.

Acetylcholin

Menschen mit neurologischen Krankheiten haben in der Regel einen niedrigen Acetylcholinspiegel. Viele der nachfolgenden Empfehlungen haben Einfluss auf die Acetylcholinregulierung. Das ist Absicht! Acetylcholin zählt zu den primären Neurotransmittern des peripheren Nervensystems und hat entscheidenden Anteil an der Modulierung der gesamten Gehirnfunktion. Wenn die Acetylcholinsynthese nicht richtig funktioniert, kann es zu diversen neurologischen Krankheitsbildern kommen, auch zu Neuroinflammation.

Eine bereits erwähnte Methode zur Erhöhung des Acetylcholins ist die Einnahme von Indischem Basilikum (Seite 97). Sie lässt den Spiegel der Cholin-Acetyltransferase (ChAT) ansteigen und unterstützt damit die Acetylcholinbildung im Körper. Alternativ kann man versuchen, den Spiegel eines Enzyms zu senken, das Acetylcholin abbaut. Hierbei handelt es sich um die Acetylcholinesterase (AChE).

Bei MS geht ein niedriger Acetylcholinspiegel mitunter auf einen hohen AChE-Spiegel zurück. Ein derartiges Ungleichgewicht fördert auch die Produktion inflammatorischer Immunzellen. Eine interessante Studie simulierte die Biochemie menschlicher Nervenzellen mittels eines Computermodells. Dabei kam heraus, dass Withanolid A (aus Ashwagandha (Seite 97), das neuroprotektiv wirkt) die AChE-Produktion hemmt und dadurch bei Patienten mit MS, der Alzheimer-Krankheit und vermutlich auch anderen neurologischen Erkrankungen den Acetylcholinspiegel ansteigen lässt.

Der Acetylcholin-Stoffwechsel

Bei Acetylcholin wird das Gleichgewicht über bestimmte Enzyme erhalten, die Acetylcholin zerlegen. In einer Studie fand man bei Patienten mit schubförmig-remittierender MS nicht nur weniger Acetylcholin, sondern auch eine höhere Aktivität dieser zerlegenden Enzyme. So entsteht eine unausgewogene Umgebung, in der die inflammatorischen Immunzellen eskalieren können. Das Fazit in dieser Studie lautete, dass die niedrigen Acetylcholinspiegel bei MS ursächlich eher auf einen höheren Spiegel abbauender Enzyme zurückgehen als auf eine zu geringe Produktion.[181]

Diese wechselseitige Beziehung zwischen Cholin-Acetyltransferase und Acetylcholinesterase ist typisch für den Körper: Einfach ausgedrückt gibt es chemische Substanzen, die Prozesse anstoßen, und andere chemische Substanzen, die diese Prozesse bei Bedarf beenden. Unser Körper ist für seine Funktionen auf komplexe Gleichgewichte angewiesen und bemüht sich nach Kräften, dieses Gleichgewicht immer wieder herzustellen. An dieser Stelle ist zu bemerken, dass die Funktion des Acetylcholinsystems auch an der Remyelinisierung beteiligt sein dürfte. Im Tiermodell zu MS konnten Mittel, die die Aktivität der Cholin-Acetyltransferase hemmen (und somit einen höheren Acetylcholinspiegel zuließen) auch die Remyelinisierung verbessern.

Ob und wie Cholin oder Phosphatidylcholin bei MS helfen könnten, wurde bisher noch nicht durch Studien geprüft. Angesichts der Bedeutung von Cholin für Acetylcholin und Phosphatidylcholin für die Integrität der Zellstruktur könnte es sinnvoll sein, diese Neurotransmitter in irgendeiner Form für die Langzeitbehandlung zu berücksichtigen. Ergänzend erzeugt auch das Mikrobiom im Darm eine signifikante Menge Acetylcholin. Eine Supplementierung könnte somit durchaus die Darm-Hirn-Achse unterstützen.

Der häufigste Neurotransmitter im Körper, Acetylcholin, wirkt sowohl erregend als auch hemmend. Während der Fetalentwicklung regt er die Synapsenbildung an und ist für Nervenwachstum und Zellproliferation verantwortlich. Gewisse Mengen Acetylcholin können nachweislich auch von anderen Zellen erzeugt werden, z. B. Immunzellen oder Zellen aus dem Endothel, der inneren Gefäßwand in den Blutgefäßen.

Für die Acetylcholinsynthese wird der Nährstoff Cholin benötigt, der vor allem in Eiern, Fleisch, Nüssen und Milchprodukten vorkommt. Bei der Alzheimer-Krankheit geht der Acetylcholinspiegel zurück, weil hier zu wenig Cholin-Acetyltransferase vorliegt, das

Enzym, das Cholin im Gehirn in Acetylcholin umwandelt,[182] beziehungsweise zu viel Acetylcholinesterase, das Acetylcholin abbaut.

Daneben nutzt der Körper Cholin zur Bildung von Phosphatidylcholin, das zur strukturellen Integrität der Zellmembranen beiträgt, und Sphingomyelin, das für den Aufbau der Myelinscheide benötigt wird.

Studien zu Acetylcholin

Ließe sich die Progression der Alzheimer-Demenz angesichts dieser Wirkungen demnach verlangsamen, indem man mehr Phosphatidylcholin zuführt? Und könnte dies auch bei anderen neurologischen Erkrankungen helfen? Einige Studien ergaben eine bessere kognitive Leistung bei Erwachsenen, die höhere Cholinmengen zu sich nehmen und mehr Cholin im Blut haben. Menschen mit wenig Cholin im Blut konnten Informationen langsamer verarbeiten, hatten eine schlechtere körperliche Koordination und schlechtere exekutive Funktionen als eine Vergleichsgruppe mit Cholinwerten von über 8,5 µmol/l.[183] Eine andere Studie mit über 1300 Erwachsenen zwischen 36 und 83 Jahren kam zu dem Ergebnis, dass die Gruppe mit der höheren Cholinzufuhr ein besseres verbales und visuelles Gedächtnis hatte.[184]

Einige kleine randomisierte, kontrollierte Studien kamen zu dem Schluss, dass eine ergänzende Cholineinnahme bei Erwachsenen die kognitive Leistung verbessert.[185] Allerdings konnte eine systematische Analyse von 13 Studien zur Beziehung zwischen Cholinspiegel und neurologischem Outcome bei gesunden Erwachsenen keine klaren Verbesserungen bei der Kognition feststellen.[186] Möglicherweise hilft Cholin einfach nicht, wenn jemand keine kognitiven Defizite aufweist. Aber das ist schwer zu sagen.

Wahrscheinlich beeinflusst auch die Form des verabreichten Cholins die Wirksamkeit. Das ist ein Thema, das die Interpretation von Ergebnissen in der Naturheilkunde grundsätzlich erschwert. Eine natürliche Substanz kommt oft in unterschiedlichen Formen vor, die jeweils unterschiedlich gut bioverfügbar sind. (Die Bioverfügbarkeit ist ein Maßstab dafür, wie gut der Körper einen Nährstoff aufnehmen und nutzen kann.) Ein Beispiel dafür ist eine Cochrane-Analyse von 2003, die 12 randomisierte Studien mit 265 Patienten mit Alzheimer-Krankheit, 21 mit Parkinson-Demenz und 90 mit Eigenangaben zu Gedächtnisproblemen unter die Lupe nahm. Dabei fand sich für Menschen mit Alzheimer- oder Parkinson-Demenz kein eindeutiger klinischer Nutzen für die Verabreichung von Lecithin (das 10–20 % Phosphatidylcholin enthält).[187] Andererseits gibt es Hinweise, dass die Einnahme von Cholin in Form von CDP-Cholin, einem natürlichen Stoff, der in vielen frei verkäuflichen Nahrungsergänzungsmitteln zur Gehirnunterstützung steckt, vom Körper besser verwertet werden kann.

Es sind also weitere Untersuchungen erforderlich, um den Zusammenhang zwischen Cholineinnahme und kognitiver Funktion zu klären und um festzustellen, ob ergänzende Cholingaben bei Alzheimer-Krankheit oder anderen neurologischen Erkrankungen wie MS helfen könnten.

Arzneimittel mit Einfluss auf Acetylcholin

Viele Medikamente, die Menschen mit MS verordnet werden, haben eine anticholinerge Wirkung. Teilweise blockieren sie das Acetylcholin, was als Nebenwirkung zu Verwirrtheit und Gedächtnisproblemen führen kann. Zu den Mitteln mit anticholinerger Wirkung zählen trizyklische Antidepressiva wie Amitriptylin. Darum werden trizyklische Antidepressiva nur jungen Menschen verschrieben, denn die anticholinerge Wirkung ist bei älteren Menschen spürbarer. Antidepressiva aus der Gruppe der selektiven Serotonin-Wiederaufnahme-Hemmer (SSRI) haben eine relativ geringe anticholinerge Wirkung. Dennoch ist sie da. Zu den SSRI zählen Citalopram, Sertralin und Duloxetin. Antidepressiva mit der geringsten anticholinergen Wirkung sind Venlafaxin und Bupropion. Ein anderes Mittel, Oxybutynin, das bei MS normalerweise gegen Blasensymptome verschrieben wird, wirkt ebenfalls anticholinerg, genau wie frei verkäufliche Antihistaminika der ersten Generation, z.B. Diphenhydramin. Ich habe Oxybutynin ausprobiert. Nach der ersten Dosis konnte ich zum ersten Mal seit vielen Jahren eine ganze Nacht durchschlafen, ohne Wasser lassen zu müssen. In der Folgewoche stellten sich jedoch mit Verstopfung und Fatigue die ersten unerwünschten Wirkungen ein, und geistig war ich plötzlich so konfus, dass ich morgens nicht mehr wusste, wie man die Kaffeemühle bedient.

Wenn Sie anticholinerge Medikamente erhalten, sollten Sie mit dem Arzt besprechen, welche Alternativen es gibt. Halten Sie sich über Ihre Medikamente möglichst auf dem Laufenden. Manche unerwünschten Wirkungen versteht man erst Jahre nach der Markteinführung. Beispielsweise hat sich inzwischen ein Zusammenhang zwischen bestimmten, beliebten Arzneimitteln für einen besseren Schlaf und einem erhöhten Demenzrisiko herausgestellt.

Bacopa und Acetylcholin

Die Heilpflanze Bacopa monnieri hat eine lange Tradition als Nerventonikum und zur Gedächtnisstärkung, insbesondere in Bezug auf den kognitiven Abbau, der oft mit der Alterung einhergeht. Die vielfach bestätigte Wirkung von Bacopa auf Gedächtnis und Kognition beruht auf diversen Mechanismen. Zum Beispiel scheint Bacopa die Aktivität einiger Neurotransmitter zu modulieren. Im Acetylcholinsystem wirkt es hemmend auf Acetylcholinesterase und stimulierend auf die Cholin-Acetyltransferase. Einige randomisierte, kontrollierte klinische Studien mit Bacopa belegen seine Sicherheit und den positiven Einfluss auf Aufmerksamkeit, kognitive Verarbeitung und das Arbeitsgedächtnis bei älteren Erwachsenen. Bei MS beruht der niedrige Acetylcholinspiegel höchstwahrscheinlich in erster Linie auf einem höheren Acetylcholinesterase-Spiegel, weniger auf einem Problem mit der Neurotransmitterproduktion. Da Bacopa offenbar in Bezug auf Acetylcholin alle wichtigen Prinzipien abdeckt, dürfte es für MS-Kranke die ideale Heilpflanze sein.

Dopamin

Wie Serotonin ist auch Dopamin ein Neurotransmitter, der zugleich als Hormon eingestuft wird. Dopamin ist ein wichtiger Bestandteil des Belohnungssystems im Gehirn und des belohnungsmotivierten Lernens. Die meisten Drogen mit suchterzeugenden Eigenschaften veranlassen das Dopaminsystem zur Auslösung des Belohnungsgefühls. Leider kommt es durch die anhaltende künstliche Stimulation durch Dopamin zu einer höheren Reizschwelle, die für die erwünschte Wirkung auf die Dauer immer höhere Dosen benötigt. Opioide wie Heroin und Fentanyl wirken als anhaltendes, künstliches Stimulans. Das erklärt, warum Süchtige immer stärkere Drogen suchen und die Gefahr einer Überdosis steigt.[188]

Dopamin wirkt sich auch auf Schlaf, Stimmungslage, Aufmerksamkeit, Lernen, Verhalten, Schmerzverarbeitung, Bewegung und Kognition aus. Eine Störung des Dopaminsystems steht im Zusammenhang mit Schizophrenie, Affektstörungen, Zwangsstörung, Autismus, Aufmerksamkeitsdefizit-Hyperaktivitätsstörung (ADHS), Drogensucht und Parkinson-Krankheit. Ein Dopaminüberschuss kann zu einer Manie führen.

Auch die motorischen Funktionen werden von Dopamin beeinflusst, und es kann die Freisetzung von Hormonen anregen. So stimuliert es beispielsweise das luteinisierende Hormon, was bei Männern eine Testosteronausschüttung und bei Frauen eine Progesteronausschüttung auslösen kann. Dopaminmangel kann umgekehrt somit Symptome hervorrufen, die auf einen niedrigen Sexualhormonspiegel zurückgehen, darunter mangelnde Libido, erektile Dysfunktion, Muskelschwund, PMS, Stimmungsschwankungen und Gewichtszunahme. Auch mit dem Schilddrüsenhormon und Prolaktin interagiert Dopamin. Prolaktin ist ein Hormon, das bei Frauen die Milchbildung auslöst, aber auch mit Stoffwechselregulierung, Immunsystem und Verhalten zusammenhängt. Studien zufolge haben Frauen wie Männer mit MS einen höheren Prolaktinspiegel im Serum als gesunde Kontrollgruppen.[189] Der Grund dafür ist noch unklar. Da Dopamin die Prolaktinfreisetzung hemmt, könnte es sich in der MS-Therapie als hilfreich erweisen.

Dopamin und Entzündung

Dopamin kann mit dem Immunsystem interagieren und Entzündungen eindämmen. Man kann sich das wie ein Zwiegespräch zwischen dem Immunsystem und den Nervensystemen vorstellen: Bestimmte Immunzellen haben Dopaminrezeptoren, und manche Immunzellen können Dopamin erzeugen und freisetzen. Der genaue Mechanismus ist noch nicht vollständig geklärt, doch Dopamin könnte die speziellen Immunparameter herunterregulieren, die Entzündungen auslösen und letztlich zu Autoimmunreaktionen führen. Tierstudien zufolge liegt bei vielen Autoimmunerkrankungen, bei denen die Entzündung nicht eingedämmt ist (MS, chronisch-entzündlichen Darmerkrankungen, rheumatoide Arthritis, Lupus erythematodes), ein niedriger Dopaminspiegel vor. Darüber hinaus wurden bei dopaminähnlichen Arzneimitteln entzündungshemmende Eigenschaften beobachtet.[190]

Bei neurodegenerativen Erkrankungen wie Parkinson- oder Alzheimer-Krankheit kann Dopamin direkt oder indirekt das Immunsystem regulieren. Manche Forschende sind der Ansicht, dass die Anzahl der Dopaminrezeptoren auf den Immunzellen von Patienten mit neurodegenerativen Erkrankungen als genauer Marker für das Ausmaß der Krankheitsprogression dienen kann.

Dopamin und MS

Der Zusammenhang zwischen MS und Dopamin ist komplex und muss noch sehr viel gründlicher erforscht werden. Bei MS ist Dopamin an der Immunaktivierung beteiligt, wirkt aber je nach Krankheitsbild auch immunsuppressiv. Dopamin ist in der Lage, die Autoimmunreaktion zu dämpfen und die Neuronen zu schützen. Studien zur schubförmig-remittierenden MS haben gezeigt, dass hier die Dopaminsignalwege gestört sind und die Neuroinflammation nicht richtig regulieren können. Aus diesem Grund haben MS-Patienten unter Umständen nicht die nötige Menge Dopamin, was wiederum mit einem erhöhten Parkinson-Risiko einhergeht.[191]

Im Tiermodell wurde mit Dopaminmedikamenten eine ermutigende immunmodulierende Wirkung erzielt. Klinische Studien konnten das bisher nicht bestätigen. Es gibt Überlegungen, dass Dopaminmedikamente besser helfen könnten, wenn man sie bei MS mit immunmodulierenden Mitteln (z. B. Interferonen) kombiniert.[192]

Ein auffälliges MS-Symptom ist die Fatigue, doch trotz diverser Thesen dazu ist noch immer nicht klar, wie es dazu kommt. Einer der möglichen Gründe ist ein Dopaminungleichgewicht. Eine Studie, die Gehirnaufnahmen von MS-Patienten untersuchte, kam zu dem Ergebnis, dass bestimmte Teile des Gehirns, in denen sich Dopaminneuronen konzentrieren, auffällig oder geschädigt sind. Eine mögliche Erklärung dafür sind die MS-typischen Autoimmunreaktionen. Auch andere Ursachen für eine Schädigung dieser Hirnareale (z. B. ein Schädel-Hirn-Trauma) gehen mit signifikanten Fatigue-Symptomen einher.[193]

Wachmacher Modafinil bei MS

Der Wirkstoff Modafinil wurde für die US-Army gegen Müdigkeit entwickelt, damit die Soldaten länger kämpfen können. Man verwendet es aber auch gegen Müdigkeit aufgrund von Schlafstörungen oder Schichtarbeit. Es regt die Dopaminproduktion an und das hilft beim Wachbleiben. Bei MS hilft es ausgezeichnet bei Problemen mit kognitiven Fähigkeiten, die mit Energie, Aufmerksamkeit und Konzentration zu tun haben. Aus Kostengründen bevorzugen Krankenversicherer mitunter günstigere Alternativen wie Amphetamine. Das sind allerdings Nervengifte, die mit der Parkinson-Krankheit in Verbindung stehen. Ich habe Amphetamine in unterschiedlicher Dosierung ausprobiert, aber sie haben mir nicht geholfen. Darum habe ich sie wieder abgesetzt. Dann überzeugte ich meinen Neurologen, dem abgelehnten Antrag für Modafinil zu widersprechen. Die Ablehnung wurde zurückgezogen, und ich bekam Modafinil. Diese Medikation war in Bezug auf kognitive Funktionen und Energiehaushalt ein Glücksgriff. Sie entpuppte sich als wertvolle Hilfe, die mir bei meinen Vorträgen auf medizinischen Konferenzen zu Konzentration verhalf. Fünf Jahre später stellte ich erfreut fest, dass ich es wegen diverser anderer, entzündungshemmender Therapien nicht mehr benötigte.

Ganz großartig hat es meine Konzentrationsfähigkeit in sozialen Situationen unterstützt. Wenn ein Mensch mit MS in einem Raum ist, in dem mehr als eine Person spricht, kann sich das so anfühlen, als ob man versuchen würde, mehreren Radiosendern gleichzeitig zuzuhören – eine Kakophonie miteinander konkurrierender Schallwellen. Modafinil half mir, solche Hintergrundgeräusche auszublenden und mich auf genau ein Gespräch zu konzentrieren.

Stimulanzien wie Modafinil nimmt man am besten morgens, gleich nach dem Aufstehen, damit sie den Schlafrhythmus nicht durcheinanderbringen. Wer abends noch etwas mehr Energie braucht, kann die Tabletten auch vierteln und die Stückchen über den Tag verteilt einnehmen. Eine Dosis von über 50 mg ab 12 Uhr mittags kann jedoch leicht eine schlaflose Nacht bedeuten. Manchmal ist es das natürlich wert! Zum besseren Einschlafen verhelfen in solchen Fällen Melatonin oder aber hohe Dosen der Heilpflanze Kava Kava (Piper methysticum) direkt vor dem Schlafengehen. Ich rate nicht zur regelmäßigen Einnahme von Stimulanzien, aber sie können bei MS ein wertvolles Instrument darstellen.

Mucuna pruriens ist ein pflanzliches Mittel, das den Dopaminspiegel hebt und als sehr milde Alternative zu Modafinil dienen kann. Mucuna wirkt zwar nicht so stark wie ein verschreibungspflichtiges Medikament, hat aber auch nicht dessen Nebenwirkungen (z. B. Palpitationen, also spürbares Herzklopfen).

Glutamat und GABA

Glutamat wird aus der Aminosäure Glutaminsäure erzeugt und ist ein gut verfügbarer stimulierender Neurotransmitter. Für Lernen und Gedächtnis brauchen wir verschiedene Glutamatrezeptoren. Zu viel Glutamat ist allerdings problematisch, weil es neurotoxisch sein kann und zum Absterben von Nervenzellen durch anhaltende Reizüberflutung (exzitotoxische Wirkung) führen kann. Es bestehen Zusammenhänge mit Alzheimer-Krankheit, Parkinson-Krankheit und Schädel-Hirn-Trauma.[194]

Glutamat ist die Vorstufe des wichtigen hemmenden Neurotransmitters GABA, der die Wirkung erregender Neurotransmitter wie Glutamat hemmt. GABA kann Neuronen vor einer Degeneration durch erregende Neurotransmitter schützen. Es wird diskutiert, ob das Entstehen der Alzheimer-typischen Beta-Amyloid-Plaques von einem Ungleichgewicht zwischen erregenden und hemmenden Neurotransmittern herrührt. Ein solches Ungleichgewicht könnte auch bei früher kognitiver Dysfunktion im Rahmen der Alzheimer-Krankheit bestehen.[195]

GABA und MS

Mindestens eine Studie deutet darauf hin, dass im Gehirn von Patienten mit progressiver MS der GABA-Spiegel erniedrigt ist. In dieser Studie fand man bei den MS-Betroffenen motorische und sensorische Einschränkungen, Schwierigkeiten mit dem verbalen Gedächtnis und eine herabgesetzte Verarbeitungsgeschwindigkeit. Niedrigere GABA-Spiegel entsprachen einer schlechteren Leistung. Weil GABA neuroprotektiv ist, könnte ein sehr niedriger Spiegel zu verstärkter Neurodegeneration beitragen. Deshalb könnte der GABA-Spiegel einen Marker für die Krankheitsprogression darstellen. Studien deuten darauf hin, dass GABA als Nahrungsergänzungsmittel helfen könnte, die Krankheitsprogression zu verlangsamen. Zu den unerwünschten Wirkungen zählt Lethargie,[196] die ich allerdings weder bei mir noch bei meinen Patienten beobachtet habe.

Kava Kava hilft, den GABA-Spiegel im Körper zu erhöhen. Ich halte es bei vielen MS-Symptomen für hilfreich, z. B. bei Blasenkrämpfen, Laryngospasmus und Muskelverspannungen, zumal die Wirkung schnell einsetzt.

Die Reaktion auf die übliche Dosis von 150 mg Kavapyronen (einer Wirkstoffklasse aus dem Kava-Kava-Strauch, der in den entsprechenden Ergänzungsmitteln steckt) setzt innerhalb 1 Stunde ein. Bei einer Einnahme vor dem Schlafengehen kann Kava-Kava das Einschlafen unterstützen und das Risiko, nachts von schmerzhaften Muskelkrämpfen und häufigem Harndrang geweckt zu werden, verringern.

Viele einzelne biochemische Vorgänge, die an der Neurodegeneration Anteil haben, sind wissenschaftlich bereits geklärt, aber mit der Heilung ist es in der Regel schwer. Das liegt wahrscheinlich daran, dass bei Neurodegeneration viele Faktoren ineinandergreifen. Eine einzige Gegenmaßnahme reicht daher nicht aus. Wir sollten weiterhin auf frühe Intervention und Prävention setzen.

9. Tag für Tag möglichst gut leben

Dieses Kapitel vereint meine Erfahrungen und Tipps, um das Leben mit MS voll auszuschöpfen. Lassen Sie sich inspirieren und probieren Sie selbst aus, was Ihnen hilft.

Alle in den bisherigen Kapiteln angesprochenen Behandlungsoptionen wie Heilpflanzen, Hormone und pharmazeutische Arzneimittel haben bei der Behandlung bestimmter körperlicher wie emotionaler MS-Symptome ihren Platz. Allerdings nutze ich auch andere Vorgehensweisen und ergänzende Therapien, die sich im Umgang mit den täglichen Herausforderungen dieser Krankheit als wirkungsvoll erwiesen haben. Im Verlauf meiner persönlichen Reise habe ich immer wieder festgestellt, wie außerordentlich wichtig diese sind. Einige habe ich von Anfang an gegen die damals noch unbekannte Erkrankung eingesetzt und bin bis heute dabeigeblieben.

Natürlich eignet sich nicht jede Maßnahme für jeden. Bitte betrachten Sie sie daher als Vorschlag, den ich mit persönlichen Schilderungen versehe, wann mir welche Maßnahme hilft. Wichtig ist die Einstellung, jeden Tag für sich zu betrachten – so wie jede Person mit MS individuell zu betrachten ist.

Die wichtigsten Ernährungstipps

Auf das Thema Ernährung und Diätformen bin ich im fünften Kapitel (Seite 79) ausführlich eingegangen. Für mich ist die Ernährung eines der ersten Instrumente, um im Alltag meine Symptome zu managen. Deshalb fasse ich hier kurz zusammen, was ich empfehle, um das Gehirn möglichst gesund zu erhalten.

- Verzehren Sie unterschiedliche, gesunde Fette, die u.a. in Fisch, Chiasamen, Leinsamen, Kokosöl, Avocados und Omega-3-Präparaten enthalten sind.
- Verwenden Sie kein Fleisch aus Massentierhaltung, da es Antibiotika und Hormone enthält. Essen Sie, wann immer möglich, Biofleisch von Tieren, die nur Gras gefressen haben.
- Lassen Sie Produkte mit Zuckerzusätzen links liegen und essen Sie nichts, was mit Maissirup (Fruktose-Glukose-Sirup) gesüßt ist.

- Achten Sie insgesamt auf eine vollwertige Ernährung mit möglichst vielen Bioprodukten.

Die Entgiftung fördern

Im zweiten Kapitel (Seite 31) bin ich auf die vielen Schadstoffe aus der Umwelt eingegangen, denen wir im Alltag ausgesetzt sind. Um das Gehirn zu schützen, sollten wir möglichst wenig derartige Gifte aufnehmen. Aber manchmal ist auch dies nicht ausreichend. Deshalb führe ich regelmäßig eine Entgiftung durch (und rate auch dazu). Sobald man die Grundlagen kennt, ist das ganz einfach.

Viele Maßnahmen gegen die Wirkung von Schadstoffen unterstützen die Leberfunktion, denn die Leber versucht, alles Giftige unschädlich zu machen. Im Gegensatz zu vielen biologischen Substanzen, die wir zu uns nehmen, sind Umweltschadstoffe meist fettlöslich und nicht wasserlöslich. Das macht die Entgiftung schwierig. Die Leber muss in solchen Fällen hart arbeiten, um solche Chemikalien in eine wasserlösliche Form zu überführen, die über Urin und Gallenflüssigkeit ausgeschieden werden kann. Um nicht zu tief in die komplexe Materie der Biochemie einzusteigen: In Phase I der Entgiftung wandelt die Leber schädliche Substanzen über Oxidation, Reduktion und Hydrolyse in weniger schädliche um. Dabei entstehen aber teilweise freie Radikale, die sich ihrerseits als schädlich entpuppen können, wenn sie nicht in Phase II entschärft werden. In dieser Phase, die auch als Konjugationsphase bezeichnet wird, werden die in Phase I entstandenen Substanzen um ein Molekül (oder mehrere) ergänzt, damit sie wasserlöslich werden.

Für diesen Prozess braucht die Leber Nährstoffe, darunter Antioxidanzien wie Vitamin C, Alphaliponsäure, B-Vitamine und Aminosäuren. All diese Stoffe können die Entgiftung somit unterstützen.

Reduziertes Glutathion ist ein wichtiger Co-Faktor für antioxidative Enzyme, weil es das Recycling der Antioxidanzien in ihre aktive Form unterstützt. So steht dem Körper immer genug davon zur Verfügung. Deshalb gilt Glutathion als unverzichtbarer Bestandteil des Entgiftungsprozesses. Seine medizinische Wirkung ist so gut belegt, dass es Patienten mit einer Überdosis Paracetamol in der Notaufnahme zum Schutz der Leber per Infusion verabreicht wird.

Einfache Maßnahmen zum Schutz vor Umweltgiften

- Ernähren Sie sich möglichst von Lebensmitteln aus zertifiziertem Bioanbau.
- Lesen Sie immer die Liste der Inhaltsstoffe. Bei chemischen Zusatzstoffen lieber verzichten.
- Wählen Sie auch für die Körperpflege möglichst natürliche Mittel.
- Lagern Sie Lebensmittel und Wasser nur in Behältern und Flaschen aus Glas.
- Wenn Sie eine Mikrowelle einsetzen müssen, erhitzen Sie die Speisen bitte nicht auf oder in Kunststoffgeschirr.
- Nutzen Sie keine Styroporverpackungen.

Den Lebensstil und die Grundhaltung anpassen

Zu den besten Strategien zur Symptomlinderung – und zumeist der damit verknüpften Emotionen – gehört für mich, im Alltag Zugeständnisse zu machen und mich anzupassen.

Das ist nicht immer leicht, denn nichts ist leicht bei MS! Zum Glück unterstützt mich Sarika. Wer Freundeskreis und Familie ins Boot holen kann, um hilfreiche Lebensstilveränderungen umzusetzen, kann damit wirklich ein Stück weiterkommen. Manche MS-Patienten greifen auch zu Wellness-Coaching. Hier kommen meine Lieblingsempfehlungen für die Lebensstilanpassung – Sie haben die freie Wahl.

Energie einteilen und die Zeit gut planen

Um gute Entscheidungen treffen zu können, muss ich meine Energie so einteilen, dass sie im Zweifelsfall im rechten Moment vorhanden ist. Zunächst einmal muss ich dafür ausreichend schlafen, was für MS-Betroffene neben dem Nachtschlaf auch einen Mittagsschlaf bedeuten kann. Außerdem achte ich auf Dinge wie die Bildschirmzeit und die Zeiträume, die ich sonst noch stark konzentriert verbringe. Gelegentliche Pausen lassen das Gehirn kurz auftanken, und das trägt insgesamt zu besseren kognitiven Funktionen bei.

Außerdem setze ich erfolgreich auf eine zweite Strategie, indem ich mich nur begrenzt Situationen und Beziehungen aussetze, die mich nicht aufbauen. Ich schlage Einladungen aus, bei denen ich nicht die nötige Ruhe bekomme. Manchen Menschen fällt das schwer. Immerhin legen wir alle Wert auf stabile Beziehungen und wollen miteinander Spaß haben. Es kann also durchaus für Irritation sorgen, wenn wir eine Einladung nicht annehmen. Sie brauchen Ihre Erkrankung jedoch nicht einmal zu erwähnen, wenn Sie es nicht möchten. Sagen Sie einfach höflich, dass Sie Zeit zum Auftanken benötigen. Wer das akzeptieren kann, trifft sich gern ein anderes Mal mit Ihnen. Wer es nicht kann, gehört vielleicht zu den Menschen, auf die man ohnehin lieber verzichtet.

Eine Frage der Einstellung

Wenn Sie oder jemand, der Ihnen nahesteht, mit MS-bedingten Gedächtnisaussetzern zu kämpfen hat, wissen Sie, wie entmutigend dies sein kann und wie allein man sich mitunter fühlt. Indem ich teile, was ich gelernt habe, kann ich Ihnen hoffentlich die Sicherheit vermitteln, dass es tatsächlich möglich ist, die Auswirkungen der Gedächtnisbeeinträchtigung so einzudämmen, dass Sie wieder das Gefühl haben, das Ruder in der Hand zu haben.

Als ich damals von meiner Diagnose erfuhr und somit hochoffiziell MS-Patient war, war ich oft sehr verzagt: Eigentlich einfache Dinge, wie Schuhe schnüren, wurden zu einem mühseligen und frustrierenden Unterfangen. Der Besuch des Fitnessstudios war eine mentale Herausforderung für mich, denn ich musste mir genau einprägen, in welcher Reihenfolge ich mich in der Umkleide erst ausziehen und dann anziehen musste. Und ich musste mir bewusst machen, welches Schuhwerk wo angemessen war. Außerdem verwirrte es mich, dass ich trotz aller Bemühungen nur selten etwas in Worte fassen konnte.

Am Ende von Kapitel 1 habe ich MS mit Surfen verglichen (Seite 27). Um mich von derartigen Rückschlägen nicht in abgrundtiefe Verzweiflung stürzen zu lassen, habe ich beschlossen, die Wogen, die MS nun mal mit sich bringt, anzunehmen.

> *Ich habe die Erfahrung gemacht, dass es überraschend gut hilft, wenn man inneren Abstand zur Situation gewinnt und seine Einstellung an die Gegebenheiten anpasst.*

Sich gut organisieren

2014 ergab eine Studie mit MS-Patienten, dass ein aufgeräumter Haushalt mit wenig »Kram« sich sehr positiv auswirken kann.[197] Teilnehmer mit klaren Strukturen für die Selbstorganisation hatten insgesamt eher das Gefühl, ihre Umgebung im Griff zu haben, meldeten weniger Stürze, fühlten sich weniger isoliert, konnten ihre Medikamente leichter finden und kamen sich bei Alltagsaktivitäten insgesamt klarer im Kopf vor.

Wir müssen jeden Tag eine Vielzahl kognitiver Leistungen vollbringen – die passenden Kleider aussuchen und uns anziehen, unseren Beruf ausüben, die Kinder versorgen, kochen, putzen und unseren Interessen und Hobbys nachgehen. Selbst wenn es mir (für meine Verhältnisse) bestens geht, könnten solche Aufgaben viel mentale Energie erfordern. Um mir das Leben zu erleichtern, achte ich auf gute Organisation und auf Systeme, die so stromlinienförmig wie möglich laufen. Die folgenden Strategien helfen vielleicht auch Ihnen:

Alles hat seinen Platz, alles ist an seinem Platz: Sich anzuziehen ist schwieriger, wenn die Schubladen und der Kleiderschrank nicht übersichtlich sind. Reparaturen im Haus sind schwieriger, wenn man das Werkzeug nicht findet. Sparen Sie Zeit und ersparen Sie sich Stress, indem Sie für alles eine passende Ordnung entwickeln, für die Kleider, die Sportsachen, das Werkzeug oder die Vorräte.

Routineaufgaben vorab planen: Planen Sie Besorgungen und Haushaltstätigkeiten fest ein. Warten Sie nicht, bis Sie unbedingt einkaufen oder waschen müssen, sondern erledigen Sie solche Routineaufgaben immer rechtzeitig und nach Plan. Dann sind Sie immer gut versorgt, auch wenn Symptome Ihnen einmal einen Strich durch die Rechnung machen.

Verlassen Sie sich auf Ihren Terminkalender: Alle Termine, ob Arztbesuche, Geburtstage, Abgabetermine oder Zusammenkünfte gehören zwingend in einen Kalender. Selbst bei minimaler Symptomatik wäre ich ohne meinen Kalender aufgeschmissen. Nehmen Sie das, was zu Ihnen passt, ob den klassischen Notizkalender aus Papier oder eine mobile App. Und gewöhnen Sie sich an, täglich hineinzusehen.

Listen schreiben: Jedem gerät mal etwas aus dem Blick. Das gilt für den Einkauf, für häusliche Pflichten oder im Beruf oder für die Rechnungen, die noch zu zahlen sind. In Kombination mit den kognitiven Symptomen bei MS können solche Aufgaben schnell überwältigend erscheinen. Nutzen Sie also die Macht der Listen, ob auf Papier, in der Notizenfunktion oder einer App auf dem Handy oder am Computer.

Etiketten nutzen: Als meine Symptome ihren Höhepunkt erreichten, beschriftete Sarika Schüsseln, Teller und Tassen in der Küche

Lernen, sich nicht geschlagen zu geben

Dass ein Säugling seinen Kopf nicht halten kann, liegt an noch nicht vollständig ausgereiften Myelinscheiden. Zu dem Zeitpunkt, da sich bei meinen Kindern das Myelin entwickelte, brach meines zusammen, bis wir körperlich am Ende in vielerlei Hinsicht auf dem gleichen Stand waren.
Das wurde mir schlagartig klar, als ich eines Tages meine kleinen Kinder beobachtete. Ich hatte mehr mit ihnen gemeinsam, als ich geglaubt hatte. In all ihrer drolligen Tapsigkeit und all dem, was sie unbedingt lernen wollten, stand ich ihnen nicht nach. Die 40 Jahre Altersunterschied bedeuteten keineswegs, dass wir nicht vieles gleichzeitig lernen konnten.

Ich hätte nie gedacht, dass ich mit über 40 noch einmal lernen müsste, wie man sich mit ungeschickten Fingern die Schuhe bindet, dass ich mir in der Logopädie bestimmte Laute neu erarbeiten und scheinbar so simple Abläufe wie das Anziehen Schritt für Schritt genau planen müsste.
Im Nachhinein bin ich dankbar, dass meine Kinder mir vorlebten, wie glücklich sie waren, wenn sie eine neue Fähigkeit gemeistert hatten. An diesem Punkt wurde mir bewusst, dass das erneute Erlernen grundlegender Fähigkeiten, die ich viele Jahrzehnte beherrscht hatte, keine deprimierende Erfahrung sein musste. Schon das Wissen, dass ich alles gebe, was ich kann, ist ermutigend.

nach Größe, weil es mir sehr schwerfiel, den Unterschied zu sehen. Schon diese einfache Aufgabe kam mir so hart vor wie 3D-Schach für Fortgeschrittene. Auch in weniger extremen Situationen können Etiketten sehr hilfreich sein. Beschriften Sie Schubladen in der Küche, im Schlafzimmer oder im Bad, damit Sie immer wissen, was darin zu finden ist. In der Werkstatt, in der Garage oder in den Kisten für die Sport- oder Hobbyausrüstung leisten Aufkleber ebenfalls gute Dienste. Ich verwende eine Etikettiermaschine aus dem normalen Bürobedarf.

Meditation

Studien zufolge ist Meditation eine große Hilfe, um die Aufmerksamkeit zu erhöhen, Emotionen zu regulieren, das psychische Gleichgewicht zu stärken und die Selbstwahrnehmung zu verbessern. Meditation unterstützt Gesundheit und Wohlbefinden insgesamt. Besonders gut hilft sie jedoch gegen den Stress, der mit chronischen Krankheiten einhergeht. Das ist doppelt wichtig, wenn man bedenkt, wie Stress die kognitive Gesundheit beeinträchtigt. Diverse Studien haben Verbindungen zwischen Stress und vermehrten Problemen mit Neuroplastizität, Gedächtnis und der Lern- und Merkfähigkeit aufgezeigt. Schon deshalb sollte das Stressmanagement auf der täglichen To-do-Liste von MS-Patienten ganz oben stehen.

Mit dem Meditieren fing ich schon am College in Indien an. Später nahm ich an Vipassana-Retreats teil, die ein 10-tägiges Schweigen und Meditation vom frühen Morgen bis nach Einbruch der Nacht umfassten.

Meditieren hilft mir, weniger zu reagieren – ich kann körperliche Empfindungen wie Schmerz leichter ruhig beobachten und muss nicht sofort darauf anspringen. Obwohl ich im Zusammenhang mit der MS wirklich starke Schmerzen erlebt habe, nehme ich nie Schmerzmittel und konnte dadurch mögliche Folgen wie Gewöhnung und Suchtentwicklung vermeiden. Zudem haben mir die Meditationsretreats mehr geschenkt als die Fähigkeit, meine Symptome zu akzeptieren und zu tolerieren, denn bei einem dieser Aufenthalte lernte ich Sarika kennen!

Sport und Bewegung

Aerobes Training wirkt sich in vielerlei Hinsicht günstig auf kognitive Funktion und Befinden aus.[198] Laut einer italienischen Studie von 2018 vergrößert körperliche Aktivität die graue Substanz in Frontallappen und Hippocampus, lässt die Spiegel der neurotrophen Faktoren ansteigen, verbessert die Gehirndurchblutung, steigert mentale Leistung, Lernfähigkeit und Gedächtnis und mindert kognitiven Abbau und Demenzrisiko. Die Studie wurde von einer Wissenschaftlerin am Department of Movement Sciences and Wellbeing der Parthenope Universität in Neapel geleitet wurde, die dafür mit Kollegen aus diversen Institutionen im ganzen Land zusammenarbeitete. Ergänzend hat Bewegung eine Wirkung auf die mentale Gesundheit, mindert Depressionen, Angst und Anspannung, stärkt das Selbstvertrauen, macht emotional stabiler und sexuell zufriedener. Sportliche Aktivität kann zu einem besseren Gedächtnis beitragen, ein Einfluss, der teilweise über das endokrine System verläuft. Einige Studien deuten darauf hin, dass Sport hilft, die HPA-Achse (Seite 68) auszubalancieren, auch wenn er nicht unbedingt den Kortisolspiegel senkt.[199] Intensives Training kann auch den Testosteronspiegel erhöhen oder ins Gleichgewicht bringen.[200] Und in Tierstudien konnte regelmäßige körperliche Belastung die Schilddrüsenwerte und das räumliche Lernen verbessern.[201] Das ist wichtig, denn die hormonelle Balance ist bei MS von großer Bedeutung, weil die Hormone (Seite 113) positiven und negativen Einfluss auf Gehirn und ZNS haben können.

Um körperlich und geistig fit zu bleiben, trainiere ich regelmäßig. Ich fahre Ski, gehe mit der Familie wandern und gehe nach Möglichkeit zu Fuß zur Arbeit. Niemand muss den Mount Everest erklimmen oder einen Marathon laufen, um sportlich fit zu sein. Studien belegen, dass schon 30 Minuten Bewegung pro Tag eine positive Wirkung zeigen.

Ich trainiere, so viel ich kann, wenn ich dazu in der Lage bin. Wenn die Krankheit sich stärker bemerkbar macht, beschränke ich mich auf sanftes Yoga. In relativ guten Phasen versuche ich, mich mindestens 2-mal pro Woche körperlich zu belasten, ob durch Spazierengehen oder (an besonders guten Tagen) durch Skifahren oder Radfahren.

Yoga hilft mir, die verkrampften Muskeln zu lockern und insgesamt weniger verspannt zu sein. Ergänzend mache ich Ausdauertraining wie Laufen, denn nach Kardioeinheiten geht es mir grundsätzlich besser. Mit Sport bin ich geistig wacher und habe mehr positive Emotionen. Während ich dies schreibe, bin ich etwa an der Hälfte der Tage im Jahr zu Ausdauersport wie Laufen oder Skifahren in der Lage. In der restlichen Zeit schaffe ich das normalerweise nicht, weil mich die autonome Dysfunktion oder allgemeine Schwäche davon abhalten.

Viele MS-Betroffene kennen (wie ich) Phasen, die von Fatigue, Muskelkrämpfen und Lähmungserscheinungen geprägt sind. Dann ist Sport zumindest momentan erschwert bis unmöglich.

Wenn Sie sich jedoch nach Kräften bemühen, regelmäßige Bewegung in Ihr Leben einzuflechten, wann immer dies möglich ist, werden Sie merken, wie Sie davon profitieren.

Untersuchungen haben gezeigt, dass körperliche Aktivität von Gehen und Yoga bis hin zu Krafttraining und aeroben Workouts Fatigue lindern, Gangbild, muskuläre Ausdauer und andere Aspekte der funktionalen Aktivität verbessern, Depressionen und Stress positiv beeinflussen und dem subjektiven Befinden und der Laune guttun kann.[202]

Bevor Sie jedoch ins nächste Fitnessstudio gehen:

Sprechen Sie mit Ihrem Arzt, wenn Sie deutliche körperliche Einschränkungen haben.

Fangen Sie langsam an: Wie bei allem, was eigentlich helfen soll, lautet die oberste Regel: »Erstens, keinen Schaden anrichten.« Wer übereifrig loslegt, zieht sich am Ende eine Verletzung zu und tut sich damit keinen Gefallen. Sie müssen kein Herkules werden, um Kraft und Gleichgewicht zu verbessern und die Stimmung zu heben. Es geht schließlich nicht um sportliche Höchstleistungen, sondern um eine gewisse Grundfitness, die das Leben bereichert. Fangen Sie langsam an; die Belohnung wird sich schon einstellen.

Tipps für einen ruhigen Schlaf

Zu einem ruhigen Schlaf können die folgenden Tipps verhelfen:

Abendrituale einführen: Was tut Ihnen abends gut? Planen Sie vor dem Schlafengehen etwas Zeit ein – für ein Bad, für Yoga oder Meditation oder zum Lesen. In dieser Phase sollten Sie keine emotional aufwühlenden Gespräche führen und keine aufregenden Medieninhalte mehr konsumieren.

Regelmäßig Sport treiben: Aerobes Training regt die Freisetzung von Endorphinen an, die uns gut schlafen lassen. Schon 30 Minuten gemäßigtes aerobes Training kann eine positive Wirkung haben.[203]

Das Schlafzimmer ist zum Schlafen da: Signalisieren Sie Körper und Geist ausdrücklich, dass im Bett nur geschlafen wird, sonst nichts.

Sinnvolle Ernährung: Verzehren Sie abends keine schweren Mahlzeiten, kein Koffein, keinen Alkohol und keine sonstigen Drogen.

Bildschirmzeit begrenzen: Dass die Bildschirme von Computer, Fernseher, Tablet und Smartphone den normalen Schlafrhythmus beeinträchtigen, ist gut dokumentiert. Schalten Sie 2–3 Stunden vor der Schlafenszeit alle Bildschirme ab. Und im Schlafzimmer haben Bildschirmgeräte gar nichts verloren.[204]

Den Schlafbereich angenehm ausgestalten: Das Schlafzimmer sollte kühl, dunkel und still sein. Matratze, Kissen und Bettbezüge sind einladend und gemütlich. Und noch einmal: keine Bildschirme im Schlafzimmer.

Zeitpunkt einplanen und dranbleiben: Unser Leben ist gut ausgefüllt, und viele haben einen vollen Terminplan. Deshalb ist es wichtig, sich die Zeit für den Sport fest zu reservieren. Das Minimum ist »mehrmals pro Woche«. Wer genug Zeit und Lust hat, kann auch täglich trainieren. Um fitter zu werden, sollten Sie jedoch vor allem Kontinuität anstreben.

Dehnen, Kraft und Ausdauer: Menschen mit MS profitieren besonders von einer Mischung aus Dehnübungen (wie im Yoga), Krafttraining (mit Geräten und dem eigenen Körpergewicht) und aerobem Training für Herz und Kreislauf.

Für Abwechslung sorgen: Unterschiedliche Optionen haben einen doppelten Vorteil. Erstens kommen so automatisch möglichst viele Systeme in Gang, darunter Herz und Lunge, die großen Muskelgruppen sowie Gelenke, Bänder und Sehnen. Zweitens hilft es gegen Langeweile, denn sie lässt uns leicht wieder aufgeben. Sie möchten heute Rad fahren, morgen im Garten arbeiten und übermorgen zum Yogakurs? Wenn Sie damit zufrieden sind, perfekt! Aber wenn Sie am besten dabeibleiben, indem Sie jeden Tag dasselbe machen, ist das auch in Ordnung. Es ist Ihr Körper, also Ihre Entscheidung.

Möglichst erholsam schlafen

Schlaf spielt bei jedem Menschen für die körperliche und mentale Gesundheit eine wichtige Rolle. Erholsamer Schlaf lässt Körper und Geist zur Ruhe kommen. Das ist die Zeit für Reparaturen und für das Sammeln frischer Kräfte für den neuen Tag. Ohne den nötigen Nachtschlaf kann der Folgetag allerdings leicht zum Albtraum werden. Man kann sich schlechter konzentrieren und schlechter denken. Der Geduldsfaden reißt schneller und die Fähigkeit, Probleme zu lösen, ist beeinträchtigt. Chronische Schlafstörungen verstärken solche Schwierigkeiten.

Leider ist der Nachtschlaf bei MS-Betroffenen häufiger beeinträchtigt als in der Allgemeinbevölkerung. Dafür gibt es viele Ursachen, insbesondere:

- Schlafstörungen
- Restless-Legs-Syndrom (»unruhige Beine«)
- nächtliche Wadenkrämpfe
- häufiger Harndrang
- Narkolepsie
- Schlafapnoe
- Stress
- Depression

In schlechten Phasen muss ich nachts mitunter bis zu 8-mal raus, meist aufgrund autonomer Symptome wie Wärmeregulierung (mir wird zu heiß oder ich bin nassgeschwitzt), Blutdruck und Pulskapriolen aufgrund der autonomen Dysreflexie (Seite 164) oder weil mein eigener Speichel mich zum Würgen und Husten bringt.

Bei Schlafproblemen bekommt man nicht immer die nötige Ruhe. Besprechen Sie mögliche Gegenmaßnahmen mit Ihrem Arzt oder Ihrer Ärztin. Manche Menschen mit MS haben keine diagnostizierte Schlafstörung, doch auch sie müssen auf ihre Schlafgewohnheiten achten. Zu wenig Schlaf kann viele MS-Symptome verschlimmern und deren Dauer sogar verlängern.

Naturheilkundliche schlaffördernde Mittel

Neben Melatonin kennt die Naturheilkunde viele beruhigende Kräutermischungen. Heilkräuter sind wichtige Verbündete, um den Schlaf zu verbessern und das Nervensystem zu beruhigen. Zu meinen Lieblingskräutern zählen diesbezüglich Baldrian, Hopfen und Passionsblume. Nichts davon beeinträchtigt die Konzentration oder birgt ein Abhängigkeitsrisiko.

Melatonin

Dass Melatonin den Schlaf-Wach-Rhythmus (Seite 126) reguliert, habe ich schon erläutert. Wir wissen, dass der Melatoninspiegel im Blut nachts bei Dunkelheit ansteigt und tagsüber durch Licht unterdrückt wird. Wenn wir uns nachts mit Licht umgeben (einschließlich des Lichts von Bildschirmen und sonstigen elektronischen Geräten), kann dies die Melatoninproduktion blockieren. Umgekehrt hilft bei manchen Schlafproblemen wie dem verzögerten Schlafphasensyndrom die Einnahme von Melatonin. Auch bei chronischer Schlaflosigkeit und Jetlag-Symptomen kann Melatonin Erleichterung verschaffen. Ich nehme bei Bedarf 3–6 mg vor dem Schlafengehen. Allerdings brauche ich das Melatonin nur, wenn ich Medikamente (wie Steroide) einnehme, um meine MS-Symptomatik im Griff zu behalten.

Baldrian

Die Wurzel des Echten Baldrians (Valeriana officinalis) wird bei Schlafproblemen und Angst schon ewig genutzt und ist wissenschaftlich gründlich analysiert. Studien besagen, dass Baldrian nicht nur das Einschlafen erleichtert, sondern auch Schlafqualität und Schlafmenge guttut. Eine der vielen bioaktiven Substanzen in Baldrian ist Valerensäure, die den Spiegel des Neurotransmitters GABA anhebt, indem sie seine Zerlegung hemmt. GABA trägt im Nervensystem zu einem Gefühl von Ruhe und Entspannung bei. (Übrigens nutzen angstlösende Medikamente denselben Wirkmechanismus wie Baldrian, nämlich die Hemmung des GABA-Abbaus.) Niedrige GABA-Spiegel sind mit schlechter Schlafqualität und Angst assoziiert. Für einen erholsamen, tiefen Schlaf mit den wichtigen langsamen Hirnwellen und REM-Schlaf ist ein gesunder Spiegel erforderlich. Baldrian hat zudem eine krampflösende Wirkung und trägt damit zur Entspannung verspannter, krampfbereiter Muskeln bei. Auf manche Menschen wirkt er allerdings interessanterweise anregend. Nehmen Sie eine solche paradoxe Wirkung aufmerksam wahr und setzen Sie das Präparat im Zweifelsfall ab oder reduzieren Sie die Dosis oder die Häufigkeit.

Hopfen

Hopfen (Humulus lupulus) gehört zur Familie der Hanfgewächse und ist vor allem als Bierzutat bekannt. Wie Baldrian unterstützt auch Hopfen einen gesunden GABA-Spiegel im Nervensystem. Daneben entfaltet er seine schlaffördernde Wirkung über denselben hormonellen Mechanismus wie Melatonin. Er hilft, die Kerntemperatur im Körper zu senken, was physiologisch einen wichtigen Schritt zum Schlaf hin darstellt. Die Wirkung von Hopfen setzt schneller ein als die von Baldrian, dessen Wirkung bei mehrtägiger Einnahme zunimmt. Deshalb wird Hopfen gern in Kombination mit Baldrian eingesetzt und wirkt in solchen Zusammensetzungen auch besser. Erfreulicherweise hat Hopfen zudem auch antioxidative und entzündungshemmende Eigenschaften.

Passionsblume

Passiflora incarnata ist die Passionsblume, die den erholsamen Schlaf unterstützt und das Nervensystem zur Ruhe bringt. Auch Passiflora erhöht den GABA-Spiegel. Wie Baldrian hat diese Heilpflanze krampflösende Eigenschaften, die Muskelkrämpfe lindern können.

Hitze oder Kälte möglichst vermeiden

MS-Symptome werden bei Hitze oft schlimmer, weil dadurch die bereits eingeschränkte Leitfähigkeit demyelinisierter Nerven weiter zurückgeht. Hinzu kommt, dass die Schweißdrüsen, die dem Körper bei hohen Temperaturen Abkühlung verschaffen, bei MS-Betroffenen teilweise nicht so gut funktionieren. Unter zu hohen Temperaturen können somit diverse Funktionen leiden, wie die Sprache, das Gehen und andere Bewegungen.[205]

> *Laut einer Studie von 2010 erfahren 60–80 % der Menschen mit MS bei hohen Außentemperaturen oder sonstiger Hitzeeinwirkung eine vorübergehende Verschlimmerung ihrer klinischen und neurologischen Symptome.*

Schon 1890 beschrieb der deutsche Augenarzt Wilhelm Uhthoff, dass MS-Patienten mit Optikusneuritis nach körperlicher Belastung schlechter sehen konnten. Die negative Auswirkung von Hitze auf MS-Symptome wird bis heute als Uhthoff-Phänomen bezeichnet. Später fand man heraus, dass die verschlechterte Sehfähigkeit sowie die vermehrten sonstigen MS-Symptome wie Fatigue und motorische Probleme nicht von der Aktivität selbst ausgelöst wurden, sondern auf den Anstieg der Körpertemperatur zurückgingen.

Manchen Menschen mit MS kann Hitze so zu schaffen machen, dass sie bei hochsommerlichen Temperaturen weder gehen noch sprechen können. Ein heißes Bad gehörte daher früher bei MS zu den Diagnosekriterien. Wenn der Patient in der warmen Badewanne neurologische Symptome entwickelte, kam MS zumindest in Betracht.

Die gute Nachricht ist, dass die durch Hitze ausgelösten Auswirkungen der MS-Symptome temporär sind und normalerweise zurückgehen, sobald der Körper abkühlt. Wer vom Uhthoff-Phänomen betroffen ist, sollte aber stets darauf achten, nicht zu überhitzen. Behalten Sie die Außentemperatur im Blick und sorgen Sie mit einer Klimaanlage für angenehm temperierte Innenräume. Wenn Sie partout einen warmen Ort aufsuchen müssen, bleiben Sie möglichst im Schatten. Kühle Getränke, ein Sonnenhut oder Sonnenschirm sowie Kühlpads und kalte Stirnbänder können die Körpertemperatur stabilisieren.

Bitte teilen Sie auch Freunden und Familie mit, wie empfindlich Sie auf Hitze reagieren, damit man Sie bei Bedarf unterstützen kann. Und wenn die Hitze Sie belastet, sollten Sie so bald wie möglich einen kühlen Ort aufsuchen, den Körper mit kalten Getränken, Kompressen und Eispackungen herunterkühlen und bei Bedarf eine Notaufnahme aufsuchen. Dort gibt es Kühlanzüge, mit denen man überhitzte MS-Patienten mit neurologischen Ausfällen behandeln kann.

Kälte ist ebenfalls oft ungünstig

Andererseits sollten Sie sich bewusst machen, dass bei MS auch Kälte ein Problem darstellen kann. In solchen Fällen nehmen Schmerzen, Spastiken, Krämpfe und Muskelsteifheit zu, wenn diese Menschen Kälte ausgesetzt sind. Um Problemen mit Kälte vorzubeugen und diese zu lindern, müssen Sie vorausplanen. Wählen Sie beim Anziehen die Zwiebelstrategie, bei der Sie je nach Temperatur einzelne Lagen abstreifen oder überziehen können. Regulieren Sie die Zimmertemperatur über den Thermostaten oder stellen Sie notfalls Heizlüfter auf. Vernünftige Kleidung können Sie ruhig um eine Decke ergänzen, um sich nicht zu verkühlen. Bei Bedarf wärmen heiße Getränke von innen (allerdings können Kaffee oder koffeinhaltiger Tee den Schlaf und den Energiehaushalt beeinträchtigen.) Im Einzelfall helfen auch Arzneimittel beim Umgang mit kältebedingten Muskelproblemen und Schmerzen.

Stressbewältigung

Mit den Symptomen und Herausforderungen von MS fertigwerden zu müssen, ist eine Stressquelle, die ihrerseits die Symptome verschlimmern kann. Das ist eine frustrierende Schleife mit Einfluss auf die Lebensqualität. An dieser Stelle möchte ich betonen – und da bin ich kompromisslos –, dass man Patienten nie eine »Schuld« an ihrer MS zuweisen soll. Ja, MS kann Angst und Stress erzeugen, aber Studien zufolge ist beides nicht die Ursache. Mit Schuldzuweisungen geht es den Betroffenen nur noch schlechter. Menschen mit MS berichten seit langem, dass sich ihre Symptome bei Stress verschlimmern.

Da sich Stress jedoch nie vollständig vermeiden lässt, muss man wohl oder übel lernen, gut damit umzugehen. Stressabbau über Sport und achtsamkeitsbasierte Aktivitäten können überhöhte Kortisolspiegel senken.

In einer klinischen Studie wurde an älteren Menschen mit kognitiven Problemen oder Angst ein achtsamkeitsbasierter Ansatz zum Stressabbau getestet. Dazu mussten die Patienten Meditieren und Yoga lernen. Nach 3–6 Monaten, in denen sie weiterhin übten, wurden ihre Fortschritte überprüft. Im Vergleich zur Kontrollgruppe zeigte sich bei den Teilnehmern des Achtsamkeitsprogramms eine signifikante Verbesserung in Bezug auf Gedächtnis, Depressionen und Stärke ihrer Angst.[206]

Mit MS klarzukommen, kann schwierig und zeitraubend sein. Im Einzelfall mag die schiere Menge der Symptome (und der Gegenmaßnahmen zu ihrer Bewältigung oder Eindämmung) überwältigend erscheinen. Vielleicht brauchen Sie diverse Ärzte und Therapien, ob Neurologe, Physiotherapie und Massage oder aber Ergotherapie, Ernährungsberatung und Sehschule. Patienten setzen diverse Bewältigungsstrategien ein, von Infusionen und täglicher Krankengymnastik bis hin zu Ergotherapie und täglichem Urinkathetereinsatz.

Gleichzeitig geht das Leben weiter – mit Beruf und Beziehungen, Geburtstagsfeiern und Schulfesten. Die Kinder brauchen ihre Eltern, und manchmal sind auch ältere Angehörige zu unterstützen. Ein Aufflackern der MS-Symptome kann es erschweren, solchen Verpflichtungen nachzukommen, und damit den Stress erhöhen.

Weniger Stress bedeutet weniger Hirnläsionen

Eine MS-Studie kam zu einem bemerkenswerten Ergebnis: Stressabbau kann dazu beitragen, das Wachstum MS-bedingter Hirnläsionen zu verlangsamen.[207] Für diese Studie wurden Patienten mit schubförmigem MS-Verlauf an 3 Orten in den USA für ein standardisiertes Verfahren zum Stressmanagement bei MS (SMT-MS) gewonnen. Die eingesetzten Methoden zum Stressabbau umfassten »Schulung in Problemlösungsstrategien, Entspannung, vermehrte positive Aktivitäten, kognitive Neustrukturierung und bessere soziale Unterstützung.«[208]

Angesichts der Stressfaktoren, die mit der Bewältigung von MS (und des Lebens insgesamt!) und den dokumentierten positiven Wirkungen der Stressreduktion einhergehen, ist es für Menschen mit MS besonders wichtig, Stress und dessen Einfluss auf ihr Leben so weit wie möglich zu minimieren. Je nach persönlichen Bedürfnissen und Interessen könnten dabei viele Punkte aus diesem Kapitel helfen, darunter körperliche Aktivität, Meditation, das Meiden stressbelasteter Situationen, ausreichend schlafen, Zeit mit Freunden und Familie, therapeutische Unterstützung, Selbstbestimmung, Musik hören und kreative Tätigkeiten.

Ich selbst konzentriere mich lieber auf mein Leben als auf die Krankheit und setze Grenzen, wenn es um mein eigenes Wohl geht. Dazu gehört auch, dass ich meine Behandlungs- oder Arzttermine auf maximal 3 Stunden pro Woche an 2 Tagen pro Woche beschränke. Außerdem nehme ich mir jeden Tag eine Stunde Zeit, um all meine Medikamente und Kräuter korrekt einzunehmen oder bei Bedarf neu zu sortieren. Und ich versuche, im Flow zu bleiben, statt gegen die MS-Symptome anzugehen. Meine neue Normalität bedeutet nun mal, dass mein Leben nicht mehr so aktiv verlaufen kann wie vor der Diagnose.

Erfüllende Beziehungen pflegen

In Bezug auf Beziehungen kämpfen alle Menschen um ein gutes Gleichgewicht. Wir wünschen uns erfüllte, lohnende Kontakte zu Freunden und Familie. Aber häufig müssen wir dabei Entscheidungen treffen und Grenzen setzen, die uns gestatten, eine persönliche Komfortzone zu erhalten. Für Menschen mit MS und für deren Freunde und Familienmitglieder sind Beziehungspflege und angemessene Grenzen besonders wichtig.

Zum Glück haben mich Freundeskreis und Familie in meinem Fall fantastisch unterstützt, mir beigestanden und meine Grenzen akzeptiert. Gleichzeitig haben sie mich ermuntert, selbst zu entscheiden, wozu ich in der Lage bin.

MS kann die Art und Weise, wie wir mit unserem Umfeld interagieren, ganz unterschiedlich beeinflussen. Unter Umständen bleibt weniger Energie für die Beziehungspflege. Vielleicht kann man auch an sozialen Aktivitäten nur noch eingeschränkt teilnehmen. Die Herausforderungen im Umgang mit MS-Symptomen oder bei der Versorgung geliebter Menschen mit dieser

Krankheit können auch gefestigte Beziehungen belasten und Schuldgefühle, Ärger und Trotz auslösen. Eine jüngere Studie zeigt, dass Hirnläsionen bei Menschen mit MS die Fähigkeit beeinträchtigen, soziale und emotionale Hinweise richtig zu interpretieren. Auch dies erschwert die Kommunikation.[209] Ich habe bei Schüben z. B. Schwierigkeiten, Menschen außerhalb der engsten Verwandtschaft und einiger weniger guter Freunde zu erkennen. Wenn ich an solchen Tagen in die Stadt gehe, kann ich die meisten Männer zwischen 20 und 50 nicht voneinander unterscheiden. Falls mich also jemand grüßt, bin ich mir nicht immer sicher, welcher Freund das war, weil alle genauso aussehen wie mein Freund – was im Grunde genommen durchaus angenehm ist, solange man sich nicht dafür schämt.

Aber wie kann eine Person mit MS angesichts solcher Schwierigkeiten gesunde, erfüllende Beziehungen mit den Menschen führen, die ihr wichtig sind? Meiner Erfahrung nach greifen hier vier Elemente ineinander:

1. Wissen über die Erkrankung vermitteln
2. Grenzen setzen
3. delegieren
4. aufrichtig kommunizieren

Wissen über die Erkrankung vermitteln

Die Diagnose MS geht für die Betroffenen und ihre Angehörigen oft mit einer Mischung aus Erleichterung (Ach, deshalb passieren all diese merkwürdigen Dinge!) und Angst (Oh nein, was machen wir denn jetzt?) einher. Plötzlich erscheint die Welt komplizierter. Man muss sich mit einer schwer durchschaubaren Krankheit auseinandersetzen, sie verstehen und damit zu leben lernen. Der bisherige Alltag ist vielleicht so nicht mehr möglich. Tagesablauf, Essgewohnheiten, Schlafrhythmus und Mobilität müssen angepasst werden. All das kann irritierend und schwer zu bewältigen sein. Mehr Wissen erleichtert allen den Umgang damit. Zum Glück können Sie selbst etwas tun, um sich (und andere) über MS zu informieren.

Bitten Sie Arzt oder Krankenkasse um eine Grundaufklärung und Hinweise auf zuverlässige Informationsquellen: Bücher, Zeitschriften und das Internet bieten jede Menge Informationen über MS, doch nicht alles, was man findet, ist auch korrekt. Ihr Arzt oder Ihre Ärztin können Ihnen die wichtigsten Grundlagen und die aktuellen Behandlungsoptionen erklären. Im Anhang dieses Buches finden Sie Antworten auf einige häufig gestellte Fragen (Seite 173) kurz und knapp zusammengefasst. Wer tiefer in das Thema eintauchen möchte (was sinnvoll ist), erfährt bei der Krankenkasse oder beim Facharzt mehr und bekommt dort auch Hinweise auf Selbsthilfegruppen und Fachgesellschaften mit seriösen Informationen.

Freunde und Familie einbeziehen: Viele Stressfaktoren im Zusammenhang mit der MS-Diagnose beruhen auf Interaktionen mit wohlgesinnten, aber schlecht informierten Familienangehörigen und Freunden. Diese Menschen schlagen vielleicht unbelegte »Wundermittel« vor oder beschweren sich, weil die Person mit MS nicht an Familientreffen und anderen Veranstaltungen teilnimmt. Solche Situationen lassen sich vielfach umgehen, sobald die anderen das Wichtigste über MS wissen. Meine Lieblingsdokumentation zu MS ist der Film »When I Walk« von Jason DaSilva, bei dem mit Mitte 20 eine primär-progrediente MS festgestellt wurde. Er erklärt gut, wie es sich anfühlen kann, MS zu haben.

Altersgemäße Erklärungen: Nicht jeder ist in der Lage, komplizierte Informationen über Diagnose, individuelle Auswirkungen und Behandlung von MS zu verstehen. Kleinen Kindern z. B. sollte man nur begrenzte, relativ einfache Erklärungen anbieten. Man kann z. B. sagen, dass ein Elternteil krank ist und dass diese Krankheit bedeutet, dass er oder sie mehr schlafen muss, vielleicht einen Gehstock braucht oder besondere Dinge essen sollte. Kinder brauchen nicht so viel zu erfahren, wie man einem nahestehenden Erwachsenen anvertrauen würde. Es ist auch sinnvoll, Informationen je nach medizinischem Vorwissen zu dosieren. Meine Kinder finden ihren Papa z. B. oft einfach komisch, wenn mir bestimmte Dinge schwerfallen – mit ihnen puzzeln, ihnen die richtige Zahnbürste geben oder die passenden Kleider heraussuchen. Die Vorstellung, dass ich eine Krankheit im Gehirn habe, wäre schwierig für sie.

Bei einem Schub fällt es mir mitunter schwer, soziale Normen zu begreifen und mich daran zu erinnern, was man wem gegenüber üblicherweise sagen kann. Noch schwieriger ist es, die emotionalen Hinweise anderer aufzunehmen.

Grenzen setzen

Grenzen helfen uns allen, das Leben nach eigenen Maßstäben zu gestalten. Wir definieren unsere Beziehungen anhand selbst gesetzter Grenzen, die zu einem guten Umgang mit Erwartungen beitragen und Missverständnissen und Enttäuschungen vorbeugen. Jeder Mensch hat das Recht, selbst zu entscheiden, was er tun möchte und woran er teilhaben möchte. Kümmern Sie sich bewusst um sich selbst, damit Sie die nötige Ruhe, Bewegung, Entspannung und Ernährung bekommen und es Ihnen möglichst gutgeht.

Aufrichtig kommunizieren

Kommunikation ist bekanntlich keine Einbahnstraße. Sie hat aber auch mit Verantwortung zu tun. Sie können nicht beeinflussen, wie andere über sich selbst, über Sie oder über Ihre Krankheit sprechen. Allerdings können Sie klar und entschieden mitteilen, was Sie brauchen und was Sie von jeglicher Beziehung erwarten. Schweigen kann mitunter unangenehme Momente überbrücken, aber zu jahrelangen Seelenqualen führen.

Nur die Person mit MS weiß genau, wie es ihr geht und welche Bedürfnisse sie hat. Wenn diese Person nicht über ihre Bedürfnisse und Erwartungen spricht, zwingt sie andere, diese zu erraten. – Und das ist eine sichere Methode, Schwierigkeiten und verletzte Gefühle heraufzubeschwören.

Liebe und Sexualität

MS kann sowohl die körperlichen als auch die emotionalen Aspekte einer Paarbeziehung beeinträchtigen. Schäden am Nervensystem können die sexuelle Erregbarkeit herabsetzen. Männer bekommen vielleicht nicht so leicht eine Erektion oder Ejakulation. Bei Frauen kann die Sensibilität im Bereich der Klitoris und der Vagina nachlassen, Berührungen können schmerzhaft sein oder die Scheide ist zu trocken. Auch Fatigue und Muskelspasmen können das Interesse an sexueller Aktivität herabsetzen oder diese erschweren. Und Männer wie Frauen können Schwierigkeiten haben, beim Geschlechtsverkehr das Wasser zu halten. All diese Punkte können auch emotionale Reaktionen hervorrufen – sie kratzen am Selbstbewusstsein, und nicht weniger reagieren darauf mit Ärger, Angst oder Depressionen.[210]

Dennoch haben viele MS-Betroffene ein lustvolles, erfülltes Sexualleben. Was kann man dafür tun? Zunächst einmal sollten Sie sich über sexuelle Aspekte im Zusammenhang mit MS informieren. Und wenn Sie bestimmte Symptome beobachten, reden Sie darüber – am besten mit Ihrem Arzt. Teilweise können Medikamente helfen, teilweise gibt es bei sexuellen und emotionalen Problemen naturheilkundliche Möglichkeiten. Gesprächstherapie und Meditation können emotional entlasten. Ganz besonders wichtig ist bei sexuellen Schwierigkeiten im Zusammenhang mit MS jedoch die gute Kommunikation in der Partnerschaft.

Jedes Paar sollte der Kommunikation bei MS einen hohen Stellenwert beimessen. Achten Sie darauf, dass beide Beteiligten begreifen, wie MS ihre sexuelle Beziehung belasten kann. Weil Vitalität und sexuelles Verlangen einander oft wechselseitig verstärken, ist es in vielen Fällen das Beste, auf guten Schlaf und Sport zu achten, damit der Körper sexuelle Erregung erleben und genießen kann.

Frauen, weibliche Hormone und MS

Bei Frauen wird die MS-Diagnose 4-mal so häufig gestellt wie bei Männern. Wahrscheinlich spielt dabei eine hormonelle Komponente eine Rolle, aber die Gründe sind nicht abschließend geklärt. Unabhängig von der Diagnose gibt es bei Frauen allerdings geschlechtsspezifische Fragen zu ihrer Krankheit.

Schwangerschaft

Frauen im gebärfähigen Alter haben häufig Fragen zu einer möglichen Schwangerschaft. Früher wurde Frauen mitunter erklärt, eine Schwangerschaft würde ihre MS-Symptomatik verschlimmern, könne das Ungeborene negativ beeinflussen oder mit mehr Komplikationen einhergehen. Die gute Nachricht lautet: Heute wissen wir, dass nichts davon stimmt. Während einer Schwangerschaft lassen die Symptome bei Frauen oft nach. Auch die Anzahl der Schwangerschaftskomplikationen, spontanen Aborte, Totgeburten und genetischen Defekte ist bei Frauen mit und ohne MS gleich. In der Zeit nach der Entbindung kommt es bei vielen Frauen zu einer vorübergehenden Verstärkung ihrer MS-Symptomatik oder zu einem neuen Schub. Langfristig scheint eine Schwangerschaft die MS-Progression jedoch nicht zu beeinflussen.[211]

Menstruation und Menopause

Manche Frauen berichten von verstärkten MS-Symptomen während der Periode oder in der Postmenopause. Auch diese Beobachtungen beruhen wahrscheinlich auf Veränderungen des Hormonspiegels. Mitunter kann nach der Menopause eine Hormonersatztherapie die MS-Symptome lindern (Seite 119).

Selbsthilfegruppen

Wenn Sie oder Angehörige sich wegen der MS allein und isoliert fühlen, können Selbsthilfegruppen Unterstützung bieten. Manche Menschen finden das Aufeinandertreffen mit anderen Patienten, die vielfach vielleicht weit schlimmere Symptome haben, allerdings eher entmutigend. Auf meinem ersten Gruppentreffen war ich einer der wenigen, die noch gehen konnten. Einige saßen im Rollstuhl mit einer Stange zur Befestigung eines Infusionsbeutels. Alle nahmen 10 bis 20 Medikamente ein, was mich besonders einschüchterte.

Dennoch können MS-Gruppen sehr wertvoll sein. Die Betroffenen kommen zusammen, sprechen über ihre Erfahrungen, knüpfen Kontakte zu unterstützenden Freunden und tauschen sich aus, wie man mit der Krankheit klarkommen und trotzdem ein erfülltes Leben haben kann. Wenn die Fahrt zu solchen Gruppentreffen zu weit ist oder die Kräfte für die Teilnahme nicht reichen, können Sie auch Onlinegruppen suchen, mit denen Sie per Chat oder Videokonferenz kommunizieren können. Selbsthilfegruppen sind eine gute Methode, dazuzulernen, das eigene Netzwerk auszubauen und einfach Spaß zu haben.

Älter werden mit MS

Alle Menschen durchlaufen gewisse Alterungsprozesse – der Muskeltonus geht zurück, die Erinnerungen sind nicht mehr so deutlich wie einst. MS kann solche Probleme verstärken. Laut einer Studie der University of Illinois in Urbana-Champaign haben ältere Erwachsene mit MS mehr Schwierigkeiten mit Gleichgewicht, Gehtempo und Beinkraft als Gleichaltrige ohne MS.[212] Hinzukommt, dass ältere Menschen mit MS auch eine höhere Inzidenz für andere Erkrankungen aufweisen, von Lungenentzündung und Blasenschwäche bis hin zu kognitiven Beeinträchtigungen und Osteoporose.[213] Andererseits ist das Immunsystem im höheren Alter weniger aktiv, weshalb die Progression in solchen Fällen auch von selbst zur Ruhe kommen kann.

Angesichts derartiger Beobachtungen kommt es entscheidend darauf an, dass alte Menschen mit MS alle Aspekte ihrer Gesundheit gut im Blick behalten, ihre Behandlung sorgfältig befolgen und jegliche Funktionsveränderung so bald wie möglich abklären lassen, um den Behandlungsplan entsprechend anzupassen. Ich selbst nehme gegenwärtig wahr, dass mein erster Neurologe Recht behalten dürfte. Er ging von einer insgesamt guten Prognose aus, hatte mir aber auch erklärt, dass übliche Alterserscheinungen meinen Krankheitsverlauf und die Symptome so beeinflussen würden, dass ich den Eindruck haben würde, es werde schlimmer.

Mit Blasenstörungen umgehen

MS-Betroffene haben häufig Probleme mit Blase und Darm (Seite 159). Da diese Komplikationen das Leben unangenehmer machen und zu dauerhaften Gesundheitsproblemen führen können, sollten sie zügig angemessen behandelt werden. Neben den Methoden der modernen Medizin können hier verschiedene natürliche Therapien zum Einsatz kommen.

Für eine gesunde Blasenfunktion

Blasenprobleme wie Krämpfe der Harnwege, häufiges Wasserlassen, unvollständige Blasenentleerung und Infekte sind bei MS üblich. Manche Betroffenen benötigen Vorlagen oder Windeln oder aber einen Dauerkatheter. Blasenkrämpfe, Blasenentleerung und Restharn lassen sich aber auch durch andere Maßnahmen lindern. Mir helfen (je nach Ausprägung von Blasenspannung, Blasenkrampf und Schmerzstufe) diverse Kräuter.

Kava Kava: Bei starken Krämpfen kann Kava Kava das Mittel der Wahl sein. Kavawurzel kann man mehrmals täglich als Tee oder aber als Tinkturextrakt oder Kapsel zu sich nehmen, um anhaltende Krämpfe oder Schmerzen zu lindern. Bei gelegentlichen Krämpfen reicht eine Einnahme nach Bedarf.

Gewöhnlicher Schneeball (Viburnum opulus): trägt zur Linderung von Blasenkrämpfen bei und entspannt Blase und Beckenbereich insgesamt. Die Pflanze kann als Tinktur eingenommen werden, immer wieder ½–1 Teelöffel über den Tag verteilt. Man kann aus der Rinde auch einen leichten Tee zubereiten, der sehr angenehm schmeckt: Geben Sie 1 Esslöffel Viburnum-Rinde in einen Topf mit 250 ml kochendem Wasser; 5–10 Minuten ziehen lassen, dann durch ein Sieb in die Tasse gießen; 1–3 Tassen noch warmen, frisch zubereiteten Tee davon täglich trinken.

Katzenminze und Kamille: Eine andere Kräuterteemischung zur Blasenentspannung wird aus je 1 Teelöffel getrockneter Katzenminze und Kamille zubereitet. Mit 500 ml kochendem Wasser übergießen und 10 Minuten ziehen lassen, dann abgießen. Im Tagesverlauf warm oder kalt trinken.

Hyoscyamin ist ein in der Natur vorkommendes pflanzliches Alkaloid, das nur von einer fachkundigen Person dosiert werden darf. Man kann es sich auch als synthetische

Unvollständige Blasenentleerung – was tun?

- Meiden Sie Speisen und Getränke, die die Blase noch mehr irritieren können, z. B. scharfe Speisen, Rotwein und Koffeinhaltiges.
- Männern kann es helfen, 5 Minuten auf der Toilette sitzen zu bleiben, um die Blase vollständig zu entleeren.
- Ein warmes Bad (besonders am Abend vor dem Schlafengehen) kann gegen Harnverhalt helfen und zur Blasenleerung beitragen. Das erhöht die Schlafqualität, weil man nachts nicht so oft rausmuss.
- Kräutertees aus harntreibenden Pflanzen wie Petersilie, Fenchelsamen, Hibiskus und Zitronengras können die Blasenentleerung erleichtern. Geben Sie je 1 Teelöffel Hibiskusblüten, Fenchelsamen und Zitronengras in eine Teekanne. Mit 500 ml kochendem Wasser aufgießen, 5 Minuten ziehen lassen, dann durchseihen. Warm oder als Eistee genießen. Frische Petersilie in Salaten und Saucen unterstützt ebenfalls die Blasenentleerung.
- Lassen Sie sich ärztlich beraten. Manche Arzneimittel kombinieren verschiedene Wirkungen und wirken nicht nur antibiotisch gegen einen Harnwegsinfekt, sondern auch krampflösend und schmerzstillend.

Substanz verschreiben lassen. Eingesetzt wird es zur Behandlung von Blasenkrämpfen und anderen Bauchbeschwerden, einschließlich Magengeschwüren und Reizdarmsyndrom.

Harnwegsinfekte: vorbeugen und behandeln

Harnwegsinfekte können MS-Schübe auslösen – der Infekt verschwindet, doch die neuen neurologischen Symptome können von Dauer sein. Deshalb kommt es einerseits auf Vorbeugung an, andererseits auf umgehende Behandlung.

Zur Vorbeugung gehört eine ausreichende Flüssigkeitszufuhr (besonders Wasser und Kräutertees), weil Harnwegsinfekte bei Dehydrierung häufiger auftreten. Angemessene Flüssigkeitszufuhr kann viel zur Prävention beitragen. Mit einem probiotischen Nahrungsergänzungsmittel können Sie auch die Gesundheit des Mikrobioms in den Harnwegen stärken.

Wer zu Harnwegsinfekten neigt, kann von einer täglichen Einnahme von Cranberry-Kapseln (500 mg) profitieren. Cranberrys erzeugen im Harntrakt eine Umgebung, in der viele Mikroben sich nicht wohl fühlen, sodass es seltener zu Harnwegsinfekten kommt. Die in Cranberrys enthaltene D-Mannose, die es auch separat gibt, hält E. coli davon ab, sich an der Blasenwand festzusetzen. Häufig werde ich nach Cranberry-Saft gefragt. Ungesüßt kann der Saft hilfreich sein, aber vielen Leuten ist er in dieser Form zu sauer.

Zur Vorbeugung und Behandlung von Harnwegsinfekten eignen sich:

- Essenzielles Buchu-Öl (Agathosma betulina) – mein bevorzugtes Mittel zu Behandlung: 3 Tropfen in 1 Glas Wasser geben und trinken oder auf ein kleines Stück Brot geben und essen; 10 Tage lang 2-mal täglich.
- Essenzielle Öle von Kräutern wie Thymian und Oregano haben antiseptische Eigenschaften. Da sie den Körper über die Harnwege wieder verlassen, kann man Harnwegsinfekte mit Tees oder Tinkturen aus essenziellen Ölen behandeln; ½ Teelöffel Thymiantinktur in 125 ml Wasser einrühren und trinken; 3- bis 5-mal täglich, 7–10 Tage lang.
- Weitere hilfreiche Kräuter bei Harnwegsentzündungen sind Bärentraube oder Uva Ursi (Arctostaphylos uva-ursi) als Tee oder Extrakt, und Berberin, eine natürliche Substanz aus der Berberitze (Berberis), in Form von Kapseln mit 200–300 mg pro Tag, 7 Tage lang. Wegen ihres hohen Berberingehalts hilft auch die Kanadische Gelbwurz (Hydrastis canadensis) gegen Harnwegsinfekte.

Für einen gesunden Darm

Die Bewegungen, mit denen alles, was wir verzehren, durch den Verdauungstrakt wandert, werden als Peristaltik bezeichnet. Wenn sie nicht funktioniert, liegt eine Verstopfung vor. Diese spezielle Begleiterscheinung der MS lag bei mir nicht von Anfang an vor, erwischte mich aber ziemlich abrupt – und dauerhaft – einige Jahre nach der Diagnose bei einem besonders schweren MS-Schub. Heute kann ich mich kaum noch daran erinnern, wie sich diese grundlegende Körperfunktion, die ich einst für selbstverständlich hielt, eigentlich anfühlen müsste.

Warum man bei MS unter Verstopfung leidet, hat diverse Gründe. In erster Linie liegt es jedoch an der Demyelinisierung in einem Hirnareal, das für die Kommunikation mit dem Darm zuständig ist. Laut Angaben der National Multiple Sclerosis Society zählt Verstopfung zu den häufigsten Beschwerden unter MS-Patienten.[214]

Glücklicherweise lässt sich eine leichte Darmträgheit wie so viele andere Auswirkungen dieser Krankheit ziemlich gut behandeln. Häufig reichen schon dieselben guten Gewohnheiten wie beim Rest der Bevölkerung: ausreichend trinken, genug Ballaststoffe zu sich nehmen, feste Toilettenzeiten, unnötigen Stress vermeiden und bei Bedarf Methoden, den Stuhl aufzuweichen. Ansonsten ist die Wiederherstellung und Erhaltung eines gesunden Mikrobioms (Kapitel 3, Seite 47) ein zentraler Faktor für die gesunde Verdauung.

Bei leichter Verstopfung

Viele Nahrungsmittel wie Dörrpflaumen, Feigen, frische Pflaumen, Melone und Kürbis unterstützen die Darmgesundheit. Bei leichter Verstopfung reicht daher die passende Ernährung. Die folgenden 2 Rezepte aktivieren die Darmfunktion und schmecken sehr gut.

Dörrpflaumen mit Leinsamen: Leinsamen können den Verdauungstrakt wegen ihres Gehalts an Omega-Fettsäuren beruhigen, und ihre Ballaststoffe sind gesunde Nahrung für das Mikrobiom. Für diese Mischung hacken Sie 5 entsteinte Dörrpflaumen in kleine Stücke; 1 TL Leinsamen und 250 ml kochendes Wasser hinzufügen; 10 Minuten abkühlen lassen (dabei dickt die Masse ein). Essen Sie diese Mischung jeden Tag, die Hälfte abends, die andere Hälfte am nächsten Morgen (kalt oder frisch aufgewärmt, ganz wie Sie mögen). Das sollte das Erste und das Letzte sein, was Sie jeweils verzehren.

Kürbispüree mit Leinöl: Damit tun Sie Ihrem Darm täglich einen Gefallen; 125 ml pürierten gekochten Kürbis mit ½ TL Zimt und 1 TL Leinöl verrühren; 2-mal täglich ½ Portion davon essen.

Bei hartnäckiger Verstopfung

Sehr hartnäckige Verstopfung lässt sich mit osmotischen Abführmitteln beheben, die Magnesium oder stärkere Substanzen wie Lubiproston enthalten. Probieren Sie es zunächst mit ballaststoffreichen Ergänzungsmitteln oder Abführmitteln auf Osmose- oder Kräuterbasis. Auch die tägliche Einnahme von Magnesium kann eine entspannte, weniger gereizte Darmtätigkeit herbeiführen und die Verdauung regulieren.

Solche osmotischen Mittel helfen dem Körper, im Verdauungstrakt Wasser zu resorbieren. Bei neurogen bedingter Verstopfung sind osmotische Diuretika meiner Erfahrung nach allerdings weniger wirkungsvoll.

Heilpflanzen: Am besten eignen sich hier Heilpflanzen wie Faulbaumrinde (Rhamnus purshiana), Krauser Ampfer (Rumex crispus) und Alexandrinische Senna (Cassia senna), die alle drei den Magen-Darm-Trakt anregen. In der Regel empfehle ich eher Cascara sagrada oder Krausen Ampfer als Senna, die weniger Bauchschmerzen erzeugen und trotzdem sehr gut helfen. Cascara-Extrakt ist ein traditionelles Mittel, das keinen Gewöhnungseffekt hat. Ich schlage vor, solche Kräutertinkturen in verdünnter Form mit einer Tasse warmem Fencheltee oder Ingwertee einzunehmen.

Eine andere ausgezeichnete Option ist Triphala, das sich in der ayurvedischen Medizin bei Verdauungsproblemen seit langem bewährt hat. Triphala ist eine Mischung aus den drei indischen Heilpflanzen Amla (Emblica officinalis), Bibhitaki (Terminalia bellirica) und Haritaki (Terminalia chebula). Die Mischung ist ein natürliches Abführmittel, das zugleich Entzündungen im Verdauungstrakt beruhigt. Man beginnt in der Regel mit 500–1000 mg pro Tag. Ich rate dazu, mit der kleineren Dosis anzufangen und auszuprobieren, welche Menge für Sie die richtige ist. Triphala gibt es in vielen Darreichungsformen, doch ich bevorzuge das Pulver, das ich in warmes Wasser mit Honig rühre. Triphala wird besser aufgenommen, wenn man es zwischen den Mahlzeiten nimmt.

Kaffee: Natürlich profitiert die Verdauung auch von einem starken, bitteren, schwarzen Kaffee ohne Zucker oder Milch. Wegen seines Koffeingehalts sollte man Kaffee zu diesem Zweck jedoch nur morgens trinken.

Einlauf: Zur Darmentleerung eignen sich natürlich auch mechanische Mittel wie Kräuterklistiere und -einläufe. Bei fortgeschrittener gestörter Darmfunktion ist die tägliche mechanische Entleerung mittels Klistier notwendig. Auch Glycerin-Suppositorien können die Darmtätigkeit anregen. Kräutereinläufe werden traditionell mit Wasser und Kräuteraufgüssen zubereitet. Die beruhigende lokale Wirkung trägt im Darm zur Entspannung bei und lindert Schmerzen und Krämpfe, die mit Verstopfung einhergehen können. Für entspannende, beruhigende Einläufe eignen sich diverse aromatische Gartenkräuter wie Indisches Basilikum, Zitronenmelisse, Katzenminze und andere Minzearten. Ich empfehle zur Darmpflege mindestens alle 3 Monate einen Kräutereinlauf (besser noch 1-mal im Monat). Mit solchen Mitteln kann man Giftstoffe ausschwemmen und den Darm neu beleben, was zu einer regelmäßigen Darmtätigkeit führt, den Darm entlastet und das Blut reinigt.

Serotonin: Da die Peristaltik von einem gesunden Serotoninspiegel abhängig ist, kann man gegen Verstopfung auch die Serotoninproduktion aktivieren. Probieren Sie dafür den Serotoninvorläufer 5-Hydroxytryptophan (5-HTP) aus; z. B. aus den Samen von Griffonia simplicifolia (einer Heilpflanze aus Ghana). 5-HTP stimuliert das Serotonin, das im enterischen Nervensystem einen wichtigen Neurotransmitter darstellt und an der Darmfunktion beteiligt ist.

Ich nehme täglich 50–200 mg von dem Serotoninvorläufer 5-Hydroxytryptophan (5-HTP) und zusätzlich noch Kräuter wie Cascara. Abends nehme ich 1 Kapsel von dem von mir entwickelten Produkt Neuro-GI Px. Morgens und abends verzehre ich darüber hinaus zuallererst 1 TL Leinsamen mit 250 ml Wasser (pur oder in einem Smoothie).

Zum Abschluss dieses Kapitels möchte ich noch einmal betonen, wie individuell die Erfahrungen mit MS sind. Ich gehe nicht davon aus, dass jede Person mit MS all die hier aufgeführten Tipps und Strategien für den Alltag umsetzt. Wenn Sie MS haben, kennen Sie sich und Ihren Krankheitsverlauf. Bitte treffen Sie eine gute Wahl und beherzigen Sie nur die Maßnahmen, die Sie als hilfreich einstufen.

10. Nichts erwarten, alles annehmen

Wenn ich an diesem Vorfrühlingstag so an meinem Schreibtisch sitze, denke ich natürlich an meine Erfahrungen mit MS und überlege, was in diesem Buch noch fehlt.

Dabei komme ich immer wieder auf dasselbe Thema zurück: Ja, meine Symptome haben sich gebessert, auch die körperlichen Auswirkungen der MS. Ich hoffe, dass dies auch Ihnen, Ihren Patienten oder Ihren Angehörigen so ergehen wird. Aber meine Reise war und ist holprig. Ich habe immer noch schlechte Tage. Manche sind richtig schlecht. Und ich möchte Ihnen versichern, dass das in Ordnung ist. So wie frostige, kältere Nächte den Ahorn dazu bringen, süßeren Sirup zu bilden, so können schlimme MS-Schübe die emotionale und psychische Widerstandskraft stärken.

Transverse Myelitis

Vor einigen Jahren entwickelte ich unvermittelt eine transverse Myelitis. Dabei handelt es sich um einen akuten Angriff auf das Rückenmark, der eigenständig oder im Zusammenhang mit MS auftreten kann. Eine transverse Myelitis kann leicht und vorübergehend sein oder zu einer dauerhaften vollständigen Querschnittlähmung einschließlich der Arme führen (Quadriplegie). Und sie schreitet rasant voran – wie ein MS-Schub im Turbogang. Die Symptome können sich innerhalb von Stunden manifestieren. Bis zu diesem Ereignis hatte ich mich in jeder Hinsicht so gesund wie möglich verhalten und alle Verordnungen gegen Neuroinflammation getreulich befolgt, ob Heilpflanzen, Ernährung, Hormone oder Arzneimittel wie Fumarat. Und dann biss mich eine Zecke, infizierte mich mit Lyme-Borreliose, und das löste wohl diesen schweren Schub aus.

Das ist sehr typisch für MS. Sie können alles »genau richtig« machen, und dennoch kann ein kleines Ereignis wie ein Zeckenbiss oder eine Grippe Ihr Leben auf den Kopf stellen. Vollständig. Dieser spezielle Schub erwischte mich nach einem tollen Familientag, an dem ich mit den Kindern im Schlauchboot den Fluss hinuntergefahren war.

Der Tag, der mein Leben veränderte

Am Morgen nach diesem schönen Tag wachte ich plötzlich auf und fühlte mich ziemlich steif, machte mir deshalb aber keine Sorgen. Zunächst fuhr ich ins Büro (das nur wenige Meilen entfernt ist). Eine Stunde später konnte ich vor Schmerzen kaum noch sitzen. Nach 2 Stunden beschloss ich, nach Hause zu fahren. Ich hinkte los und gelangte mit Unterstützung der Kollegen zum Auto. Dann fuhr ich los, merkte aber, wie meine Beine schwächer wurden. Daraufhin wendete ich und fuhr nicht nach Hause, sondern direkt ins Krankenhaus. Ich hatte keinen Termin, aber ich wusste, dass ich unverzüglich meinen Neurologen brauchte.

Als ich auf dem Parkplatz die Autotür öffnete, stellte ich fest, dass ich kaum noch gehen konnte. Nur extrem langsam konnte ich den Weg zum Eingang zurücklegen, aber dann fand ich nicht die Kraft, hineinzugehen. Es war mir so peinlich, dass ich nicht um Hilfe bat. Es waren nur noch wenige Meter bis in die Klinik, aber diese paar Schritte erschienen mir unmöglich. Zum Glück wurde ich bemerkt, und jemand kam mit einem Rollstuhl herbeigeeilt. Mein Neurologe untersuchte mich und teilte mir mit, dass ich in der Klinik bleiben müsse. Man verabreichte mir Prednison-Infusionen gegen akute transverse Myelitis, eine beidseitige Entzündung eines Abschnitts im Rückenmark, die die Signale unterbrach, die mein Gehirn an den Rest des Körpers schicken wollte. Nach 3 Tagen kam es trotz der Steroide zu weiteren Symptomen. Zwischenzeitlich konnte ich nicht einmal mehr sprechen. Vier Tage später entwickelte ich wiederholt Herzrasen. Eine Woche danach gesellten sich Schluckstörungen dazu.

Autonome Dysreflexie

Ich war davon ausgegangen, dass ich im Krankenhaus eine Infusion bekommen würde und fertig, doch so einfach war es nicht. Nicht einmal annähernd. Ich entwickelte Symptome einer autonomen Dysreflexie, was einen lebensbedrohlichen medizinischen Notfall darstellt. Dieser Herausforderung muss ich mich bis heute stellen, denn die autonome Dysreflexie hat leider eine Eigendynamik.

Um den Kindern keine Angst zu machen, beschlossen Sarika und ich, ihnen möglichst wenige Einzelheiten mitzuteilen. Aber Kinder sind sehr intuitiv. Eines Morgens sah mein Vierjähriger Sarika an und sagte: »Wenn Papa stirbt, kümmere ich mich um Mama.« Auch ich befürchtete anfangs, dass ich sterben könnte, aber das konnte ich weder meinen sensiblen Kindern noch Sarika gegenüber eingestehen.

Mein Traum von einem Jaguar

Zwei Wochen vor dieser Borreliose-Attacke hatte ich sehr lebhaft geträumt: Ich war tief im Wald und wusste, dass mir ein Jaguar sanft über das Gesicht leckte. Gebannt und entsetzt zugleich sah ich, wie die große Katze aufhörte zu lecken, aber nicht etwa, um ihre Zähne in meine Glieder zu schlagen oder mich zu verschlingen, wie ich es erwartete. Stattdessen sah sie mich mit einem friedlichen Gesichtsausdruck an. Ich wusste, dass ich nur aufgeben konnte. Vielleicht würde sie mich fressen, ja.

Hinter dem mächtigen Jaguar erklärte eine Frau, die ich nicht kannte, dass alle Formen im Universum veränderlich sind. Die große Katze konnte mich fressen, mir ein Bein oder einen Arm abreißen oder mir einfach einen freundlichen Besuch abstatten. Doch der Jaguar würde immer wieder zurückkommen. Nach dem Erwachen wurde mir bewusst, dass der Jaguar für meine Krankheit stand, für ihre anhaltende, unbezähmbare Bedrohung meiner Identität und meines Körpers. Dieser Jaguar konnte mir jederzeit – seiner Raubtiernatur folgend – körperlichen Schaden zufügen. Und ich konnte ihn durch nichts davon abhalten.

Dieser Jaguar symbolisierte Vorgänge, auf die ich keinen Einfluss hatte und die mir eine schwere Behinderung oder gar den Tod bringen konnten. Irgendwann müssen sich alle, die MS haben, mit ihrem eigenen »Jaguar« arrangieren.

Sechs Wochen nach Beginn dieses schlimmen Anfalls konnte ich wieder normal gehen. Die Herzprobleme allerdings blieben bestehen. Immer wieder bekam ich Herzrasen, und mein Blutdruck schnellte unvermittelt in die Höhe. Mein Arzt empfahl mir daher, immer einen Notfallausweis für autonome Dysreflexie bei mir zu haben.[215]

Dieser Ausweis war für mich gefühlsmäßig ein schlimmerer Schlag als damals das Kärt-

Bei autonomer Dysreflexie Notfallkarte mitführen

Das ist meine zweite medizinische Notfallkarte, die noch wichtiger ist als die erste. Bisher ist mein Blutdruck infolge der autonomen Dysreflexie zweimal um 50 mmHg innerhalb 1 Stunde angestiegen. Wenn Sie unter autonomer Dysreflexie (AD) leiden, ist es sinnvoll, so eine Notfallkarte immer bei sich zu haben.
Eine Kopiervorlage der folgenden Karte finden Sie im Download-Service (Seite 189):

Autonome Dysreflexie (Notfallkarte)

Bei einer autonomen Dysreflexie (AD) kommt es zu einem plötzlichen Blutdruckanstieg bei einem Menschen mit einer Rückenmarksverletzung auf einer Lähmungshöhe von Th6 oder höher. Die Ursache der AD ist ein Schmerzreiz unterhalb der Läsionshöhe, der einen ungehemmten sympathischen Reflex auslöst. Wenn der Blutdruck dieser Person um 20–40 mmHg über ihren systolischen Normalwert ansteigt, kann dies die Symptome der AD auslösen.

Symptome einer autonomen Dysreflexie:

- Bluthochdruck
- hämmernde Kopfschmerzen
- gerötete Gesichtshaut und Schwitzen oberhalb der Läsionshöhe
- Bradykardie
- Angstgefühl
- Herz-Rhythmus-Störungen
- Bronchospasmus oder Atemnot
- Gänsehaut oberhalb der Läsionshöhe

Unbehandelt kann eine AD zu einem Krampfanfall, Einblutungen in die Retina, Schlaganfall oder im Extremfall zum Tod führen.

chen wegen der Aphasie. Einen Ausweis für autonome Dysreflexie erhalten vor allem Paraplegiker oder Quadriplegiker. Zum Glück bin ich keines von beiden. Eine ausgezeichnete Anlaufstelle für Informationen und Unterstützung für ein Leben mit autonomer Dysfunktion ist die Christopher Reeve Foundation (die von dem Superman-Darsteller ins Leben gerufen wurde, nachdem er durch einen Reitunfall Quadriplegiker geworden war).

Weiterer Verlauf

> *Ein Drittel aller Patienten, die eine transverse Myelitis durchlaufen, erholen sich vollständig und können innerhalb von 2 Jahren ihr normales Leben wieder aufnehmen.*

Meine Zukunft war aufgrund der MS allerdings weniger absehbar. Eine ganze Weile zuvor hatte mein Arzt mir mitgeteilt, dass eine Läsion in der oberen Halswirbelsäule eine »tickende Zeitbombe« sein könne. Das hatte ich vergessen, doch nun wurde ich tagtäglich daran erinnert. Und ich stellte mir Fragen: »Sitze ich jetzt bald dauerhaft im Rollstuhl? Werde ich bei allen Alltagsaktivitäten rund um die Uhr Hilfe benötigen, selbst bei den Dingen, bei denen ich stolz darauf bin, sie mittels eigener Strategien zu bewältigen. Was wird aus meinem Buch? Ich wollte doch andere inspirieren!« Aber allein mit »sollte« und »hätte« kommt man nicht weiter.

Noch wenige Monate vor diesem Ereignis hatte ich mich gesund und zuversichtlich gefühlt. Wir waren so erleichtert gewesen, dass wir mutig genug waren, eine monatelange Reise zu indischen Verwandten zu planen. Die ganze engere Verwandtschaft sollte dabei sein, auch meine Schwiegermutter. Wir hatten alles vorbereitet, waren auf alles eingerichtet, und je näher das Abflugdatum rückte, desto aufgeregter wurden wir.

Was dann geschah, können Sie sich sicher denken: Wir flogen nicht. Stattdessen bewältigten wir die Krise und passten uns an die neue Normalität an. Ein Jahr später ging es mir besser, und wir wagten es, uns erneut auf die verschobene Reise zu freuen. Aber während ich noch an diesem Kapitel arbeitete und den Feinschliff vornahm, musste ich – ein zweites Mal – die Entscheidung treffen, die große Reise zur Familie in Indien abzusagen.

Die autonome Dysreflexie macht sich wieder bemerkbar

Denn wenige Tage vor dem neu angesetzten Flugdatum begann ich, mich an meinem eigenen Speichel zu verschlucken. Die Symptome wurden rasch schlimmer. Mein Herz raste, und ich hatte das Gefühl, kaum Luft zu bekommen (was an einer gestörten Innervierung des Zwerchfells lag). Wegen einer gestörten Stimmlippenfunktion konnte ich kaum ausreichend atmen, denn beim Luftholen schlossen sich die Stimmlippen und verlegten die Atemwege. Die Folgen meiner autonomen Dysreflexie waren zurück.

Im Studium hatte ich gelernt, dass Ärzte ihre Patienten »unterhalten«, während der Körper die Heilung unternimmt. Stimmt. Diese »… ologen« unterhielten mich bestens, als sie mir erklärten, warum es mir so ging, wie es mir ging. Der eine Neurologe meinte, es liege vermutlich an einem MS-Angriff auf meinen Hirnstamm. Der nächste sagte, die MS

Autonome Dysfunktion

Eine autonome Dysfunktion oder autonome Neuropathie tritt ein, wenn etwas das autonome (unwillkürliche) Nervensystem (ANS) dazu bringt, nicht mehr korrekt zu arbeiten. Häufig ist dies eine Nebenerscheinung eines bestimmten Krankheitsbilds, auch von MS. Zu den Symptomen zählen:[216]

- **Orthostatische Hypotonie (Orthostase-Syndrom):** Das kann Schwindel, Synkopen (Ohnmacht), Gangunsicherheiten, Schwäche und andere Probleme nach sich ziehen.
- **Gestörte Blasenfunktion:** Hierzu zählen häufiger Harndrang (besonders nachts), Stressinkontinenz und unvollständige Blasenentleerung.
- **Magen-Darm-Probleme:** Es kommt z. B. zu Durchfall, Verstopfung, Aufstoßen, Übelkeit, Erbrechen und Appetitverlust.
- **Taubheitsgefühle,** besonders in den Gliedmaßen.

Eine autonome Dysfunktion kann praktisch alle autonomen (nicht bewusst steuerbaren) Funktionen des Körpers betreffen, auch Herzrate, Blutdruck, Atmung, Körpertemperatur und Verdauung. Zur Behandlung geht man die eigentliche(n) Ursache(n) an und unterstützt die Person bei der Bewältigung der jeweiligen Symptome.

attackiere das Rückenmark. Wieder ein anderer tippte auf eine primäre autonome Dysfunktion aufgrund einer von der Borreliose getriggerten MS-Attacke auf mein autonomes Nervensystem. Heute – 2 Jahre nach diesem Zwischenfall – glaubt mein Neurologe nicht mehr, dass es an der MS lag.

Unabhängig von der Ursache ist meine autonome Dysreflexie inzwischen ein privater Dauerjob, um den ich mich nie beworben habe und den ich ganz sicher nicht wollte. Jeden Tag muss ich mich etwa alle 3 Stunden bewusst auf das Schlucken und auf Blasen-, Darm- und Herzfunktion konzentrieren. Das bedeutet, dass ich meiner eigentlichen Arbeit nicht mehr in Vollzeit nachgehen kann. Denn, wie mein Neurologe und Spezialist für das autonome Nervensystem mir erklärte: »There is No Pill for This« (der Buchtitel der englischen Originalausgabe), was der perfekte Name für mein Buch war.

Ich erhalte den neuen Wirkstoff Ocrelizumab

Andererseits erhielt ich den neuen Wirkstoff Ocrelizumab. Anfangs war ich sehr skeptisch, weil dieses Medikament im Grunde genommen das Immunsystem angreift. Die Entscheidung fiel mir also nicht leicht. Vor der Infusion muss man eine Erklärung unterschreiben, dass man weder das Krankenhaus noch den Hersteller oder andere haftbar macht, weil Ocrelizumab das Risiko für Krebs, eine tödliche Hirninfektion und andere schwere Erkrankungen erhöhen kann. Puh.

Ich kam mir vor wie in einem Science-Fiction-Film, als ich so auf meinem Stuhl saß und über eine intravenöse Infusion einen speziell geklonten Antikörper erhielt, der bestimmte »problematische« weiße Blutkörperchen attackiert, die bei den meisten Autoimmunerkrankungen vorkommen. Aus Milliarden Zellen wählt dieser Antikörper einen Zelltyp mit genau einem Rezeptor aus: B-Lymphozyten eines gewissen Alters. Unter dieser Behandlung kehrte innerhalb von 6 Wochen meine Energie zurück. Die kognitive Funktion normalisierte sich, Taubheit und Prickeln verschwanden, und meine Beine gaben weniger oft nach. Gegen die autonome Dysreflexie, die mich ganz besonders behindert, konnte diese Therapie allerdings nicht wirklich helfen.

Was ich gelernt habe

Meine Erfahrungen mit transverser Myelitis und autonomer Dysfunktion zählen zu den jüngsten – und intensivsten – Zwischenstopps auf meiner MS-Reise. Und ich habe daraus (und aus all den Jahren mit der MS) einige Dinge gelernt, die ich weitergeben möchte:

Jede Erfahrung enthält einen Hoffnungsschimmer

Die logische Folgerung lautet: Wenn man den Silberstreif am Horizont nicht auf Anhieb erkennt, kann man die eigene Einstellung verändern und sich einen schaffen. Das möchte ich näher erklären.

Als ich mit den Auswirkungen der transversen Myelitis zu kämpfen hatte, war das Leben sehr hart. Zu Hause konnte ich mich am ersten Abend nur kriechend bewegen. Ich musste mich mit den Armen an Ecken und Sesselbeinen festhalten, um von einem Teil des Raums in den nächsten zu gelangen. Ich kam mir vor wie ein Kleinkind, das gerade Krabbeln lernt, aber diese Erfahrung war nicht mit der Freude und Aufregung verbunden, die normalerweise mit solchen Meilensteinen einhergeht. Ich hatte mich nicht weiterentwickelt, sondern war regrediert, und für meine Familie war es bedrückend und beängstigend, mich so zu erleben.

Mein Vater und mein Bruder waren begeisterte Eiskletterer; mein Bruder ist leider dann bei einem Kletterunfall umgekommen. Und irgendwann kam mir die Erkenntnis, dass meine Mühe, mich auf dem Boden durch das Haus zu bewegen, durchaus mit ihrer Leistung am Berg vergleichbar war. Vielleicht sogar ähnlich befriedigend. Nachdem ich die Sache von dieser Warte aus sah, rüstete ich mich für das Erklimmen der Nordwand unserer Küche.

In dieser harten Zeit war es für mich eine echte Leistung, die mentale und körperliche Aufgabe zu lösen, von A nach B zu kommen. Bald wusste ich zu schätzen, was ich konnte, anstatt zu sehen, was ich nicht konnte. Gleichzeitig fand ich mein horizontales »Eisklettern« in vielerlei Hinsicht schwieriger als die vertikale Alternative, denn mir blieb keine Wahl. Für mich besteht der Hoffnungsschimmer (zu dem ich bis heute immer wieder zurückkehre) darin, dass in mir während meines Ringens um Bewegungsfreiheit viele gute Erinnerungen an meinen Vater und meinen Bruder aufstiegen, die mir andernfalls vielleicht nie mehr eingefallen wären. So erinnerte ich mich plötzlich daran, wie mein Bruder mir gezeigt hatte, wie man die Zimmerdecke erreicht, indem man sich mit Händen und Füßen an beiden Seiten des

Türrahmens abstützt und sich so nach oben schiebt.

Schon 2 Tage, nachdem mein Arzt endlich die Diagnose »transverse Myelitis« gestellt hatte, konnte ich meine Beine zum Glück wieder steuern. Aber viele andere Probleme blieben. Zum Beispiel konnte ich nicht gut schlucken, und meine Stimme hatte derart gelitten, dass sie sich gelegentlich wie die von Stephen Hawking anhörte. Ich brauchte wochenlange intensive Therapie, bei der ich selbst so einfache Laute wie »t« und »z« ganz neu einüben musste. Ich muss ehrlich gestehen, dass das sehr entmutigend war, zumal meine 4-jährige Tochter damals die ersten 4-silbigen Wörter lernte. Aber ich konzentrierte mich immer wieder auf meine Lektion im Eisklettern. Ob wir zufrieden sind, sollte nie darauf beruhen, wie gut wir in bestimmten Dingen im Vergleich zu anderen sind. Manche Menschen mit MS stellt das Wiedererlangen der Gehfähigkeit mit 50 genauso zufrieden wie damals, als sie in ihrer Kindheit das Laufen lernten. Der aufrechte Gang kann einen Menschen immer mit Zufriedenheit erfüllen.

Solche persönlichen Silberstreifen – die nicht immer leicht zu finden oder zu erzeugen sind – sind eine große Hilfe.

Ich habe über nichts je vollständige Kontrolle

Trotz all meiner Erfahrungen der letzten Jahre können Körper und Geist mir jederzeit erstaunliche Überraschungen bescheren. MS macht mich in gewisser Hinsicht bescheidener, denn jeder Schub erinnert mich daran, dass die Vorstellung, die eigene Zukunft selbst steuern zu können, reine Illusion ist.

Dabei habe ich alle empfohlenen Medikamente und Naturheilmittel genommen. Ich habe darauf geachtet, genug Schlaf zu bekommen. Ich habe mich bewegt, so gut ich nur konnte. Ich habe Power-Smoothies getrunken. Ich habe mich einer Stuhltransplantation und den Folgebehandlungen unterzogen. Ich rauche nicht und nehme keine Drogen. Der indische Zweig meiner Familie geht davon aus, dass unser Schicksal von unserer Beziehung zu Gott abhängt. Ich bemühe mich also, alles selbst so gut zu machen, wie ich es kann, und den Rest getrost der höheren Macht zu übergeben.

Damit schlug ich mich in vielerlei Hinsicht ausgezeichnet. Acht Jahre lang war die Läsion, die mein Neurologe einst als tickende Zeitbombe bezeichnete, kaum größer geworden. Doch mit zunehmendem Alter fiel es meinem Körper schwerer, mit dieser Läsion zurechtzukommen. So kam es zu unvorhersehbaren Attacken, die ich nicht abfedern konnte, so sehr ich auch »alles richtig« machte. Und kein Schub war je vergleichbar. Manchmal hatte ich Probleme mit dem Gleichgewicht. Zu anderen Zeiten konnte ich plötzlich nicht mehr laufen. Mehr als einmal fielen mir einfachste Dinge nicht mehr ein, z. B. der aktuelle Wochentag. Meine schlimmste Befürchtung war, dass ich aus einem dieser Schübe nicht mehr herausfände und die Behinderung von Dauer sein würde. Aber als mir bewusst wurde, dass ich nach diesen Attacken wieder weitgehend normal funktionieren könnte, wurde mir auch klar, dass Kontrolle ein Mythos ist. Ob mein Schicksal in Gottes Hand liegt oder nicht – es liegt zumindest nicht in meiner. Ich habe so oft gedacht, ich hätte alles im Griff, doch wenn ich glaubte, ich könnte daraus die Zukunft vorhersehen, katapultierte mich die MS sofort wieder auf den Boden der Tatsachen. Die geplante Indienreise – die ich für absolut machbar hielt – ist ein perfektes Beispiel für diese harte Lektion.

Ich versuche jeden Tag, mir nicht auszumalen, wie die Zukunft aussehen mag – oder wann der nächste Schub wohl kommt, wie schlimm er wird und ob ich dann noch mit Sarika und den Kindern das Leben genießen kann. Ich kann stolz darauf sein, meine Tagesetappen zu erreichen, wie klein sie auch sein mögen. Ich weiß die Kostbarkeit all des Guten, das mich umgibt, zu schätzen.

Wenn ich an die transverse Myelitis zurückdenke oder mich an meine aktuelle autonome Dysfunktion erinnere (oder daran, dass jederzeit – womöglich schon morgen – ein neuer Schub möglich ist), dann bin ich dankbar für das, was ich genau jetzt habe. Auch so kann man aktiv nach einem Hoffnungsschimmer für das eigene Leben suchen.

Ich darf nichts für selbstverständlich halten

Die transverse Myelitis lehrte mich, dass ich heute fröhlich mit den Kindern herumtollen und am nächsten Tag vielleicht nicht mehr gehen kann. Die autonome Dysfunktion lehrte mich, dass ich am einen Tag noch mit anderen diskutieren und scherzen kann, am Tag darauf aber womöglich neu lernen muss, wie man einzelne Laute artikuliert.

Mit jedem Schub entdecke ich etwas Neues über meinen Körper und seine Reaktionen, aber auch über meine Vorstellungen davon, was selbstverständlich sein sollte: die Fähigkeit, sich deutlich auszudrücken, zu gehen, mir die Schuhe zu binden oder eine gerade gestellte Frage zu verarbeiten. Ehe wir unsere Indienreise zum ersten Mal absagen mussten, war ich auch davon ausgegangen, dass ich weiterhin begeistert durch die Welt reisen und Abenteuer erleben dürfte. Inzwischen bin ich mir da nicht mehr so sicher. (Aber auch das eignet sich als Hoffnungsschimmer: Ich erinnere mich täglich daran, dass die MS auch so schon jeden Tag ein Abenteuer mit unbekanntem Ausgang ist.)

Ich hatte das extreme Glück, dass ich mich von jedem größeren Rückschlag wieder erholen konnte. Da ich jedoch weiß, dass ich über die Zukunft keinerlei Kontrolle habe, gibt es keine Garantie dafür, dass mir dies beim nächsten Mal wieder gelingt. Nichts als selbstverständlich einzustufen, passt gut zu meinem bescheidenen Versuch, jederzeit ganz im Jetzt zu leben. Jeder Schritt, den ich gehe, ist ein Geschenk.

Ich bin mehr als mein Körper

Wer davon ausgeht, dass das Leben nur dann großartig ist, wenn alle Körperteile gut funktionieren, dürfte auf die Dauer eine große Enttäuschung erleben. Heute weiß ich, dass mein Mut, mein Vertrauen und mein Bewusstsein für meine Zufriedenheit wichtiger sind als jede Therapie und jedes Medikament.

Als jemand, der ursprünglich eher Theologie als Medizin studieren wollte, habe ich mich im Laufe der Jahre mit dem Thema Entsagung befasst: dem Verzicht auf materiellen und körperlichen Komfort zugunsten spiritueller Einsicht, um ein »gottgefälligeres« Leben zu führen (was auch immer das für Sie bedeuten mag) oder um eine höhere Bewusstseinsstufe zu erleben, in der man sich von den Zwängen einer zu großen Wahlfreiheit und den Ablenkungen löst, die einen von den wirklich wichtigen Dingen im

Leben abhalten. Die meisten Religionen, vom Christentum bis zum Buddhismus, beinhalten eine gewisse Form der Selbsteinschränkungen, um ein höheres Ziel zu erreichen.

Sich selbst Grenzen aufzuerlegen, kann befreiend sein. Die Schmerzen und Widerstände beim stillen Meditieren oder Fasten sind spontan nicht unbedingt so befriedigend wie ein Stück Schokolade. Aber das Leben ist nicht immer ein Zuckerschlecken (und Zucker ist ohnehin schlecht für das Mikrobiom).

Mir hat meine autonome Dysfunktion Kraftproben abverlangt, die ich lieber nicht absolviert hätte. Dabei habe ich jedoch gelernt, dass ich meine Symptome und die schwierigen Folgeerscheinungen am besten bewältige, indem ich mich sanft daran erinnere, dass ich vielleicht dem entsagen muss, was ich will, und daran denken sollte, dass mein Bewusstsein größer ist als mein Ich und meine Wünsche.

Dank der Expertise all der Fachärzte und der in diesem Buch geschilderten Strategien konnte ich mich in meinen schlimmsten Phasen – sogar noch, als ich mich der sehr realen, sehr menschlichen Angst vor der eigenen Sterblichkeit stellen musste und mit meinen Einschränkungen haderte – daran erinnern, dass es keineswegs so bleiben müsste. Diese Lektion habe ich wieder und wieder gelernt, mit jeder neuen Attacke ein weiteres Mal. Es ist wichtig, das aktuelle Erleben nicht zu katastrophisieren. Das Leben geht weiter. Man muss sich an die Welt anpassen. Die Welt wird sich nicht an Ihre Krankheit anpassen, und das sollte sie auch nicht. Was ich in diesem Kapitel erzählt habe, belegt diese Aussage wohl stärker als der ganze Rest des Buches. Deshalb hoffe ich, dass auch Sie an Ihren schlimmsten Tagen (oder den schlimmsten Tagen Ihrer Angehörigen) an diese Worte denken und dabei Trost und Frieden finden.

Ich habe mich von meinen schlimmsten Tagen wieder erholt. Und obwohl ich nie wieder derselbe Mensch war wie vor einem Schub – MS hinterlässt nicht nur körperliche, sondern auch seelische Spuren –, möchte ich wiederholen, dass ich all diese Neuanfänge den Lebensstilveränderungen zuschreibe, die ich vorgenommen habe, als ich von meiner Krankheit erfuhr.

Bei meiner Diagnose vor über 10 Jahren stuften die Ärzte meinen Zustand angesichts der Anzahl sichtbarer Läsionen in den MRT-Bildern als »moderat« bis »fortgeschritten« ein. Mein erster MS-Neurologe sagte, er hätte noch nie einen Patienten gehabt, der bei der Erstdiagnose schon so viele Läsionen gehabt hätte. Sechs Jahre später fiel der MS-Neurologin, die mich danach behandelte, auf, dass die zerebrale kortikale Atrophie bei mir nicht mehr zu sehen war, jener Verlust von Neuronen und ihrer Verbindungen, der für viele neurodegenerative Erkrankungen so charakteristisch ist. Sie sah auch, dass die Progression bei mir unglaublich langsam verlief und kaum neue Läsionen nachweisbar waren. Das fand sie so bemerkenswert, dass sie mich fragte, was ich täte, weil die pharmazeutischen Medikamente allein diese Ergebnisse nicht erklärten.

Ich habe immer noch Symptome! Und wie mein aktueller (dritter) Neurologe zu mir sagte: Selbst wenn MS sehr langsam fortschreitet, können die klinischen Folgen heftig sein. Mein letzter Schub ging auf ein ganz geringes Wachstum einer Läsion zurück, die jedoch an einer der gefährlichsten Stellen lag – es war eine Schädigung des autonomen Nervensystems in Höhe der Halswirbelsäule. Die Veränderung war so unscheinbar, dass die Radiologie einer Universitätsklinik sie auf dem MRT-Scan nicht bemerkte. Aber bei MS-Läsionen ist es wie bei Immobilien: Was zählt, ist die Lage, die Lage, die Lage. Inzwischen muss ich mich mit neuen Symptomen auseinandersetzen ...

... mein Abenteuer MS geht weiter

Ich habe alles gegeben, und das werde ich auch weiterhin nach Kräften tun. Selbst mit MS ist meine Gesundheit dank der Naturheilkunde und der anderen geschilderten Maßnahmen ausgesprochen robust. Insgesamt hat mich die MS gelehrt, dass wir im Leben immer wieder die Wahl haben. Wir können selbst entscheiden, worauf wir unsere Energie und Konzentration verwenden wollen. An manchen Tagen haben wir kaum eine Wahl, weil der Körper ausdrücklich Nein sagt. Doch selbst dann bleibt dem Geist die Freiheit, innerhalb der Grenzen, die der Körper einem momentan setzt, zu priorisieren.

Wenn Sie nur 10 Schritte gehen könnten (weil Ihre Beine mehr nicht schaffen) – wohin würden Sie gehen? Wenn Sie nur 20 Wörter sprechen dürften (weil die Kehlkopfmuskulatur danach versagt) – was würden Sie sagen und zu wem?

Mit MS müssen wir herausfinden, was wirklich zählt, und genau das ist der Silberstreif angesichts der Tatsache, dass es kein Heilmittel gibt. Wie ich zu Beginn des Schreibens feststellte: MS bleibt ein Abenteuer, und wir wissen nie, was die Zukunft bringt.

Deshalb nahm ich mir vor, meine Ärzte eines Besseren zu belehren. Ich wollte den Heiligen Gral finden. Ich wollte nicht Teil eines Drehbuchs sein, das nur einen Handlungsstrang kennt: Jedem, der MS hat, geht es auf die Dauer immer schlechter. Den Gral habe ich nicht gefunden, und es ging mir schlechter. Dennoch habe ich nicht das Gefühl, gescheitert zu sein. Obwohl die MS sogar meine Identität infrage stellte, empfinde ich mich immer noch als weitgehend gesund und munter.

Wie auch immer diese Krankheit Ihnen zusetzt, bitte bemühen Sie sich nach Kräften, nicht nur den Körper zu behandeln, sondern die neue Situation zu akzeptieren. Auch mit MS gehen wir unseren Lebensweg nicht allein. Ich wünsche Ihnen und Ihren Angehörigen und Freunden allen Mut und Einfallsreichtum, den Sie brauchen, um sich »ganz zu fühlen«.

Die häufigsten Fragen zu MS

An dieser Stelle möchte ich noch einmal wichtige Fragen, die häufig im Zusammenhang mit MS auftauchen, in kompakter und übersichtlicher Form beantworten.

Was ist MS?

MS ist eine Autoimmunerkrankung des zentralen Nervensystems (ZNS). Bei MS greift das körpereigene Immunsystem die Myelinscheide an, eine fetthaltige Schicht, die Nervenfasern umhüllt und isoliert. Bei einer geschädigten Myelinscheide werden Signale, die durch das ZNS laufen, verändert oder vollständig gestoppt. Das Wort »Sklerose« bedeutet »Narbengewebe«. Wenn die Myelinscheide beschädigt ist, bildet sich Narbengewebe, das an vielen (»multiplen«) Orten auftaucht. Deshalb spricht man von Multipler Sklerose.

Was ist Myelin?

Myelin ist eine Isolierschicht aus Fett und Proteinen, die Nerven umhüllt. Diese Schicht hat eine ähnliche Funktion wie die Kunststoffisolierung eines Elektrokabels. Solange die Myelinscheide gesund ist, leiten die Nerven Impulse prompt weiter und senden exakte Signale. Bei einer geschädigten Myelinscheide (wie bei MS) werden die Impulse langsamer oder setzen aus. Derartige »Kurzschlüsse« im Nervensystem verursachen zahllose neurologische Symptome.

Welche Symptome treten bei MS auf?

Die Symptome bei MS-Betroffenen sind breit gefächert. Manche Symptome kommen und gehen, andere werden allmählich schlimmer. Zu den häufigsten Symptomen zählen:

- Sehstörungen
- kognitive Probleme
- Depression
- Schwierigkeiten beim Gehen
- Prickeln und Taubheitsgefühle
- Schmerzen, Krämpfe und Juckreiz
- Schwäche und extreme Abgeschlagenheit (Fatigue)
- Probleme mit Blasen- oder Darmtätigkeit
- Schwindel, auch Drehschwindel
- Sexualprobleme

Was verursacht MS?

Die Ursache von MS ist nicht bekannt. Es kommen genetische Ursachen in Betracht, aber auch Umweltfaktoren, Bakterien oder Viren, ein niedriger Vitamin-D_3-Spiegel und Störungen des Immunsystems. Jüngere Studien prüfen mögliche Zusammenhänge zwischen MS und dem Leaky-Gut-Syndrom. Bei diesem Syndrom führen Ernährung und andere Faktoren zu einem Ungleichgewicht der Abermilliarden Bakterien und anderer Organismen, die den menschlichen Darm besiedeln. Dieses Ungleichgewicht verursacht eine Entzündung, welche die schützende Darmschleimhaut schädigt und schädliche Substanzen ins Blut übertreten lässt. Einige davon können die Blut-Hirn-Schranke überwinden und bis in Gehirn und Rückenmark vordringen, wo sie das Myelin schädigen.

Kann MS durch eine CCSVI entstehen?

2009 veröffentlichte der italienische Arzt und Wissenschaftler Dr. Paolo Zamboni eine Studie, der zufolge die Venen, die aus Gehirn und Rückenmark zum Herzen zurückführen, bei Menschen mit MS verengt sein können. Diese Verengung wird als »chronische cerebrospinale venöse Insuffizienz« (CCSVI) bezeichnet. Zambonis Theorie besagt, dass eine CCSVI den Blutdruck in Gehirn und Rückenmark ansteigen lässt, was zu Entzündung und MS führt. Diese Engstelle in den Halsvenen wollte er über eine venöse Angioplastie beheben, um MS-Symptome zu lindern.

Leider konnten spätere Studien nicht belegen, dass MS durch CCSVI verursacht oder durch eine entsprechende Operation gelindert werden kann. Eine klinische Studie mit über 100 MS-Patienten ergab, dass die venöse Angioplastie keine Wirkung auf die Erkrankung hat. Bis Anfang 2020 konnten Studien keine schlüssige Verbindung zwischen CCSVI und MS finden. Obwohl die CCSVI nicht unbedingt eine Ursache darstellt, habe ich allerdings von ausreichend vielen Patienten (und meinem eigenen Arzt) gehört, dass sie von der Behandlung profitierten. Deshalb halte ich mir diesen Eingriff als mögliche Behandlungsoption (nicht als Heilmittel) weiterhin offen.

Wie wird MS diagnostiziert?

Die MS-Diagnose wird nicht über einen Einzelnachweis gestellt. Oft ist sie schwierig und zeitaufwändig, denn es sind diverse Faktoren einzubeziehen. Von ärztlicher Seite werden körperliche, kognitive und emotionale Symptome einbezogen. Bei begründetem Verdacht erfolgt in der Regel eine Magnetresonanztomografie (MRT), auf der dann die charakteristischen Vernarbungen oder Plaques erkennbar sind, die von Myelinschäden in Gehirn und Wirbelsäule zeugen. Oft wird auch Rückenmarksflüssigkeit entnommen, die auf MS-assoziierte Antikörper untersucht wird. Parallel dazu werden andere Krankheiten ausgeschlossen, die vergleichbare Symptome hervorrufen könnten. Dazu werden Blutproben benötigt.

Ist MS heilbar?

Gegenwärtig gibt es zwar kein Heilmittel für MS, aber doch verschiedene Behandlungsmethoden, die ihr Fortschreiten verlangsamen oder Häufigkeit und Schweregrad der

Schübe mindern können. Zur Standardbehandlung gehören Kortikosteroide, um die Nervenentzündungen zu dämpfen, außerdem Interferon-beta und Mittel wie Ocrelizumab, Glatirameracetat und vieles mehr. Unter die ganzheitlichen und naturheilkundlichen Behandlungsansätze fallen eine entzündungshemmende Ernährung, die das gesunde Mikrobiom fördert, die Stuhltransplantation, Heilpflanzen, Nahrungsergänzungsmittel, Hormone, körperliche Aktivität, Yoga und Meditation.

Wie häufig ist MS?

In Amerika erkranken etwa 100 von 100 000 Menschen im Laufe ihres Lebens an MS. In Deutschland und Europa liegt die Quote je nach Region bei 200–300 pro 100 000.[217] Grundsätzlich ist das MS-Risiko bei Menschen, die weiter vom Äquator entfernt leben, höher. Das höchste Risiko besteht für Menschen nordeuropäischer Abstammung. Bei afrikanischer oder asiatischer Abstammung oder einem Latino-Hintergrund ist das Risiko geringer. Bestimmte Populationen wie die Inuit-Völker, die norwegischen Lappen, die Hutterer und australische Ureinwohner entwickeln diese Krankheit praktisch nie. Bei Frauen ist MS 4-mal häufiger als bei Männern, doch Männer haben in der Regel eine schlechtere Prognose.

Welche MS-Typen gibt es?

Es gibt 3 MS-Typen:

Schubförmig-remittierende MS (RRMS) Diese Form betrifft bis zu 80 % der MS-Patienten, ist also die bei weitem häufigste. Bei RRMS flammt die Erkrankung zeitweise stark auf (Schub). Dann kommt es auch zu Symptomen. Ein solcher Schub dauert zwischen einem Tag und mehreren Wochen. Dazwischen liegen Remissionsphasen, in denen die Symptome scheinbar verschwinden. Die Krankheit bleibt dennoch bestehen und kann fortschreiten.

Sekundär-progrediente MS (SPMS) Bei dieser MS-Form werden die Symptome mit der Zeit schlimmer. Nicht alle Menschen mit SPMS durchlaufen Schübe und Remissionen, und bei vielen RMSS-Betroffenen geht die Erkrankung irgendwann in eine SPMS über.

Primär-progrediente MS (PPMS) Hier wird die Krankheit ohne Schub oder Remission langsam schlimmer. Diese Form betrifft etwa 10 % der MS-Patienten.

In Kapitel 1 habe ich auch einen vierten Typ erwähnt, das klinisch isolierte Syndrom, bei dem es bei einem einzigen Schub neurologischer Symptome bleibt, die auf MS hindeuten. Bei manchen Menschen wird die Krankheit danach niemals schlimmer, andere entwickeln eine der oben genannten MS-Formen.

Welche zusätzlichen Mittel sind empfehlenswert?

Ich nehme jeden Tag folgende Präparate ein:
- Bacopa-Extrakt
- Grüntee-Extrakt
- Thymosin beta-4; tägliche Injektion
- Mitochondrial Nutrition PQQ (Multivitaminpräparat mit Vitamin D_3 und PQQ)

Die folgenden Produkte habe ich für mein Unternehmen Restorative Formulations entwickelt und nehme sie ebenfalls täglich selbst ein:

- Rosmarinsäure (ein Präparat mit hoch dosierter Rosmarinsäure und Quercetin)
- Neuro-Protect (mit Igel-Stachelbart-Extrakt und Ashwagandha-Extrakt)
- Enfla-Mend (mit Kurkuma-Extrakt und den essenziellen Ölen [Turmeronen] aus Kurkuma)
- MicroBiome (ein Produkt mit Kanadischer Gelbwurz und Berberin)
- Neuro-GI (Triphala, Cascara sagrada und 5-HTP)

Können Kinder MS bekommen?

Es ist zwar ungewöhnlich, doch auch Kinder und Jugendliche können an MS erkranken. In diesem Alter entwickeln sie nur die schubförmig-remittierende MS (RRMS). Zu den Frühsymptomen zählen Fatigue, Lernschwierigkeiten und Ungeschicklichkeit.

Ist MS genetisch bedingt?

Studien und Statistiken deuten auf eine genetische Komponente bei MS hin. Wenn z. B. bei eineiigen Zwillingen ein Zwilling MS entwickelt, liegt die Erkrankungswahrscheinlichkeit für den anderen Zwilling bei 25 %. Das ist eine weitaus höhere Inzidenz als in der Allgemeinbevölkerung. Dass MS bei Menschen mit nordeuropäischen Vorfahren am häufigsten vorkommt und bei bestimmten Bevölkerungsgruppen praktisch nicht existiert, scheint die These einer genetischen Verbindung zu untermauern.

Besteht eine Verbindung zwischen MS und Rauchen?

Absolut. Laut Angaben der National Multiple Sclerosis Society erkranken Raucher und Raucherinnen häufiger an MS. Menschen mit MS, die rauchen, entwickeln schneller eine sekundär-progrediente MS und haben ein höheres Risiko für eine zunehmende Behinderung. Umgekehrt geht das MS-Risiko zurück, wenn eine Person das Rauchen aufgibt. Und falls die Diagnose bereits gestellt wurde, kann es die Progression verlangsamen, wenn man das Rauchen einstellt.

Welche Verbindung besteht zwischen MS und Depression?

MS und Depression

Depressionen zählen zu den häufigsten Symptomen bei MS. Das Erkrankungsrisiko der Betroffenen ist höher als in der Allgemeinbevölkerung. Dazu muss man wissen, dass andere Symptome wie Schmerzen und Fatigue bei Depressionen schlimmer erscheinen können. Wichtig ist auch, dass man sich nicht einfach »zusammenreißen« und die Depression wegwünschen kann. Aber Depressionen sind behandelbar! Falls eine Depression vorliegt, sollte man sie bei der MS-Behandlung aktiv einbeziehen.

Verkürzt MS die Lebenserwartung?

Die Lebenserwartung von MS-Patienten ist geringer als in der Allgemeinbevölkerung.

Einer Studie zufolge tritt der Tod im Vergleich 6–10 Jahre früher ein. Die meisten vorzeitigen Todesfälle sind auf die Krankheit selbst zurückzuführen, aber auch andere Todesarten wie Suizid, KHK oder Infekte sind bei MS-Patienten häufiger zu beobachten.

Kann Vitamin K die MS-Therapie unterstützen?

Jüngere Forschungsvorhaben halten Vitamin K nach wie vor für vielversprechend, doch man weiß noch nicht genau, welche Rolle dieses Vitamin bei MS spielt und wie es die Behandlung unterstützen könnte. Vitamin K trägt zur Regulierung der Kalziumvorräte, zum Knochenstoffwechsel und zur Blutgerinnung bei. Auch an der Entzündungshemmung könnte es beteiligt sein. Eine aktuelle Studie konnte zeigen, dass MS-Patienten deutlich weniger Vitamin K im Blut haben als Menschen ohne MS. Der Grund dafür ist unklar. Der niedrige Vitamin-K-Spiegel bei MS könnte an der Krankheitsentstehung Anteil haben, aber auch eine Krankheitsfolge sein. Um die Rolle von Vitamin K bei MS und seinen möglichen therapeutischen Einsatz zu verstehen, sind weitere Studien erforderlich.

Kann Bienengift MS-Symptome lindern?

Der Einsatz von Bienenstichen zur Aktivierung des Immunsystems und Linderung von MS-Symptomen wurde vielfach propagiert und ausprobiert. Für Menschen, die auf Bienengift nicht allergisch reagieren, ist dieser Therapieansatz unbedenklich. Allerdings gibt es keinerlei Belege dafür, dass die Bienengifttherapie MS-Betroffenen hilft.

Kann eine Stuhltransplantation MS-Symptome lindern?

Bei der fäkalen Mikrobiota-Transplantation (FMT) wird ein Stuhlpräparat von einem gesunden Spender in den Darm eines kranken Patienten übertragen. Dem liegt die These zugrunde, dass manche Krankheiten durch ein unausgewogenes Darmmikrobiom verursacht oder beeinflusst werden und dass eine Stuhltransplantation nicht nur das gesunde Gleichgewicht wiederherstellt, sondern auch die Krankheitssymptome lindert. Bei hartnäckigen Infektionen mit dem Darmkeim Clostridium difficile, der chronische Durchfälle und Darmschäden hervorruft, hat sich die FMT als erfolgreich erwiesen. Seit in Studien eine Verbindung zwischen einem unausgewogenen Mikrobiom und MS auffiel, wird auch hier mit Stuhltransplantationen experimentiert, unter anderem an der Taymount Clinic. Erste Ergebnisse deuten darauf hin, dass sich Symptome bessern lassen. Die Krankheitsprogression wird jedoch nicht gebremst. Inwiefern FMT die MS-Behandlung unterstützen kann, wird weiter untersucht.

Warum haben Menschen mit MS häufig Harnwegsinfekte?

Blasen- und Harnwegsentzündungen treten auf, wenn Bakterien in die Harnwege gelangen und sich dort vermehren. Die Symptome reichen von Schmerzen und Harndrang bis hin zu Fieber und Abgeschlagenheit. Bei MS bestehen häufig Schwierigkeiten mit der vollständigen Blasenentleerung. Der Restharn kann ein Reservoir bieten, in dem sich Bakterien ansiedeln können. Ein Katheter kann den Betroffenen helfen, die Blase vollständig zu leeren. Allerdings birgt eine Katheterisierung wiederum das Risiko, dass Bakterien in die Harnwege aufsteigen und diese infizieren. Harnwegsinfekte werden meist mit Antibiotika behandelt, können aber wiederkehren.

Zur Vorbeugung sollten Sie viel Wasser trinken, auf eine regelmäßige Darmtätigkeit und auf gute Hygiene achten. Frauen sollten besonders darauf achten, sich auf der Toilette von vorne nach hinten abzuwischen, damit keine Fäkalbakterien in die Harnwege gelangen können.

Danksagung

Mein inniger Dank gebührt meiner Frau, Sarika Tandon, die mir stets zur Seite steht, sowie meinen überaus unterstützungsbereiten Kindern, meiner Familie und meinen Freunden. Auch meinen Neurologen und allen, die mich sonst noch behandeln und behandelt haben, danke ich ausdrücklich, ebenso allen, die schon vor mir weise genug waren, die Komplexität des Körpers und seiner uralten, mächtigen Heilungssysteme zu begreifen.

Und zu guter Letzt bedanke ich mich von ganzem Herzen bei den Kolleginnen und Kollegen, die mich durch Probelesen, Schreiben, Lektorat, Gestaltung und Kommentare zu diesem Buch unterstützt haben, namentlich Jane Dunbar und Gary Miller, den Neurologinnen Liz Sutherland, Mary Bove und Jen Palmer, der Ärztin Karan Baucom sowie Tim Newcomb.

Quellenangaben

1 Brandi Koskie, Multiple Sclerosis: Facts, Statistics, and You, Healthline, letzte Änderung 20. Juni 2018; http://www.healthline.com/health/multiple-sclerosis/facts-statistics-infographic

2 Koskie, Multiple Sclerosis; Vergleichszahlen für den deutschsprachigen Raum: Thomas Müller, Multiple Sklerose: Zahl der MS-Kranken hat sich in Deutschland verdoppelt, Ärztezeitung, veröffentlicht am 23.03.2018, letzter Zugriff 29.05.2021, https://www.aerztezeitung.de/Medizin/Warum-es-heute-so-viele-MS-Kranke-gibt-225639.html.

3 Types of MS, National Multiple Sclerosis Society, Zugriff 13. Mai 2020; https://www.nationalmssociety.org/What-is-MS/Types-of-MS.

4 Sven Meuth und Tobias Bopp, Multiple Sklerose. Grundlagen der Multiplen Sklerose und Einsicht in den Ablauf zweiter Entzündungsprozesse, Mainz, 2019. https://www.cme-point.de/Fortbildungen/2504_GrundlagenUndEntz%C3%BCndungsprozesse_CME_WEB.pdf

5 Howard Weiner, Multiple Sclerosis: The History of a Disease, New England Journal of Medicine 2005, no. 353 (September 2005): 1306–07; http://doi.org/10.1056/NEJMbkrev38300.

6 Zawn Villines, How Does Dawson's Finger Relate to Multiple Sclerosis? Medical News Today, Update 20. Mai 2019; https://www.medicalnewstoday.com/articles/315437.php

7 F. Coperchini et al., Thyroid Disruption by Perfluorooctane Sulfonate (PFOS) and Perfluorooctanoate (PFOA), Journal of Endocrinological Investigation 40, no. 2 (February 2017): 105–21; Common Flame Retardant Chemical Disrupts a Hormone That Is Essential to Life, Endocrine Society, April 2, 2016; https://www.endocrine.org/news-and-advocacy/news-room/2016/common-flame-retardant-chemical-disrupts-a-hormone-that-is-essential-to-life.

8 Manivannan Yegambaram et al., Role of Environmental Contaminants in the Etiology of Alzheimer's Disease: A Review, Current Alzheimer Research 12, no. 2 (February 2015): 116–46; http://doi.org/10.2174/1567205012666150204121719.

9 Julie Gardham, Book of the Month, October 2003, review of Pathological Anatomy: Illustrations of the Elementary Forms of Disease, by Robert Carswell, October 2003, http://special.lib.gla.ac.uk/exhibns/month/oct2003.html.

10 The 4 Types of MS, Multiple Sclerosis (MS): Better Questions Lead to Better Answers, Bayer, Zugriff 13. Mai 2020, https://www.multiplesclerosis.com/us/treatment.php.

11 Cognitive Changes, National Multiple Sclerosis Society, Zugriff 13. Mai 2020, https://www.nationalmssociety.org/Symptoms-Diagnosis/MS-Symptoms/Cognitive-Changes.

12 Anthony Feinstein and Bennis Pavisian, Mutiple Sclerosis and Suicide, Multiple Sclerosis 23, no. 7 (June 2017): 923–27, http://doi.org/10.1177/1352458517702553.

13 Marjaleena Koskiniemi et al., Piracetam Relieves Symptoms in Progressive Myoclonus Epilepsy: A Multicentre, Randomised, Double Blind, Crossover Study Comparing the Efficacy and Safety of Three Dosages of Oral Piracetam with Placebo, Journal of Neurology, Neurosurgery and Psychiatry 64, no. 3 (March 1998): 344–48, http://doi.urg/10.1136/jnnp.64.3.344.

14 T. Wagemans et al., Clinical Efficacy of Piracetam in Cognitive Impairment: A Meta-Analysis, Dementia and Geriatric Cognitive Disorder 13 (2002): 2017–24, http://doi.org/10.1159/000057700.

15 David Perlmutter und Kristin Loberg, Grain Brain: The Surprising Truth about Wheat, Carbs, and Sugar–Your Brain's Silent Killers (London: Yellow Kite, 2019), 28; siehe auch: David Perlmutter, Scheiss schlau. Wie eine gesunde Darmflora unser Hirn fit hält. Aus dem amerikanischen Englisch übersetzt von Imke Brodersen. Mosaik, München 2016; 15.

16 Yun Kyung Lee et al., Proinflammatory T-Cell Responses to Gut Microbiota Promote Experimental Autoimmune Encephalomyelitis, Proceedings of the National Academy of Sciences of the United States of America 108, supplemental 1 (March 2011): 4615–22, http://doi.org/10.1073/pnas.1000082107.

17 Lee et al., Proinflammatory T-Cell Responses, 4615–22.

18 Paolo Riccio and Rocco Rossano, Nutrition Facts in Multiple Sclerosis, ASN Neuro 7, no. 1 (February 18, 2015): 1–20, http://doi.org/10.1177/1759091414568185.

19 Giulia-Anna Perri, Complications of End-Stage Liver Disease, Canadian Family Physician 61, no. 1 (January 2016): 44–50.

20 Donald McNeil, Jr., Deadly, Drug-Resistant Superbugs Pose Huge Threat, WHO Says, New York Times, February 27, 2017, https://www.nytimes.com/2017/02/27/health/who-bacteria-pathogens-antibiotic-resistant-superbugs.html.

21 L. Dethlefsen et al., The Pervasive Effects of an Antibiotic on the Human Gut Microbiota, as Revealed by Deep 16S rRNA Sequencing, PLoS Biology 6, no. 11 (November 2008): 2383–400.

22 Ilseung Cho et al., Antibiotics in Early Life Alter the Murine Colonic Microbiome and Adiposity, Nature 488 (2012): 621–26; Laura Cox et al., Altering the Intestinal Microbiota during a Critical Developmental Window Has Lasting Metabolic Consequences, Cell 158, no. 4 (August 2014): 705–21.

23 Shilpa Ravella, How the Food You Eat Affects Your Gut, TEDEd, Zugriff 13. Mai 2020, https://ed.ted.com/lessons/how-the-food-you-eat-affects-your-gut-shilpa-ravella.

24 Alessio Fasano, Zonulin and Its Regulation of Intestinal Barrier Function: The Biological Door to Inflammation, Autoimmunity, and Cancer, Physiological Reviews 91, no. 1 (January 2011): 151–75, http://doi.org/10.1152/physrev.00003.2008.

25 Riccio and Rossano, Nutrition Facts in Multiple Sclerosis, 1–20.

26 K. Hillman et al., Colonization of the Gastric Contents of Critically Ill Patients, Critical Care Medicine 10, no. 7 (July 1982): 444–47.

27 Damon DiSabato, Ning Quan, and Jonathan Godbout, Neuroinflammation: The Devil Is in the Details, Journal of Neurochemistry 139, supplemental 2 (October 2016): 136–53, http://doi.org/10.1111/jnc.13607.

28 Renee F. A. G. de Bruijn and M. Arfan Ikram, Cardiovascular Risk Factors and Future Risk of Alzheimer's Disease, BMC Medicine 12 (November 2014): 130, http://doi.org/10.1186/s12916–014–0130–5.

29 Nancy Lane et al., Tanezumab for the Treatment of Pain from Osteoarthritis of the Knee, New England Journal of Medicine 363 (2010): 1521–31, http://doi.org/10.1056/NEJMoa0901510.

30 Stephen Skaper et al., An Inflammation-Centric View of Neurological Disease: Beyond the Neuron, Frontiers in Cellular Neuroscience 12 (March 2018): 72, http://doi.org/10.3389/fncel.2018.00072.

31 Fabrizia Monteleone et al., Nerve Growth Factor Is Elevated in the CSF of Patients with Multiple Sclerosis and Central Neuropathic Pain, Journal of Neuroimmunology 314 (January 2018): 89–93, http://doi.org/10.1016/j.jneuroim.2017.11.012.

32 Luisa Bracci-Laudiero et al., Multiple Sclerosis Patients Express Increased Level of P-Nerve Growth Factor in Cerebrospinal Fluid, Neuroscience Letters 147, no. 1 (December 1992): 9–12, http://doi.org/10.1016/0304–3940(92)90762-V.

33 Eric Wohleb et al., P-Adrenergic Receptor Antagonism Prevents Anxiety-Like Behavior and Microglial Reactivity Induced by Repeated Social Defeat, Journal of Neuroscience 31, no.17 (April 2011): 6277–88, http://doi.org/10.1523/JNEUROSCI.0450–11.2011.
34 DiSabato, Quan, and Godbout, Neuroinflammation: The Devil Is in the Details, 136–53.
35 Roshni A. Desai et al., Cause and Prevention of Demyelination in a Model Multiple Sclerosis Lesion, Annals of Neurology 79, no. 4 (April 2016): 591–604, http://doi.org/10.1002/ana.24607.
36 Paul Eggleton et al., Manipulation of Oxygen and Endoplasmic Reticulum Stress Factors as Possible Interventions for Treatment of Multiple Sclerosis: Evidence for and Against, Multiple Sclerosis: Bench to Bedside (January 2017): 11–27, http://doi.org/10.1007/978-3-319–47861–6_2.
37 E. Shokri-Kojori et al., P-Amyloid Accumulation in the Human Brain after One Night of Sleep Deprivation, Proceedings of the National Academy of Science, United States 115, no. 7 (April 2018): 4483–88, http://doi.org/10.1073/pnas.1721694115.
38 Giovanna De Chiara et al., Infectious Agents and Neurodegeneration, Molecular Neurobiology 46, no. 3 (December 2012): 614–38, http://doi.org/10.1007/s12035–012–8320–7
39 Roisin M. McManus and Michael Heneka, Role of Neuroinflammation in Neurodegeneration: New Insights, Alzheimer's Research and Therapy 9, no. 1 (March 2017): 14, http://doi.org/10.1186/s13195–017–0241–2.
40 McManus and Heneka, Role of Neuroinflammation, 14.
41 Stephen Blackmore et al., Influenza Infection Triggers Disease in a Genetic Model of Experimental Autoimmune Encephalomyelitis, Proceedings of the National Academy of Science, United States 114, no. 30 (July 2015): E6107–16, http://doi.org/10.1073/pnas.1620415114.
42 McManus and Heneka, Role of Neuroinflammation, 14.
43 DiSabato, Quan, and Godbout, Neuroinflammation: The Devil Is in the Details, 136–53.
44 Jacques De Keyser, Cornelis Zwanikken, and Maartje Boon, Effects of Influenza Vaccination and Influenza Illness on Exacerbations in Multiple Sclerosis, Journal of the Neurological Sciences 159, no. 1 (July 1998): 51–53, http://doi.org/10.1016/S0022–510X(98)00139–7.
45 Kim Ohl, Klaus Tenbrock, and Markus Kipp, Oxidative Stress in Multiple Sclerosis: Central and Peripheral Mode of Action, Experimental Neurology 277 (March 2016): 58–67, http://doi.org/10.1016/j.expneurol.2015.11.010.
46 Ohl, Tenbrock, and Kipp, Oxidative Stress, 58–67.
47 Maxime Jeanjean et al., Short-Term Exposure to Ambient Air Pollution and Occurrence of Multiple Sclerosis Relapses (poster, ECTRIMS Online Library, October 2017), https://onlinelibrary.ectrims-congress.eu/ectrims/2017/ACTRIMS-ECTRIMS2017/200145/maxime.jeanjean.short-term.exposure.to.ambient.air.pollution.and.occurrence.of.html.
48 Emeran Mayer, Kirsten Tillisch, and Arpana Gupta, Gut/Brain Axis and the Microbiota, Journal of Clinical Investigation 125, no. 3 (March 2015): 926–38, http://doi.org/10.1172/JCI76304.
49 Staffan Holmqvist et al., Direct Evidence of Parkinson Pathology Spread from the Gastrointestinal Tract to the Brain in Rats, Acta Neuropathologica 128, no. 6 (December 2014): http://doi.org/10.1007/s00401–014–1343–6; (Ergänzung der Übersetzerin:) Neuere Forschungen hinterfragen diese Verbindung, siehe: Neuronale Parkinson-Einschlüsse sind anders als gedacht, Meldung des Swiss Nanoscience Institute der Universität Basel vom 26. Juni 2019, https://nanoscience.ch/de/2019/06/26/neue-inhalte-neuronale-parkinson-einschluesse-sind-anders-als-gedacht/.
50 Rashad Alkasir et al., Human Gut Microbiota: The Links with Dementia Development, Protein and Cell 8, no. 2 (February 2017): 90–102, http://doi.org/10.1007/s13238-016–0338–6.
51 James Hill et al., Pathogenic Microbes, the Microbiome, and Alzheimer's Disease (AD), Frontiers in Aging Neuroscience 6 (June 2014): 127, http://doi.org/10.3389/fnagi.2014.00127.
52 Hill et al., Pathogenic Microbes, 127.
53 Melanie Gareau, Microbiota Gut Brain Axis and Cognitive Function, Advances in Experimental Medicine and Biology 817 (June 2014): 357–71, http://doi.org/10.1007/978–1-4939–0897–4_16.
54 W. N. Marks et al., The Effect of Chronic Corticosterone on Fear Learning and Memory Depends on Dose and the Testing Protocol, Neuroscience (March 2015): 324–33, http://doi.org/10.1016/j.neuroscience.2015.01.011.
55 Katarina Raduolovic et al., Interjections of Lipopolysaccharide into Mice to Mimic Entrance of Microbial-Derived Products after Intestinal Barrier Breach, Journal of Visual Experiments no. 128 (May 2018): http://doi.org/10.3791/57610; Miryam Nava Catorce and Goar Gevorkian, LPS-Induced Murine Neuroinflammation Model: Main Features and Sustainability for Pre-Clinical Assessment of Nutraceuticals, Current Neuropharmacology 14, no. 2 (February 2016): 155–64, http://doi.org/10.2174/1570159X14666151204122017.
56 Alessio Fasano, Zonulin and Its Regulation of Intestinal Barrier Function: The Biological Door to Inflammation, Autoimmunity, and Cancer, Physiology Review 91, no. 1 (January 2011): 151–75, http://doi.org/10.1152/physrev.00003.2008.
57 Maarten Witte et al., Mitochondrial Dysfunction Contributes to Neurodegeneration in Multiple Sclerosis, Trends in Molecular Medicine 20, no. 3 (March 2014): 179–87, http://doi.org/10.1016/j.molmed.2013.11.007.
58 Thomas Borody et al., Fecal Microbiota Transplantation (FMT) in Multiple Sclerosis (MS), American Journal of Gastroenterology 106 (October 2011): 106.
59 Mary Jane Brown, How Short-Chain Fatty Acids Affect Health and Weight, Healthline, updated April 2, 2016, https://www.healthline.com/nutrition/short-chain-fatty-acids-101.
60 High Dietary Fiber Intake Linked to Health Promoting Short Chain Fatty Acids: Beneficial Effects Not Limited to Vegetarian or Vegan Diets, ScienceDaily, updated September 29, 2015, https://www.sciencedaily.com/releases/2015/09/150929070122.htm.
61 L. J. Spielman, J. P. Little, and A. Klegeris, Physical Activity and Exercise Attenuate Neuroinflammation in Neurological Diseases, Brain Research Bulletin 125 (July 2016): 19–29, http://doi.Org/10.1016/j.brainresbull.2016.03.012.
62 Spielman, Little, and Klegeris, Physical Activity, 19–29.
63 Spielman, Little, and Klegeris, Physical Activity, 19–29.
64 Gwenn Smith, Aging and Neuroplasticity, Dialogues in Clinical Neuroscience 15, no. 1 (March 2013): 3–5, https://www.ncbi.nlm.nih.gov/pmc/articles/PMC3622467.
65 G. M. Petzinger et al., Exercise-Enhanced Neuroplasticity Targeting Motor and Cognitive Circuitry in Parkinson's Disease, Lancet Neurology 12, no. 7 (July 2013): 716–26, http://doi.org/10.1016/S1474–4422(13)70123–6.
66 N. Preisler et al., Effect of Aerobic Training in Patients with Spinal and Bulbar Muscular Atrophy (Kennedy Disease), Neurology 72, no. 4 (January 2009): 317–23, http://doi.org/10.1212/01.wnl.0000341274.61236.02.
67 Canadian Physical Activity Guidelines, Canadian Society for Exercise Physiology (CSEP), Zugriff 14. Mai 2020, http://www.csep.ca/CMFiles/Guidelines/specialpops/CSEP_MS_PAGuidelines_adults_en.pdf.

68 Sport bei Multipler Sklerose: Neue Broschüre ermutigt zu körperlicher Bewegung, Pressemitteilung der Deutschen Multiple Sklerose Gesellschaft (DMSG) vom 29.07.2014; Zugriff 7. Juni 2021. https://www.dmsg.de/service/presse/pressemitteilungen/sport-bei-multipler-sklerose-neue-broschuere-ermutigt-zu-koerperlicher-bewegung/

69 How Much Is Too Much? SugarScience, University of California-San Francisco, Zugriff 14. Mai 2020, http://sugarscience.ucsf.edu/the-growing-concern-of-overconsumption.html#.W8yLGmhKhPY ; Sandra Ahrens, Pro-Kopf-Verbrauch von Zucker in Deutschland, STATISTA, Hamburg, 11.03.2021; Zugriff, 7. Juni 2021. https://de.statista.com/statistik/daten/studie/175483/umfrage/pro-kopf-verbrauch-von-zucker-in-deutschland/

70 How Much Is Too Much?

71 Mariangela Farinotti et al., Dietary Interventions for Multiple Sclerosis, Cochrane Database Systematic Review no. 12 (December 2012): http://doi.org/10.1002/14651858.CD004192.pub3.

72 Chia-Yu Chang, Der-Shin Ke, and Jen-Yin Chen, Essential Fatty Acids and Human Brain, Acta Neurologica Taiwanica 18, no. 4 (December 2009): 231–41.

73 Welayah Ali AlAmmar et al., Effect of Omega-3 Fatty Acids and Fish Oil Supplementation on Multiple Sclerosis: A Systematic Review, Nutritional Neuroscience (August 2019): 1–11, http://doi.org/10.1080/1028415X.2019.1659560; Julie Stachowiak, Omega-3 Fatty Acids for Multiple Sclerosis, Very Well Health, updated April 13, 2020, https://www.verywellhealth.com/omega-3-fatty-acids-and-multiple-sclerosis-2440487.

74 S. C. Dyall and A. T. Michael-Titus, Neurological Benefits of Omega-3 Fatty Acids, Neuromolecular Medicine 10, no. 4 (2008): 219–35, http://doi.org/10.1007/s12017–008–8036-z.

75 Cecilia Samieri et al., Plasma Long-Chain Omega-3 Fatty Acids and Atrophy of the Medial Temporal Lobe, Neurology 79, no. 7 (August 2012): 642–50, http://doi.org/10.1212/WNL.0b013e318264e394.

76 Pao-Yen Lin et al., A Meta-Analytic Review of Polyunsaturated Fatty Acid Compositions in Dementia, Journal of Clinical Psychiatry 73, no. 9 (August 2012): 1245–54, http://doi.org10.4088/JCP.11r07546.

77 Steven Brenner, Red Blood Cell Omega-3 Fatty Acid Levels and Markers of Accelerated Brain Aging, Neurology 79, no. 1 (July 2012): 106–07, http://doi.org/10.1212/WNL.0b013e31825e41b2.

78 Ji Yeon Choi et al., Antarctic Krill Oil Diet Protects against Lipopolysaccharide-Induced Oxidative Stress, Neuroinflammation and Cognitive Impairment, International Journal of Molecular Sciences 18, no. 12 (November 2017): 2554, http://doi.org/10.3390/ijms18122554.

79 Mikhail Shchepinov, Mark Mattson, and Brian Bennett, A New Treatment Paradigm for Neurodegeneration: Peroxidation-Resistant Polyunsaturated Fatty Acids (D-PUFA) Lower Brain Amyloid Beta and Oxidation Markers, and Reverse Cognition Impairment in Vivo (P4.090), Neurology 88, supplemental 16 (April 2017).

80 Paul Boston et al., Ethyl-EPA in Alzheimer's Disease–A Pilot Study, Prostaglandins, Leukotrienes and Essential Fatty Acids 71, no. 5 (November 2004): 341–46, http://doi.org/10.1016/j.plefa.2004.07.001; Joseph Quinn et al., Docosahexaenoic Acid Supplementation and Cognitive Decline in Alzheimer Disease: A Randomized Trial, JAMA 304, no. 17: 1903–11, http://doi.org/10.1001/jama.2010.1510.

81 L. K. Lee et al., Docosahexaenoic Acid-Concentrated Fish Oil Supplementation in Subjects with Mild Cognitive Impairment (MCI): A 12-Month Randomised, Double-Blind, Placebo-Controlled Trial, Psychopharmacology 225, no. 3 (August 2012): 605–12, http://doi.org/10.1007/s00213–012–2848–0; Dyall and Michael-Titus, Neurological Benefits of Omega-3 Fatty Acids, 219–35.

82 Vijayshree Yadav et al., Summary of Evidence-Based Guideline: Complementary and Alternative Medicine in Multiple Sclerosis: Report of the Guideline Development Subcommittee of the American Academy of Neurology, Neurology 82, no. 12 (March 2014): 1083–92, http://doi.org/10.1212/WNL.0000000000000250.

83 E. J. Hadgkiss et al., The Association of Diet with Quality of Life, Disability, and Relapse Rate in an International Sample of People with Multiple Sclerosis, Nutritional Neuroscience 18, no 3 (April 2015): 125–36, http://doi.org/10.1179/1476830514Y.0000000117.

84 Vijayshree Yadav et al., Low-Fat, Plant-Based Diet in Multiple Sclerosis: A Randomized Controlled Trial, Multiple Sclerosis and Related Diseases 9 (September 2016): 80–90, http://doi.org/10.1016/j.msard.2016.07.001.

85 Ilana Katz Sand, The Role of Diet in Multiple Sclerosis: Mechanistic Connections and Current Evidence, Current Nutrition Reports 7, no. 3 (August 2018): 150–60, http://doi.org/10.1007/s13668–018–0236-z.

86 Yadav et al., Low-Fat, Plant-Based Diet in Multiple Sclerosis, 80–90.

87 Carl E. Stafstrom and Jong Rho, eds., Epilepsy and the Ketogenic Diet (Totowa, NJ: Humana Press, 2004).

88 Terry L. Wahls und Eve Adamson: Multiple Sklerose erfolgreich behandeln mit dem Paläo-Programm. Aus dem Englischen übersetzt von Rotraud Oechsler; VAK, Kirchzarten bei Freiburg 2014: 141.

89 Terry L. Wahls, Wahls Paleo Diet and Progressive Multiple Sclerosis, Clinical Trials, updated June 26, 2018, https://clinicaltrials.gov/ct2/show/NCT01915433.

90 R. L. Swank, Treatment of Multiple Sclerosis with Low-Fat Diet: Results of Five and One-Half Years' Experience, AMA Archives of Neurology and Psychiatry 73, no. 6 (1955): 631–44, http://doi.org/10.1001/archneurpsyc.1955.02330120035004.

91 T. Wahls et al., Dietary Approaches to Treat MS-Related Fatigue: Comparing the Modified Paleolithic (Wahls Elimination) and Low Saturated Fat (Swank) Diets on Perceived Fatigue in Persons with Relapsing-Remitting Multiple Sclerosis: Study Protocol for a Randomized Control Trial, Trials 19, no. 1 (June 2018): 309, https://trialsjournal.biomedcentral.com/articles/10.1186/s13063–018–2680-x.

92 Morena Martucci et al., Mediterranean Diet and Inflammaging within the Hormesis Paradigm, Nutrition Reviews 75, no. 5 (June 2017): 442–55, http://doi.org/10.1093/nutrit/nux013.

93 Rajagopal Sekhar, Glutathione in Mild Cognitive Impairment (study record, Clinical-Trials.gov, US National Library of Medicine, updated December 17, 2019), https://clinicaltrials.gov/ct2/show/NCT03493178.

94 Christina Hoffmann et al., Dimethyl Fumarate Induces Glutathione Recycling by Upregulation of Glutathione Reductase, Oxidative Medicine and Cellular Longevity 2017 (January 2017): 1–8, http://doi.org/10.1155/2017/6093903.

95 Roberto Bomprezzi, Dimethyl Fumarate in the Treatment of Relapsing-Remitting Multiple Sclerosis: An Overview, Therapeutic Advances in Neurological Disorders 8, no. 1 (January 2015): 20–30, http://dio.org/10.1177/1756285614564152.

96 Emanuela Eposito et al., Fumaric Acid Esters as a New Therapeutic Target for Traumatic Brain Injury, FASEB Journal 31, supplemental 1 (April 2017): 815.1.

97 Mythily Srinivasana and Debomoy Lahiri, Significance of NF-kB as a Pivotal Therapeutic Target in the Neurodegenerative Pathologies of Alzheimer's Disease and Multiple Sclerosis, Expert Opinion on Therapeutic Targets 19, no. 4 (March 2018): 471–87, http://doi.org/10.1517/14728222.2014.989834.

98 Srinivasana and Lahiri, Significance of NF-kB, 471–87.
99 Patrick Griffin and Esther Care, eds., Assessment and Teaching of 21st Century Skills: Methods and Approach (Dordrecht, Netherlands: Springer, 2015).
100 Joost Schulte and J. Troy Littleton, The Biological Function of the Huntingtin Protein and Its Relevance to Huntington's Disease Pathology, Current Trends in Neurology 5 (January 2011): 65–78, https://www.ncbi.nlm.nih.gov/pmc/articles/PMC3237673.
101 Sivagami Giridharan and Mythily Srinivasan, Mechanisms of NF-kB p65 and Strategies for Therapeutic Manipulation, Journal of Inflammation Research 11 (October 2018): 407–19, http://doi.org/10.2147/JIR.S140188.
102 Heba Ghaiad et al., Resveratrol Promotes Remyelination in Cuprizone Model of Multiple Sclerosis: Biochemical and Histological Study, Molecular Neurobiology 54 (2017): 3219–29, http://doi.org/10.1007/s12035–016–9891–5.
103 Shatadal Ghosh, Sharmistha Banerjee, and Parames C. Sil, The Beneficial Role of Curcumin on Inflammation, Diabetes and Neurodegenerative Disease: A Recent Update, Food and Chemical Toxicology 83 (September 2015): 111–24, http://doi.org/10.1016/j.fct.2015.05.022.
104 Turmeric: Curcuma Longa 1, Association for the Advancement of Restorative Medicine, https://restorativemedicine.org/library/monographs/turmeric-1/.
105 Bahare Salehi et al., The Therapeutic Potential of Curcumin: A Review of Clinical Trials, European Journal of Medicinal Chemistry 163 (February 2019): 527–45, http://doi.org/10.1016/j.ejmech.2018.12.016.
106 Shusuke Toden and Ajay Goel, The Holy Grail of Curcumin and Its Efficacy in Various Diseases: Is Bioavailability Truly a Big Concern? Journal of Restorative Medicine 6, no. 1 (December 2017): 27–36.
107 Silvia Rossi, Giorgio Bernardi, and Diego Centonze, The Endocannabinoid System in the Inflammatory and Neurodegenerative Process of Multiple Sclerosis and of Amyotrophic Lateral Sclerosis, Experimental Neurology 224, no. 1 (July 2010): 92–102, http://doi.org/10.1016/j.expneurol.2010.03.030.
108 Nancy Lane et al., Tanezumab for the Treatment of Pain from Osteoarthritis of the Knee, New EnglandJournal of Medicine 363, no. 16 (October 2010): 1521–31, http://doi.org/10.1056/NEJMoa0901510.
109 Fabrizia Monteleone et al., Nerve Growth Factor Is Elevated in the CSF of Patients with Multiple Sclerosis and Central Neuropathic Pain, Journal of Neuroimmunology 314 (January 2018): 89–93, http://doi.org/10.1016/j.jneuroim.2017.11.012.
110 Stephen Skaper et al., An Inflammation-Centric View of Neurological Disease: Beyond the Neuron, Frontiers in Cellular Neuroscience 12 (March 2018): 72, http://doi.org/10.3389/fncel.2018.00072.
111 Spelman, Sutherland, and Bagade, Neurological Activity of Lion's Mane, 19–26.
112 Kevin Spelman, Elizabeth Sutherland, and Aravind Bagade, Neurological Activity of Lion's Mane (Hericium eranaceus), Journal of Restorative Medicine 6 (2017): 19–26, http://doi.org/10.14200/jrm.2017.6.0108.
113 Calliandra Harris et al., Dietary Pyrroloquinoline Quinone (PQQ) Alters Indicators of Inflammation and Mitochondrial-Related Metabolism in Human Subjects, Journal of Nutritional Biochemistry 24, no. 12 (December 2013): 2076–84, http://doi.org/10.1016/j.jnutbio.2013.07.008.
114 Kohji Yamaguchi et al., Stimulation of Nerve Growth Factor Production by Pyrroloquinoline Quinone and Its Derivatives in Vitro and in Vivo, Bioscience, Biotechnology, and Biochemistry 57, no. 7 (February 1993): 1231–33, http://doi.org/10.1271/bbb.57.1231.
115 Hirokatsu Takatsu et al., Effect of Vitamin E on Learning and Memory Deficit in Aged Rats, Journal of Nutritional Science and Vitaminology 55, no. 5 (October 2009): 389–93, http://doi.org/10.3177/jnsv.55.389.
116 Lili Zhang et al., The Neuroprotective Effect of Pyrroloquinoline Quinone on Traumatic Brain Injury, Journal of Neurotrauma 29, no. 5 (March 2012): 851–64, http://doi.org/10.1089/neu.2011.1882.
117 Frederic Sedel et al., Targeting Demyelination and Virtual Hypoxia with High-Dose Biotin as a Treatment for Progressive Multiple Sclerosis, Neuropharmacology 110, part B (November 2016): 644–53, http://doi.org/10.1016/j.neuropharm.2015.08.028.
118 Biotin: Fact Sheet for Health Professionals, Office of Dietary Supplements, National Institutes of Health, updated July 9, 2019, https://ods.od.nih.gov/factsheets/Biotin-HealthProfessional.
119 Frederic Sedel et al., High Doses of Biotin in Chronic Progressive Multiple Sclerosis: A Pilot Study, Multiple Sclerosis and Related Disorders 4, no. 2 (March 2015): 159–69, http://doi.org/10.1016/j.msard.2015.01.005.
120 Ayman Tourbah et al., MD1003 (High-Dose Biotin) for the Treatment of Progressive Multiple Sclerosis: A Randomised, Double-Blind, Placebo-Controlled Study, Multiple Sclerosis 22, no. 13 (September 2016): 1719–31, http://doi.org/10.1177/1352458516667568.
121 Ayman Tourbah et al., Effect of MD1003 (High Doses of Biotin) in Chronic Visual Loss Related to Optic Neuritis in Multiple Sclerosis (MS-ON): Results of a Pivotal Randomized Double Masked Placebo Controlled Study (S49.005), Neurology 86, supplemental 16 (April 2016); Ayman Tourbah et al., MD1003 (High-Dose Pharmaceutical-Grade Biotin) for the Treatment of Chronic Visual Loss Related to Optic Neuritis in Multiple Sclerosis: A Randomized, Double-Blind, Placebo-Controlled Study, CNS Drugs 32, no. 7 (July 2018): 661–72, http://doi.org/10.1007/s40263–018–0528–2.
122 Arthur Warrington, High Dose Biotin, MD1003, Protects Axons in a Mouse Model of Chronic Spinal Cord Demyelination (P2.2–057), Neurology 92, supplemental 15 (April 2019).
123 F. Granella et al., Breakthrough Disease under High-Dose Biotin Treatment in Progressive Multiple Sclerosis, ECTRIMS Online Library, updated October 26, 2017, https://onlinelibrary.ectrims-congress.eu/ectrims/2017/ACTRIMS-ECTRIMS2017/200405/franco.granella.breakthrough.disease.under.high-dose.biotin.treatment.in.html.
124 The FDA Warns That Biotin May Interfere with Lab Tests: FDA Safety Communication, FDA, updated November 5, 2019, https://www.fda.gov/medical-devices/safety-communications/fda-warns-biotin-may-interfere-lab-tests-fda-safety-communication.
125 Neuroendocrine System, Science Direct, Zugriff 15. Mai 2020, https://www.sciencedirect.com/topics/agricultural-and-biological-sciences/neuroendocrine-system.
126 Yasuhiro Nishiyama and Ken-Ichiro Katsura, The Neuroendocrine System and Its Regulation, in Neuroanesthesia and Cerebrospinal Protection, ed. Hiroyuki Uchino, Kazuo Ushijima, and Yukio Ikeda (Tokyo: Springer, 2015), 31–38, http://doi.org/10.1007/978-4-431-54490-6_3.
127 Natalie Ebner et al., Hormones as Difference Makers in Cognitive and Socioemotional Aging Processes, Frontiers in Psychology 5 (January 2015): 1595, http://doi.org/10.3389/fpsyg.2014.01595; T. E. Seeman and B. S. McEwen, Impact of Social Environment Characteristics on Neuroendocrine Regulation, Psychosomatic Medicine 58, no. 5 (1996): 459–71, http://doi.org/10.1097/00006842–199609000–00008.
128 Anne Cappola, Qian-Li Xue, and Linda Fried, Multiple Hormonal Deficiencies in Anabolic Hormones Are Found in

Frail Older Women: The Women's Health and Aging Studies, Journals of Gerontology 64A, no. 2 (February 2009): 243–48, http://doi.org/10.1093/gerona/gln026.
129 Nan Wang et al., Effects of Thyroxin and Donepezil on Hippocampal Acetylcholine Content and Syntaxin-1 and Munc-18 Expression in Adult Rats with Hypothyroidism, Experimental and Therapeutic Medicine 7, no. 3 (March 2014): 529–36, http://doi.org/10.3892/etm.2014.1487.
130 Mao Zhang et al., Thyroid Hormone Potentially Benefits Multiple Sclerosis via Facilitating Remyelination, Molecular Neurobiology 53 (September 2016): 4406–16, http://doi.org/10.1007/s12035-015-9375-z.
131 Borja Belandia et al., Thyroid Hormone Negatively Regulates the Transcriptional Activity of the Beta-Amyloid Precursor Protein Gene, Journal of Biological Chemistry 273, no. 46 (November 1998): 30366–71, http://doi.org/10.1074/jbc.273.46.30366.
132 John Walsh et al., Subclinical Thyroid Dysfunction as a Risk Factor for Cardiovascular Disease, Archives of Internal Medicine 165, no. 21 (2005): 2467–72, http://doi.org/10.1001/archinte.165.21.2467.
133 Zaldy Tan et al., Thyroid Function and the Risk of Alzheimer's Disease: The Framingham Study, Archives of Internal Medicine 168, no. 14 (July 2008): 1514–20, http://doi.org/10.1001/archinte.168.14.1514.
134 J. S. Solka et al., Co-Occurrence of Autoimmune Thyroid Disease in a Multiple Sclerosis Cohort, Journal of Autoimmune Disease 2, no. 1 (December 2005): 9, http://doi.org/10.1186/1740-2557-2-9.
135 C. Brian Bai et al., A Mouse Model for Testing Remyelinating Therapies, Experimental Neurology 283, part A (September 2016): 330–40, http://doi.org/10.1016/j.expneurol.2016.06.033; Mao Zhang et al., Thyroid Hormone Alleviates Demyelination Induced by Cuprizone through Its Role in Remyelination during the Remission Period, Experimental Biology and Medicine 240, no. 9 (September 2015): 1183–96, http://doi.org/10.1177/1535370214565975.
136 Markus Kipp et al., Thalamus Pathology in Multiple Sclerosis: From Biology to Clinical Application, Cellular and Molecular Life Science 72 (2015): 1127–47, http://10.1007/s00018-014-1787-9.
137 Dwayne K. Hamson, Meighen M. Roes, and Liisa A. M. Galea, Sex Hormones and Cognition: Neuroendocrine Influences on Memory and Learning, Comprehensive Physiology 6, no. 3 (July 2016): 1295–337, http://doi.org/10.1002/cphy.c150031.
138 Rhonda Voskuhl and Callene Momtazee, Pregnancy: Effect on Multiple Sclerosis, Treatment Considerations, and Breastfeeding, Neurotherapeutics 14, no. 4 (October 2017): 974–84, http://doi.org/10.1007/s13311-017-0562-7.
139 Claudia Barth, Arno Villringer, and Julia Sacher, Sex Hormones Affect Neurotransmitters and Shape the Adult Female Brain during Hormonal Transition Periods, Frontiers in Neuroscience 9, no. 37 (2015): 37, http://doi.org/10.3389/fnins.2015.00037.
140 Natalie C. Ebner et al., Hormones as 'Difference Makers' in Cognitive and Socioemotional Aging Processes, Frontiers in Psychology 5, (January 2015), https://doi.org/10.3389/fpsyg.2014.01595.
141 Pauline M. Maki and Victor W. Henderson, Hormone Therapy, Dementia, and Cognition: The Women's Health Initiative 10 Years On, Climacteric 15, no. 3 (June 2012): 256–62, http://doi.org/10.3109/13697137.2012.660613.
142 Seema Tiwari-Woodruff and Rhonda R. Voskuhl, Neuroprotective and Anti-Inflammatory Effects of Estrogen Receptor Ligand Treatment in Mice, Journal of Neurological Sciences 286, no. 1–2 (November 2009): 81–85, http://doi.org/10.1016/j.jns.2009.04.023; S. Kim at al., Estriol Ameliorates Autoimmune Demyelinating Disease: Implications for Multiple Sclerosis, Neurology 52, no. 6 (April 1999): 1230–38, http://doi.org/10.1212/WNL.52.6.1230.
143 Rhonda R. Voskuhl et al., Estriol Combined with Glatiramer Acetate for Women with Relapsing-Remitting Multiple Sclerosis: A Randomised, Placebo-Controlled, Phase 2 Trial, Lancet Neurology 15, no. 1 (January 2016): 35–36, http://doi.org/10.1016/S1474-4422(15)00322-1.
144 M. A. Hernan et al., Oral Contraceptives and the Incidence of Multiple Sclerosis, Neurology 55, no. 6 (September 2000): 848–54, http://doi.org/10.1212/WNL.55.6.848.
145 Jane Marjoribanks et al., Long-Term Hormone Therapy for Perimenopausal and Postmenopausal Women, Cochrane Database of Systematic Reviews no. 1 (2017): CD004143, http://doi.org//10.1002/14651858.CD004143.pub5.
146 Bushra Imtiaz et al., Risk of Alzheimer's Disease among Users of Postmenopausal Hormone Therapy: A Nationwide Case-Control Study, Maturitas 98 (April 2017): 7–13, http://doi.org/10.1016/j.maturitas.2017.01.002.
147 Maki and Henderson, Hormone Therapy, Dementia, and Cognition, 256-62.
148 Kejal Kantarcia et al., Early Postmenopausal Transdermal 17p-Estradiol Therapy and Amyloid-p Deposition, Journal of Alzheimer's Disease 53, no. 2 (July 2016): 547–56, http://doi.org/10.3233/JAD-160258.
149 Michael Schumacher et al., Progesterone Synthesis in the Nervous System: Implications for Myelination and Myelin Repair, Frontiers in Neuroscience 6 (2012): 10, http://doi.org/10.3389/fnins.2012.00010.
150 M. Meyer et al., Protective Effects of the Neurosteroid Allopregnanolone in a Mouse Model of Spontaneous Motoneuron Degeneration, Journal of Steroid Biochemistry and Molecular Biology 174 (November 2017): 201–16, http://doi.org/10.1016/j.jsbmb.2017.09.015.
151 Schumacher et al., Progesterone Synthesis in the Nervous System, 10.
152 Emily R. Rosario and Christian J. Pike, Androgen Regulation of p-Amyloid Protein and the Risk of Alzheimer's Disease, Brain Research Reviews 57, no. 2 (March 2008): 444–53, http://doi.org/10.1016/j.brainresrev.2007.04.012.
153 Shima Tavakol et al., Self-Assembling Peptide Nanofiber Containing Long Motif of Laminin Induces Neural Differentiation, Tubulin Polymerization, and Neurogenesis: In Vitro, ex Vivo, and in Vivo Studies, Molecular Neurobiology 53, no. 8 (October 2016): 5288–99, http://doi.org/10.1007/s12035-015-9448-z.
154 Rosario and Pike, Androgen Regulation of p-Amyloid Protein, 444–53.
155 S. Giatti et al., Dihydrotestosterone as a Protective Agent in Chronic Experimental Autoimmune Encephalomyelitis, Neuroendocrinology 101 (2015): 296–308, http://doi.org/10.1159/000381064.
156 J. Holland, S. Bandelow, and E. Hogervorst, Testosterone Levels and Cognition in Elderly Men: A Review, Maturitas 69, no. 4 (August 2011): 322–37, http://doi.org/10.1016/j.maturitas.2011.05.012.
157 M. M. Cherrier et al., Testosterone Improves Spatial Memory in Men with Alzheimer Disease and Mild Cognitive Impairment, Neurology 64, no. 12 (June 2005): 2063–68, http://doi.org/10.1212/01.WNL.0000165995.98986.F1; Po Lu et al., Effects of Testosterone on Cognition and Mood in Male Patients with Mild Alzheimer Disease and Healthy Elderly Men, Archives of Neurology 63, no. 2 (2006): 177–85, http://doi.org/10.1001/archneur.63.2.nct50002.
158 Terrell T. Gibbs, Shelley J. Russek, and David H. Farb, Sulfated Steroids as Endogenous Neuromodulators,

Pharmacology Biochemistry and Behavior 84, no. 4 (August 2006): 555–67, http://doi.org/10.1016/j.pbb.2006.07.031.

159 Patrizia Porcu et al., Neurosteroidogenesis Today: Novel Targets for Neuroactive Steroid Synthesis and Action and Their Relevance for Translational Research, Journal of Neuroendocrinology 28, no. 2 (February 2016), https://doi.org/10.1111/jne.12351.

160 Tangui Maurice, Catherine Gregoire, and Julie Espallergues, Neuro(active)steroids Actions at the Neuromodulatory Sigma$_1$ Receptor: Biochemical and Physiological Evidences, Consequences in Neuroprotection, Pharmacology Biochemistry and Behavior 84, no. 4 (August 2006): 581–97, http://doi.org/10.1016/j.pbb.2006.07.009.

161 Sebastien Weill-Engerer et al., Neurosteroid Quantification in Human Brain Regions: Comparison between Alzheimer's and Nondemented Patients, Journal of Clinical Endocrinology and Metabolism 87, no. 11 (November 2002): 5138–43, http://doi.org/10.1210/jc.2002–020878.

162 Meziane H et al., The Neurosteroid Pregnenolone Sulfate Reduces Learning Deficits Induced by Scopolamine and Has Promnestic Effects in Mice Performing an Appetitive Learning Task, *Psychopharmacology* 125 (August 1996): 323–30, http://doi.org/10.1007/BF02247383.

163 Natalie C. Ebner et al., Hormones as 'Difference Makers' in Cognitive and Socioemotional Aging Processes, Frontiers in Psychology 5 (January 2015): 1595, http://doi.org/10.3389/fpsyg.2014.01595.

164 S. Chetty et al., Stress and Glucocorticoids Promote Oligodendrogenesis in the Adult Hippocampus, Molecular Psychiatry 19 (December 2014): 1275–83, http://doi.org/10.1038/mp.2013.190.

165 Christian Otte et al., A Meta-Analysis of Cortisol Response to Challenge in Human Aging: Importance of Gender, Psychoneuroendocrinology 30, no. 1 (December 2004): 80–91, http://doi.org/10.1016/j.psyneuen.2004.06.002.

166 Y. F. Chen et al., Neuropsychiatric Disorders and Cognitive Dysfunction in Patients with Cushing's Disease, Chinese Journal of Medicine 126, no. 16 (August 2013): 3156–60.

167 Sherwood E. Brown et al., Hippocampal Volume, Spectroscopy, Cognition, and Mood in Patients Receiving Corticosteroid Therapy, Biological Psychiatry 55, no. 5 (2004): 538–45, http://doi.org/10.1016/j.biopsych.2003.09.010.

168 S. J. Lupien et al., The Effects of Stress and Stress Hormones on Human Cognition: Implications for the Field of Brain and Cognition, Brain and Cognition 65, no. 3 (December 2007): 209–37, http://doi.org/10.1016/j.bandc.2007.02.007.

169 Mauricio F. Farez et al., Anti-Inflammatory Effects of Melatonin in Multiple Sclerosis, Bioessays 38, no. 10 (August 2016): http://doi.org/10.1002/bies.201600018.

170 Farez et al., Anti-Inflammatory Effects of Melatonin.

171 M. Adamczyk-Sowa et al., Influence of Melatonin Supplementation on Serum Antioxidative Properties and Impact of the Quality of Life in Multiple Sclerosis Patients, Journal of Physiological Pharmacology 65, no. 4 (August 2014): 453–50, https://www.ncbi.nlm.nih.gov/pubmed/25179086.

172 Mauricio F. Farez et al., Melatonin Contributes to the Seasonality of Multiple Sclerosis Relapse, Cell 162, no. 6 (September 2015): 1338–52, http://doi.Org/10.1016/j.cell.2015.08.025.

173 Adamczyk-Sowa et al., Influence of Melatonin Supplementation on Serum Antioxidative Properties, 453–50.

174 Veronica Francardo et al., Neuroprotection and Neurorestoration as Experimental Therapeutics for Parkinson's Disease, Experimental Neurology 298, part B (December 2017): 137–47, http://doi.org/10.1016/j.expneurol.2017.10.001.

175 Jolanta Dorszewska et al., Chapter 10: Serotonin in Neurological Diseases, in Serotonin: A Chemical Messenger between All Types of Living Cells, ed. Kaneez Fatima Shad (InTech, 2017), http://www.intechopen.com/books/serotonin-a-chemical-messenger-between-all-types-of-living-cells.

176 Gwenn S. Smith et al., Molecular Imaging of Serotonin Degeneration in Mild Cognitive Impairment, Neurobiology of Disease 105 (September 2017): 33, http://doi.org/10.1016/j.nbd.2017.05.007.

177 Michael Messaoudi et al., Assessment of Psychotropic-Like Properties of a Probiotic Formulation (Lactobacillus helveticus R0052 and Bifidobacterium longum R0175) in Rats and Human Subjects, British Journal of Nutrition 105, no. 5 (March 2011): 755–64, http://doi.org/10.1017/S0007114510004319.

178 Gut Microbiome May Modify Neurodegeneration, Society for Neuroscience Annual Meeting 2017, posted December 22, 2017, https://www.alzforum.org/news/conference-coverage/gut-microbiome-may-modify-neurodegeneration; Lap Ho et al., Protective Roles of Intestinal Microbiota Derived Short Chain Fatty Acids in Alzheimer's Disease-Type Beta-Amyloid Neuropathological Mechanisms, Expert Review of Neurotherapeutics 18, no. 1 (January 2018): 83–90, http://doi.org/10.1080/14737175.2018.1400909.

179 Tingting Zhang et al., Association between the Use of Selective Serotonin Reuptake Inhibitors and Multiple Sclerosis Disability Progression, Pharmacoepidemiology and Drug Safety 25, no. 10 (October 2016): 1150–59, http://doi.org/10.1002/pds.4031.

180 Jop P. Mostert et al., Fluoxetine Increases Cerebral White Matter NAA/Cr Ratio in Patients with Multiple Sclerosis, Neurosciense Letters 402, nos. 1–2 (July 2006): 22–24, http://doi.org/10.1016/j.neulet.2006.03.042; Igor Allaman et al., Fluoxetine Regulates the Expression of Neurotrophic/Growth Factors and Glucose Metabolism in Astrocytes, Psychopharmacology 216 (2011): 75–84, http://doi.org/10.1007/s00213–011–2190-y; Ebenezer K. C. Kong, Up-Regulation of 5-HT2B Receptor Density and Receptor-Mediated Glycogenolysis in Mouse Astrocytes by Long-Term Fluoxetine Administration, Neurochemical Research 27 (2002): 113–20, http://doi.org/10.1023/A:1014862808126.

181 Maria Di Bari et al., Dysregulated Homeostasis of Acetylcholine Levels in Immune Cells of RR-Multiple Sclerosis Patients, International Journal of Molecular Sciences 17, no. 2 (2016): http://doi.org/10.3390/ijms17122009.

182 J. P. Higgins and L. Flicker, Lecithin for Dementia and Cognitive Impairment, Cochrane Database of Systematic Reviews 4 (2000), http://doi.org/10.1002/14651858.CD001015.

183 E. Nurk et al., Plasma Free Choline, Betaine and Cognitive Performance: The Hordaland Health Study. British Journal of Nutrition 109, no. 3 (2013): 511–19, http://doi.org/10.1017/S0007114512001249.

184 C. Poly et al., The Relation of Dietary Choline to Cognitive Performance and White-Matter Hyperintensity in the Framingham Offspring Cohort, American Journal of Clinical Nutrition 94, no. 6 (2011): 1584–91, http://doi.org/10.3945/ajcn.110.008938.

185 A. L. Buchman et al., Verbal and Visual Memory Improve after Choline Supplementation in Long-Term Total Parenteral Nutrition: A Pilot Study, Journal of Parenteral and Enteral Nutrition 25, no. 1 (2001): 30–35, http://doi.org/10.1177/014860710102500130; M. Naber, B. Hommel, and L. S. Colzato, Improved Human Visuomotor Performance and Pupil Constriction after Choline Supplementation in a Placebo-Controlled Double-Blind Study, Scientific Reports 5 (August 14, 2015): 13188, http://doi.org/10.1038/srep13188.

186 E. T. Leermakers et al., Effects of Choline on Health across the Life Course: A Systematic Review, Nutrition Reviews

73, no. 8 (2015): 500–22, http://doi.org/10.1093/nutrit/nuv010.
187 Higgins and Flicker, Lecithin for Dementia and Cognitive Impairment.
188 Oscar Arias-Carrion et al., Dopaminergic Reward System: A Short Integrative Review, International Archives of Medicine 3 (2010): 24, http://doi.org/10.1186/1755–7682–3-24.
189 J. Kira et al., Hyperprolactinemia in Multiple Sclerosis, Journal of the Neurological Sciences 102, no. 1: 61–66, http://doi.org/10.1016/0022–510x(91)90094-n; Recai Turkoglu et al., Serum Prolactin Levels in Multiple Sclerosis, Neuromyelistis Optica, and Clinically Isolated Syndrome Patients, Archives of Neuropsychiatry 53, no. 4 (December 2016): 353–56, http://doi.org/10.5152/npa.2016.16979.
190 Rodrigo Pacheco, Francisco Contreras, and Moncef Zouali, The Dopaminergic System in Autoimmune Diseases, Frontiers in Immunology 5 (2014): 117, http://doi.org/10.3389/fimmu.2014.00117.
191 Mia Levite, Franca Marino, and Marco Cosentino, Dopamine, T Cells and Multiple Sclerosis (MS), Journal of Neural Transmission 124, no. 5 (2017): 525–42, http://doi.org/10.1007/s00702–016–1640–4.
192 Levite, Marino, and Cosentino, Dopamine, T Cells and Multiple Sclerosis (MS), 525–42.
193 Ekaterina Dobryakova et al., The Dopamine Imbalance Hypothesis of Fatigue in Multiple Sclerosis and Other Neurological Disorders, Frontiers in Neurology 6 (March 2015): 52, http://doi.org/10.3389/fneur.2015.00052.
194 Akinori Akaike et al., Mechanisms of Neuroprotective Effects of Nicotine and Acetylcholinesterase Inhibitors: Role of a4 and a7 Receptors in Neuroprotection, Journal of Molecular Neuroscience 40, no. 1–2 (January 2010): 211–16, http://doi.org/10.1007/s12031–009–9236–1.
195 Mauricio O. Nava-Mesa et al., GABAergic Neurotransmission and New Strategies of Neuromodulation to Compensate Synaptic Dysfunction in Early Stages of Alzheimer's Disease, Frontiers in Cellular Neuroscience 8 (2014): 167; http://doi.org/10.3389/fncel.2014.00167.
196 Niamh Cawley et al., Reduced Gamma-Aminobutyric Acid Concentration Is Associated with Physical Disability in Progressive Multiple Sclerosis, Brain 138, no. 9 (September 2015): 2584–95, http://doi.org/10.1093/brain/awv209.
197 Niamh Cawley et al., Reduced Gamma-Aminobutyric Acid Concentration Is Associated with Physical Disability in Progressive Multiple Sclerosis, Brain 138, no. 9 (September 2015): 2584–95, http://doi.org/10.1093/brain/awv209.
198 Laura Mandolesi et al., Effects of Physical Exercise on Cognitive Functioning and Wellbeing: Biological and Psychological Benefits, Frontiers in Psychology 9 (2018): 509, http://doi.org/10.3389/fpsyg.2018.00509.
199 Fernando Gomez-Pinilla, The Influences of Diet and Exercise on Mental Health through Hormesis, Ageing Research Reviews 7, no. 1 (January 2008): 49–62, http://doi.org/10.1016/j.arr.2007.04.003.
200 J. S. Volek et al., Testosterone and Cortisol in Relationship to Dietary Nutrients and Resistance Exercise, Journal of Applied Physiology 82, no. 1 (January 1997): 49–54, http://doi.org/10.1152/jappl.1997.82.1.49.
201 Sung-Hyun Park and MinYoung Song, Effects of Aerobic and Anaerobic Exercise on Spatial Learning Ability in Hypothyroid Rats: A Pilot Study, Journal of Physical Therapy Science 28, no. 12 (December 2016): 3489–92, http://doi.org/10.1589/jpts.28.3489.
202 Andrea Doring et al., Exercise in Multiple Sclerosis–An Integral Component of Disease Management, EPMA Journal 3, no. 1 (2012): 2, http://doi.org/10.1007/s13167–011–0136–4.
203 Exercising for Better Sleep, Johns Hopkins Medicine, Zugriff 16. Mai 2020, https://www.hopkinsmedicine.org/health/wellness-and-prevention/exercising-for-better-sleep.
204 Blue Light Has a Dark Side, Harvard Health Publishing, updated August 2018, https://www.health.harvard.edu/staying-healthy/blue-light-has-a-dark-side.
205 Scott L. Davis et al., Thermoregulation in Multiple Sclerosis, Journal of Applied Physiology 109, no. 5 (November 2010): 1531–37, http://doi.org/10.1152/japplphysiol.00460.2010.
206 Julie Loebach Wetherell et al., Mindfulness-Based Stress Reduction for Older Adults with Stress Disorders and Neurocognitive Difficulties: A Randomized Controlled Trial, Journal of Clinical Psychiatry 78, no. 7 (July 2017): e734, http://doi.org/10.4088/JCP.16m10947.
207 David C. Mohr et al., A Randomized Trial of Stress Management for the Prevention of New Brain Lesions in MS, Neurology 79, no. 5 (July 2012): 412–19, http://doi.org/10.1212/WNL.0b013e3182616ff9.
208 David Mohr, Stress Management for Patients with Multiple Sclerosis (study report, ClinicalTrials.gov, US National Library of Medicine, updated September 2013), https://clinicaltrials.gov/ct2/show/NCT00147446.
209 Sonia Batista et al., Disconnection as a Mechanism for Social Cognition Impairment in Multiple Sclerosis, Neurology 89, no. 1 (July 2017): http://doi.org/10.1212/WNL.0000000000004060.
210 Sexual Problems, National Multiple Sclerosis Society, Zugriff 16. Mai 2020, https://www.nationalmssociety.org/Symptoms-Diagnosis/MS-Symptoms/Sexual-Dysfunction.
211 Pregnancy and Reproductive Issues, National Multiple Sclerosis Society, Zugriff 16. Mai 2020, https://www.nationalmssociety.org/Living-Well-With-MS/Diet-Exercise-Healthy-Behaviors/Womens-Health/Pregnancy.
212 Patricia Silva, #CMSC16–Aging MS Patients Experience Greater Physical Dysfunction, Multiple Sclerosis News Today, updated June 8, 2016, https://multiplesclerosisnewstoday.com/news-posts/2016/06/08/older-adults-with-ms-experience-low-age-related-physical-function.
213 Terry DiLorenzo, Aging with Multiple Sclerosis (National Multiple Sclerosis Society, 2011), https://www.nationalmssociety.org/NationalMSSociety/media/MSNationalFiles/Brochures/Clinical-Bulletin-Aging.pdf.
214 Nancy Holland and Robin Frames, Bowel Problems: The Basic Facts (National Multiple Sclerosis Society, 2009), https://www.nationalmssociety.org/NationalMSSociety/media/MSNationalFiles/Brochures/Brochure-Bowel-Problems.pdf.
215 Einen vergleichbaren Notfallausweis der Reeve Foundation zur autonomen Dysreflexie (AD) auf Deutsch finden Sie als PDF hier: http://s3.amazonaws.com/reeve-assets-production/ADGuide_adult_DE_v2.pdf
216 Autonomic Neuropathy or Autonomic Dysfunction (Syncope): Information and Instructions, Cleveland Clinic, updated November 30, 2016, https://my.clevelandclinic.org/health/diseases/15631-autonomic-neuropathy-or-autonomic-dysfunction-syncope-information-and-instructions; Christine Case-Lo, Autonomic Dysfunction, Healthline, updated May 13, 2016, https://www.healthline.com/health/autonomic-dysfunction.
217 Thomas Müller, Multiple Sklerose: Zahl der MS-Kranken hat sich in Deutschland verdoppelt, Ärztezeitung, 23.03.2018, Zugriff 14.06.2021, https://www.aerztezeitung.de/Medizin/Warum-es-heute-so-viele-MS-Kranke-gibt-225639.html
218 Aaron Lerner et al., The World Incidence and Prevalence of Autoimmune Disease Is Increasing, International Journal of Celiac Disease, vol. 3, no. 4 (2015): 151–55; http://pubs.sciepub.com/ijcd/3/4/8/.

Stichwortverzeichnis

Download-Service

Die Notfallkarten, das Fire-Cider-Rezept sowie die Liste, was bei kognitiven Symptomen hilft, finden Sie zum Download und Ausdrucken unter: https://extras.thieme.de/trias.htm

Bibliografische Information der Deutschen Nationalbibliothek
Die Deutsche Nationalbibliothek verzeichnet diese Publikation in der Deutschen Nationalbibliografie; detaillierte bibliografische Daten sind im Internet über http://dnb.d-nb.de abrufbar.

Die US-amerikanische Originalausgabe erschien 2020 unter dem Titel »There‘s No Pill for This«. Copyright © 2020 by Michaël Friedman. TRIAS in Georg Thieme Verlag KG‘s edition published by arrangement with Chelsea Green Publishing Co, White River Junction, VT, USA, www.chelseagreen.com

Programmplanung: Kathleen Rother
Projektmanagement: Kathrin Hage
Redaktion: Anne Bleick
Übersetzung: Imke Brodersen
Bildredaktion: Christoph Frick
Umschlaggestaltung: © Thieme
Layout: CYCLUS · Visuelle Kommunikation, Stuttgart

Bildnachweis:
Umschlagmotiv und Bild S. 3: © Thieme
Zeichnungen: S. 14, 16, 18, 23: Christine Lackner, Ittlingen
restliche Zeichnungen: © Thieme

1. Auflage 2022

TRIAS in Georg Thieme Verlag KG
Rüdigerstraße 14, 70469 Stuttgart, Germany
www.thieme.de

Printed in Germany

Satz und Repro: Reemers Publishing Services, Krefeld
Druck: Grafisches Centrum Cuno, Calbe

Gedruckt auf chlorfrei gebleichtem Papier

ISBN 978-3-432-11459-0
Auch erhältlich als E-Book:
eISBN (ePub) 978-3-432-11460-6

1 2 3 4 5 6

Datenschutz
Wo datenschutzrechtlich erforderlich, wurden die Namen und weitere Daten von Personen redaktionell verändert (Tarnnamen). Dies ist grundsätzlich der Fall bei Patienten, ihren Angehörigen und Freunden, z. T. auch bei weiteren Personen, die z. B. in die Behandlung von Patienten eingebunden sind.

Thieme wendet sich gleichermaßen an Menschen jeder Geschlechtsidentität und nennt Autor*innen konkrete Beispiele, wie sie alle Lesenden gleichberechtigt ansprechen können. Die Ansprache aller Menschen ist ausdrücklich auch dort intendiert, wo im Text (etwa aus Gründen der Leseleichtigkeit, des Text-Umfangs oder des situativen Stil-Empfindens) z. B. nur ein generisches Maskulinum verwendet wird.

TRIAS, einer der führenden Ratgeberverlage im Bereich Gesundheit, gehört zur Thieme Gruppe, marktführender Anbieter medizinischer Fachinformationen und Services. Anspruch der Thieme Gruppe ist es, den im Gesundheitswesen tätigen Berufsgruppen sowie allen an Gesundheit Interessierten genau die Informationen und Angebote bereitzustellen, die sie in einer bestimmten Arbeitssituation oder Lebensphase benötigen. Durch die hohe Qualität und zielgruppenspezifische Relevanz der angebotenen Leistungen bereitet Thieme den Weg für eine bessere Medizin und mehr Gesundheit im Leben.

Thieme